"十四五"普通高等教育规划精品教材

高等医药教材编写委员会专家审定

# 老年护理学

廖承红　李国平　宫汝飞　主编

同济大学出版社·上海

## 内 容 提 要

本书主要内容包括：绪论、老年人的健康评估、老年人的健康保健、老年人的常见心理问题与护理、老年人的日常生活护理、老年人的常见躯体健康问题与护理、老年人的常见疾病与护理、老年护理实训、老年护理职业标准、老年人常用评估量表。

本书可作为高等院校护理专业教材，也可作为护理专业人员参考用书。

**图书在版编目（CIP）数据**

老年护理学 / 廖承红，李国平，宫汝飞主编. -- 上海 ：同济大学
出版社，2021.7
    ISBN 978-7-5608-8773-9

Ⅰ. ①老… Ⅱ. ①廖… ②李… ③宫… Ⅲ. ①老年医
学－护理学－高等学校－教材 Ⅳ. ①R473.59

中国版本图书馆CIP数据核字(2021)第105862号

## 老年护理学

廖承红　李国平　宫汝飞　**主编**

| | | | |
|---|---|---|---|
| **责任编辑**　张平官 | **责任校对**　王有文 | **封面设计**　曾秋海 | |

| | |
|---|---|
| 出版发行 | 同济大学出版社　　www.tongjipress.com.cn |
| | （地址：上海市四平路1239号　邮编：200092　电话：021－65985622） |
| 经　销 | 全国各地新华书店 |
| 印　刷 | 三河市恒彩印务有限公司 |
| 开　本 | 889 mm×1194 mm　1/16 |
| 印　张 | 13 |
| 字　数 | 374 000 |
| 版　次 | 2021 年 7 月第 1 版 |
| 印　次 | 2022 年 7 月第 3 次印刷 |
| 书　号 | ISBN 978－7－5608－8773－9 |

定　价　49.00 元

# 前言 PREFACE

　　"老年护理"是护理专业学生的必修专业课，本教材遵循以老年人的健康为中心，满足老年群体的健康需求为重点，突出"实用、够用"原则。精理论、强实践、精基础、强临床，培养实用技能型人才，同时强调与临床护理工作、护士执业考试对接。通过理论和实训教学帮助学生将所学的知识运用于护理实践，在工作中能够正确评估老年人现存和潜在的健康问题，为老年人提供优质的老年护理服务，提高老年人的生命和生活质量。

　　本教材共八章，内容包括：绪论、老年人的健康评估、老年人的健康保健、老年人的常见心理问题与护理、老年人的日常生活护理、老年人的常见躯体健康问题与护理、老年人的常见疾病与护理以及老年护理实训。为了突出老年护理特点，对与护理学基础、内、外科等护理教材中有重叠的内容进行了调整，避免了重复。

　　本教材突出实用性、指导性、科学性、新颖性的特点。为了方便教学活动的开展，每章前面均有学习目标和课程导入，学习时目标明确；每章节后均附有"本章小结"，对章节内容进行概括总结，使学生能抓住重点、强化记忆；教材中设有"知识链接"栏目，将一些与各章节学习内容有关的知识置于其中，帮助学生更好地理解教学内容，提高学习兴趣；第七章"老年人常见疾病护理"中每种疾病均有"案例导入"，有助于培养学生的临床思维能力。各章节后面的"学与思"按护士执业考试要求遴选部分与章节内容相关的选择题供学生进行操练，使学生能进一步复习巩固各章节所学知识；书末附录中有大量的评估量表供学生进一步查阅和学习，实训部分采用集体操练、角色扮演、案例讨论、临床见习等方法，旨在提高学生的综合素质和应用能力。

　　本教材虽经多次修改和审校，但由于编写时间仓促、经验及水平有限，书中错误和不足之处在所难免，恳请各位同仁和读者予以指正。

编　者

# 编委会

# 目录
## CONTENTS

# 第一章 绪 论

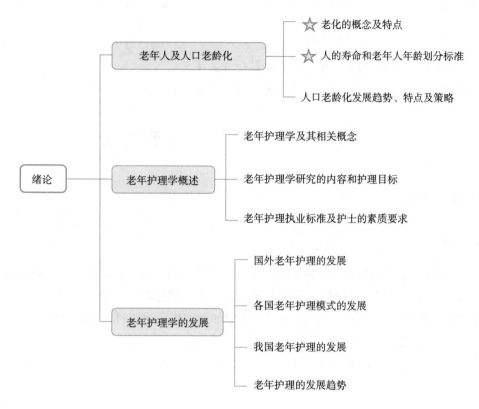

## 学习目标

1. 掌握老化的定义、人口老龄化、老龄化社会的概念；老龄化社会的划分标准；老年护理的内容与目标。

2. 熟悉老化的特征、人的寿命和老年人的年龄划分标准；熟悉我国和世界人口老龄化的特点；人口老龄化发展趋势、特点及策略。

3. 了解国内外老年护理的发展。

4. 学会应用老年人的年龄划分标准及老龄化社会的划分标准。

5. 具有老年护理人员的职业素质、业务素质、能力素质。

随着人们生活水平不断提高，人类平均寿命逐渐延长，人口老龄化是社会发展的必然结果，成为21世纪全球性的重大社会问题。我国人口老龄化的发展速度居世界前列，未来将急速从轻度老龄化转变成重度老龄化，随着年龄增长，老年人日常生活自理能力下降，多病缠身，因此老年人需要生活护理、疾病专业护理、康复护理、心理护理和健康教育等服务显著增多。所以，学习、运用、研究老年护理学具有十分现实的意义。

**课程导入**

据《中国人口老龄化发展趋势预测研究报告》报道，中国从 1999 年开始迈入老龄化社会。2019 年 01 月 21 日，国家统计局发布最新的人口数据表明，2018 年末，我国 60 周岁及以上人口 24949 万人，占总人口的 17.9%，65 周岁及以上人口 16658 万人，占总人口的 11.9%。老年人口比重持续上升，未来中国老龄人口将进一步增加。预计 2040 年时的老龄比例将超 30%。2050 年，预计中国老龄人口将占全球总数的近 1/4。

请问：

1. 老年人的年龄划分标准和老龄化社会的划分标准是什么？
2. 作为一名护理人员，你应该如何提高自己的职业素质来面对挑战？

# 第一节 老年人及人口老龄化

## 一、老化概念及特点

### （一）概念

老化（aging）即衰老，是所有生物种类在生命延续过程中的一种生命现象。在生命过程中，随着年龄的增长，人体器官组织的结构和功能逐步呈现出衰老变化，谓之老化。老化分为生理性老化和病理性老化。生理性老化，即机体在生长过程中随着年龄的增加而发生的进行性、衰退性的变化，是一种正常的老化现象。病理性老化，即在生理老化的基础上，因某些生物、心理、社会及环境等因素所致的异常老化。两者很难严格区分，往往结合在一起，从而加快了老化的进程。

### （二）特点

老化的基本特征可归纳为：

累积性：老化并不是一朝一夕形成的，而是在日复一日、年复一年的岁月中，机体在结构和功能上一些微小变化长期逐步积累的结果，这些变化一旦表现出来，则不可逆转。

渐进性：老化是一个循序渐进的演变过程，是逐步加重而并非跳跃式发展的，往往是在不知不觉中出现了老化的征象，而且同一物种所表现出来的老化征象相同。

普遍性：老化是多细胞生物普遍存在的现象，且同种生物的老化进程大致相同。

内生性：老化源于生物本身固有的特性（如遗传）。环境因素只能影响老化的进度，或加速老化，或延缓老化，但不能阻止老化。

危害性：老化过程是机体衰老的过程，导致机体功能下降乃至丧失，因而对生存不利，使机体免疫力下降，越来越容易感染疾病，最终导致死亡。

由此可见，老化是从生长成熟后才开始或逐渐加速的，是可以预计的。整个生命历程中，机体会逐渐丧失功能，感染疾病，最终死亡。

### （三）衰老的生理和病理特点

1. 内脏储备力低下　人体的所有器官，在一般情况下都不是竭尽全力工作的，而是留有一定储备力，只有在必要时才将储备力付出使用。而衰老时，这种储备力降低或减少，例如，老年人在平坦的道路上慢慢地行走时，没有什么痛苦，如快步行走或跑步时，就要发生气喘和心慌，而且在停止运动以后，呼吸和脉搏也不像青年人那样很快复原，这些都说明肌肉、肺、心脏的储备力下降。

2. 对外界环境的适应能力减退　在外界环境发生变化时，身体具有逐渐适应和习惯的能力，叫作适应力。衰老时，人的适应力降低，当发生气压、气温、湿度等气候上的变化时，就容易生病。如在阴天、刮大风时，或到地势较高的地方，易出现全身酸痛无力、胸闷、气短、呼吸困难，甚至出现失眠、情绪抑郁等现象。

3. 自理能力下降　所谓自理能力，是指不需要别人帮助、能够自理。衰老时，体力逐渐减退，行动不便，极容易失误，因而发生外伤等的机会也就增多。

4. 对感染的防御能力减退　由于老年人的免疫功能衰退与紊乱，抵抗力极其低下，因此，易发生传染性疾病、退行性疾病、代谢紊乱性疾病和恶性肿瘤。

衰老尽管不可避免，但衰老可以延缓；而延缓了衰老，人的寿命则可大大延长。因此，对于衰老的探索就非常有意义。

## 二、人的寿命和老年人年龄划分标准

### （一）人的寿命

寿命是指生物的生命活动存在于自然界全过程的时间概念。生物遵循出生、生长、发育直至衰老、死亡这一生命周期的必然规律，人类也不例外。实际上，人的寿命即是指人活了多少年。衡量人类寿命的指标有两种：一是平均寿命，二是最大或最高寿命。

1. 平均期望寿命（average life expectancy）　简称平均寿命，是指出生婴儿在今后一生中可能存活的岁数。平均期望寿命的长短取决于各年龄死亡人数的比例，它和死亡率是同一件事情的两个相反方面，死亡率降低，平均寿命便提高。所以平均寿命也是一个综合反映人口死亡率水平的指标。

2018年5月，世界卫生组织（WHO）在日内瓦发布的《2018世界卫生统计报告》显示：全球总体人口平均预期寿命达到72岁，其中女性寿命预期仍高于男性，女性为74.2岁，男性为69.8岁。2010年中国人口普查平均预期寿命约74.83岁，其中男性72.38岁，女性77.37岁，全世界排名第52位。

2. 最高寿命（maximum lifespan of human）　是指在没有外因干扰的条件下，从遗传学角度而言人类可能生存的最高年龄。现代科学家们用各种方法来推测人的最高寿命，例如，按性成熟期（14～15岁）的8～10倍，生长期（20～25年）的5～7倍，细胞分裂次数（40～60次）的2.4倍等方法推算，人的最高寿命应该是110～175岁。

随着科学的发展，人类的平均寿命将逐渐接近或达到最高寿命。但由于受到环境、疾病等因素的影响，人类不能尽终天年者大量存在。

中国老年学学会公布最新的百岁老人统计数据，截至2014年6月30日，全国健在的百岁老人已达58789人，其中年龄最大的128岁。提示延长寿命是大有可能的，至少在100岁范围内。

3. 健康期望寿命（active life expectancy）　是指在健康条件下的期望寿命，即个人在良好状态下的平均生存年龄，也是老年人能够维持良好的日常生活功能的年限。期望寿命是以死亡作为终点，健康寿命则是以日常生活能力的丧失作为终点来计算的。《世界卫生统计2018》根据2016年的数据，中国婴儿出生时的健康预期寿命首次超越美国，中国为68.7岁，高于美国的68.5岁。在这项数据排名中，中国排名第37，美国排第40名。

（二）老年期的年龄划分标准

由于问题研究的需要，对于老年期的年龄起点有着不同的标准。联合国在进行人口统计时，常以65岁为老年的起点；而在研究老龄问题，特别是包括发展中国家的老龄问题时，则将60岁作为老年的起点。但60岁后，体质已开始发生变化，一般不再承担重体力劳动。所以，60岁作为老年人的起点年龄符合我国大多数人的身体状况。老年期常常被视为人类生命过程中的一个阶段，事实上对老年期还可以详细划分。

1. 中国老年期的年龄划分标准　我国关于年龄的划分界限自古以来说法不一。民间多用三十而立，四十而不惑，五十而知天命，六十花甲，七十古稀，八十为耄，九十为耋。现阶段我国老年人按时序年龄的划分标准为：45～59岁为老年前期，即中老年人；60～89岁为老年期，即老年人；90岁以上为长寿期，即长寿老人。

2. 世界卫生组织（WHO）老年期的年龄划分标准　1995年，WHO根据现代人生理、心理结构上的变化，提出老年人划分标准：44岁以下为青年人；45～59岁为中年人；60～74岁为年轻老年人；75～89岁为老老年人；90岁以上为非常老的老年人或长寿老年人。这个标准兼顾发达国家和发展中国家，既考虑到人类平均期望寿命不断延长的发展趋势，又是人类健康水平日益提高的必然结果。

## 三、人口老龄化的概念

人口老龄化（aging of population），简称人口老化，是指社会人口年龄结构中老年人口在总人口中所占比例不断上升的过程。影响人口年龄结构变化的两个因素是出生率与死亡率。人口老龄化是人类生命科学的一种发展和进步，意味着出生率和死亡率的下降、平均寿命的延长。出生率和死亡率的下降、平均预期寿命的延长是人口老龄化的直接原因。人口老龄化是人类生命科学发展和进步的表现。

（一）人口老龄化的常用指标

1. 老年人口系数　又称老年人口比例，通常是指某国家或地区的总人口构成中老年人口数占总人口数的比例，是反映人口老龄化的主要指标。计算公式为：

老年人口系数（%）=（60或65岁以上人口数/总人口数）×100%

2. 老年人口抚养比　又称老年抚养系数，是指老年人口数占劳动人口数的百分比，反映劳动者负担老年人的轻重程度。计算公式为：

老年人口负担系数（%）=（60或65岁以上人口数/15～59岁或15～64岁人口数）×100%

3. 老龄化指数　又称老少比，即老年人口数与少年儿童（0～14岁）人口数之比。计算公式为：

老龄化指数（%）=（60或65岁以上人口数/0～14岁人口数）×100%

4. 长寿水平　又称高龄老人比，即80岁以上人口数与60岁以上人口数之比。长寿水平的高低，可以反映一个国家（或地区）医疗卫生保健水平和人民生活水平状况。该指标<5%时属于较低水平，≥10%即属高水平，目前，发达国家长寿水平已达20%～25%。

（二）老龄化社会的划分标准

世界卫生组织（WHO）针对发达国家和发展中国家的状况制定了不同的老龄化社会标准，发达国家老年人口系数超过7%，发展中国家老年人口系数超过10%即称该国家（或地区）为老龄化国家（或地区），达到这个标准的社会称老龄化社会（表1-1）。

表 1-1 老龄化社会的划分标准

| 类型 | 老年人口系数 | |
| --- | --- | --- |
| | 发达国家 | 发展中国家 |
| 青年型 | <4% | <8% |
| 成年型 | 4%~7% | 8%~10% |
| 老年型 | >7% | >10% |

我国于 1999 年 10 月进入老龄化国家行列，上海于 1979 年就已经成为我国第一个老龄化城市。

 **知识链接**

**上海户籍老年人口比例超 35%，老年化程度再加深**

截至 2019 年 12 月 31 日，上海户籍 60 岁及以上老年人口 518.12 万人，占户籍总人口的 35.2%，该比例较 2018 年年末的 34.4% 提高 0.8 个百分点。目前，上海户籍 100 岁及以上老年人口共计 2729 人，其中男性 678 人、女性 2051 人。上海是全国最早进入人口老龄化且老龄化程度最高的城市之一。数据显示，上海户籍人口 1471.16 万人。从 2018 年年末到 2019 年年末，60 岁及以上老年人口增加 14.84 万人；70 岁及以上老年人口增加 12.46 万人，占总人口比重从 14.2% 增至 15.0%；80 岁及以上老年人口增加 0.31 万人，占总人口比重从 5.58% 降至 5.57%。上海户籍 100 岁及以上老年人口增加 213 人，每 10 万人中拥有百岁老人数从 17.2 人增加到 18.6 人。2019 年，上海户籍人口预期寿命为 83.66 岁，其中男性 81.27 岁、女性 86.14 岁，循环系统疾病、肿瘤和呼吸系统疾病是老年人健康三大杀手，分别占老年人口死因的 43.6%、29.2% 和 8.2%。

## 四、人口老龄化发展趋势、特点及策略

### (一) 世界人口老龄化趋势与特点

人口老龄化是世界人口发展的普遍趋势，是科学与经济不断进步的标志。2000 年，全球总人口约 60 亿，而老年人口已达 6 亿，约占总人口的 10%，宣告全球进入老龄化社会，预测 2025 年，全球所有国家或地区将进入老龄化社会。世界人均寿命也不断延长，1950 年，世界平均寿命为 45 岁，1995 年，升至 64 岁，根据《世界卫生统计 2018》，全球总体人口平均预期寿命达到 72 岁，日本凭借高质量的医疗服务和社会福利蝉联第一，达到 84.2 岁，一些发达国家如瑞士、西班牙、法国、澳大利亚、新加坡、意大利等平均年龄均已达 80 岁以上。

老龄化特点：人口老龄化各国之间的差异随着时间的变迁越来越小；从总趋势看，男、女平均寿命都在增长，但女性的增长幅度要明显大于男性；发达国家大多在人均 GDP 达 5000~10000 美元时进入老龄化，属于先富后老。

### (二) 我国人口老龄化趋势及特点

据调查，上海于 1979 年率先进入老龄化社会，北京于 1987 年进入老龄化社会，随后是天津、江苏省、浙江省。2000 年，我国与全球同步进入老龄化社会。据推测，2025 年，我国老龄人口将达到总人口的 20%，2050 年将达到 25%，达到人口老龄化的高峰。因此，老年护理将面临严峻的挑战。

我国老龄化社会的特点：①来势猛、进程快、数量大：2004 年年底，我国 60 岁及以上老年人口为 1.43 亿，2014 年达到 2 亿，预计 2026 年将达到 3 亿，2037 年将超过 4 亿，2051 年将达到峰值，之后一

直维持在 3 亿~4 亿的规模；②"未富先老"特征显著：中国进入老龄化社会时人均 GDP 刚过 1000 美元；③经济发达地区率先进入老龄化，地区间老龄化速度不平衡；④城乡倒置显著，人口老龄化在世界其他国家通常是由城市逐渐向农村蔓延。但是，第七次人口普查：我国总人口 144349 万人，城镇人口占 63.89%，约 90199 万人；农村人口占 36.11%，人口约 50979.4 万人，城镇人口大于农村人口。

### （三）我国解决人口老龄化问题的策略

（1）把老龄化社会作为 21 世纪中国的一个重要国情认真对待。
（2）要充分利用 25 年战略机遇期做好应对老龄化社会的各项准备。
（3）加快老龄化社会保障体系建设。
（4）大力发展老龄产业。
（5）充分调动老年人积极性，让老年人才参与国家社会发展作贡献。
（6）加强对老龄化社会的前瞻性和战略性研究。

# 第二节　老年护理学概述

老年护理学源于老年学，是一门跨学科、多领域并具有其独特性的综合性学科。与老年学、老年医学关系密切。

## 一、老年护理学及其相关概念

1. 老年学（gerontology）　老年学是一门研究老年及相关问题包括自然科学和社会科学的新兴综合性交叉学科，涉及老年生物学、老年医学、老年社会学、老年心理学、老年护理学等多种学科。

2. 老年医学（geriatrics）　老年医学是研究老年疾病与疾病的病因、病理、症状、治疗及效果的专科医学。随着对老年学的进一步认识，老年医学从单一疾病模式发展为综合运用生物学、医学、行为学和社会学知识，研究老年人的衰老的机制、老年疾病和健康问题，从而有效预防和治疗老年期疾病，以及促进老年期功能康复。

3. 老年护理学（gerontological nursing）　老年护理学是研究、诊断和处理老年人对自身现存和潜在的健康问题的学科。它是护理学的一个分支，与社会科学、自然科学相互渗透。

老年护理学起源于现有的护理理论和社会学、生物学、心理学、健康政策等学科理论。美国护士协会（American Nurses Association，ANA）1987 年提出用"老年护理学"概念代替"老年病护理（geriatric nursing）"概念，因为老年护理学涉及的护理范畴更广泛。包括评估老年人的健康和功能状态，制订护理计划，提供有效护理和其他卫生保健服务，并评价照顾效果。老年护理学强调保持和恢复、促进健康，预防和控制由急、慢性疾病引起的残疾，发挥老年人的日常生活能力，实现老年人机体的最佳功能，保持人生的尊严和舒适生活直至死亡。

## 二、老年护理学研究的内容和护理目标

老年护理实践可在任何机构中进行，如老年院、医院、家庭、门诊和社区。老年护理的重点不仅是老年患者，还包括老年人的家庭成员和其他重要成员。

### （一）老年护理学研究的内容

（1）衰老机制和抗衰老的研究。

（2）自然、社会、文化教育和生理、心理因素对老年人健康影响的研究。

（3）老年人的康复护理研究。

（4）老年人的社区护理、家庭护理和临终关怀研究。

（5）老年人健康教育的研究。重点是探讨用护理手段或措施解决老年人健康问题，以最大限度维持和促进老年人健康水平和提高其生活质量。

### （二）老年护理的目标

老年人面临多种老年期变化和各种危险因素，使老年人机体功能水平逐渐下降，可能需要依靠护理人员帮助满足其日常生活需要。因此，老年人的护理目标有其特殊性。

1. 增强老年人自我照顾能力　面对老年人的虚弱和需求，医护人员常常寻求其他社会资源的协助，而很少考虑老年人自身的资源，老年人在许多时候都以被动的形式生活在依赖、无价值、丧失权利的感受中，自我照顾意识淡化，久而久之将会丧失生活自理能力。因此，要善于运用老年人自身资源，以健康教育为干预手段，采取不同的措施，尽量维持老年人的自我照顾能力，巩固和强化其自我护理能力，避免过分依赖他人护理，从而增强老年人生活的信心，保持老年人的自尊。

2. 延缓恶化及衰退　广泛开展健康教育。提高老年人的自我保护意识，改变不良的生活方式和行为，增进健康。通过三级预防策略，对老年人进行管理。避免和减少健康危险因素的危害，做到早发现、早诊断、早治疗、积极康复，对疾病进行干预，防止病情恶化，预防并发症的发生，防止伤残。

3. 提高生活质量　老年护理的目标不仅仅是疾病的转归和寿命的延长，而应促进老年人在生理、心理和社会适应方面的完美状态，提高生活质量，体现生命意义和价值。老年人要在健康基础上长寿，做到年高不老，寿高不衰，更好地为社会服务，而不是单纯满足人们长寿的愿望，让老年人抱病余生。

4. 做好老年人临终关怀　对待临终老年人，护理工作者应从生理、心理和社会全方位为其服务。对其进行综合评估分析、识别、预测并满足其需求，以确保老年人能够无痛、舒适地度过生命的最后时光。不再做延长死亡的"抢救"，让老年人走得平静，生命终末阶段有人陪伴照料。给家属以安慰，并让他们感受到医务人员对患者的关心和帮助。

## 三、老年护理执业标准及护士的素质要求

### （一）老年护理执业标准

老年护理学的发展起步较晚，它伴随着老年医学而发展，是相对年轻的科学，护理人员必须通过学校教育、在职教育、继续教育和岗前培训等方式强化老年护理的知识和技能。我国尚无老年护理执业标准，目前主要参照美国的老年护理执业标准，该标准是 1967 年由美国护理协会提出，1987 年修改而成。它是根据护理程序制定的，强调增加老年人的独立性及维持其最高程度的健康状态（详见附录一）。

### （二）护理老年人的护士应具备的素质

1. 职业素质

（1）要有高度的责任心、爱心、细心、耐心与奉献精神：老年人反应不敏感，容易掩盖很多疾病的体征，加之老年人病情发展迅速，不善于表达自己的感受，很容易延误病情。这不仅要求护理人员具有较高的专科护理知识水平，更重要的是强烈的责任心，在工作中要做到仔细、谨慎、周密，千方百计地减轻和避免后遗症、并发症。应避免由于疏忽而贻误了老年患者的治疗。护理人员要以"老人为本"，不论老年人地位高低，社会背景如何，均应平等相待、一视同仁，尊重老年人的人格和尊严。用足够的责任心、爱心、细心和耐心对待老年人，要有任务感、责任感，要全身心地投入到老年护理活动当中，

使老年人感到舒适。

（2）要有"慎独"精神：老年病病程长、病情重而复杂，护理老年患者要一丝不苟，严格履行岗位职责，认真恪守"慎独"精神，在任何情况下均应自觉地对老年人的健康负责。

（3）要具有良好的沟通技巧和团结合作精神：老年护理的开展需要多学科的合作，因此，护理人员必须具备良好的沟通技巧和团队合作精神。促进专业人员、老年人及其照顾者之间的沟通与配合，在各种不同情况下给予老年人照顾和护理服务。

2. 业务素质　多数老年人身患多种疾病，有多器官功能受损，故要求护理人员应全面掌握专业知识以及相关学科的知识，并将其融会贯通，熟练地应用到实践当中。同时，还要精通专科领域的知识和技能。只有这样，才能做到全面考虑、处理问题，有重点地解决问题，帮助老年人实现健康方面的需求。

3. 能力素质　老年人的机体代偿功能相对较差，健康状况复杂多变。因此，只有护理人员具有准确、敏锐的观察力，正确的判断力，以及良好的沟通能力才能及时发现老年人的健康问题与各种细微的变化，对老年人的健康状况及时做出准确的判断，以便及早采取相应的护理措施，保证护理质量。

# 第三节　老年护理的发展

老年护理的发展起步较晚，它的发展大致经历以下 4 个时期：①理论前期（1900～1955 年），这一时期没有任何理论作为指导护理业务活动的基础；②理论基础初期（1955～1965 年），随着护理专业的理论和科学研究的发展，老年护理的理论也开始建立、发展，出版了第一本老年护理教材；③推行老年人医疗保险福利制度后期（1965～1981 年），这一时期老年护理的专业活动与社会活动相结合；④全面发展和完善的时期（1985 年至今），老年护理学全面发展，形成了比较完善的老年护理学理论，用以指导护理实践。

## 一、国外老年护理的发展

老年护理作为一门学科，最早出现于美国。1900 年，老年护理作为一个独立的专业需要被确定下来，1961 年，美国护理协会设立老年护理专业小组。1966 年，成立了"老年病护理分会"，确立了老年护理专科委员会，老年护理真正成为护理学中一个独立的分支，形成了比较成熟的老年护理专业。1975 年，开始颁发老年护理专科证书，同年创办《老年护理杂志》，"老年病护理分会"更名为"老年护理分会"，服务范围由老年患者扩大至老年人群。1976 年，美国护理协会提出发展老年护理学，从护理的角度与范畴执行业务活动，关注老年人对现存和潜在的健康问题的反应。美国老年护理的发展对世界各国老年护理的发展起到了积极的推动作用。在许多国家，老年护理内容是大学本科护理课程中一个重要的组成部分，而且有老年护理专业的硕士和博士课程。美国护理协会每年为成千上万名护理人员颁发老年护理专科证书。

## 二、各国老年护理模式的发展

1. 日本　近 30 年来，日本对高龄化社会进行探索，建立医疗、保健、福利、介护、教育等一系列福利措施，提供"医院—社区护理机构—家庭护理机构"的一条龙服务，建立"疾病护理—预防保健—生活照顾"为一体的网络系统，其家庭护理制度非常完善。

2. 澳大利亚　老年医疗服务体系主要以区域为基础，设置区域医院—老年护理机构—老年护理服务网络。医院与社区紧密结合，医师、护理人员之间保持着密切的联系，共同为老年人提供医疗护理服务。

3. 美国 老年护理模式有社区诊所、附属医院、附属于某机构的社区护理中心等。老年人医疗保健工作主要以社区医疗服务为主，许多社区服务中心拥有大量的义务健康教育者，为老年人提供健康保健及生活服务。

### 三、我国老年护理的发展

据记载，我国老年医疗、强身、养生活动已有 3000 多年历史，但作为现代科学的中国老年学与老年医学的研究始于 20 世纪 50 年代中期。我国老年护理长期以来被划入成人护理范围，发展较慢。20 世纪 80 年代以来，我国政府对老年工作十分重视，卫生部、民政部、国家科委以及各级政府都在政策指引、机构发展、人力配备、国内外交流、人才培养和科研等方面给予关心和支持，成立中国老龄问题委员会，建立老年学和老年医学研究机构，有力地促进了我国老年学的发展，老年护理学也随之得到了重视和发展。

中国老年护理体系的雏形是医院的老年患者护理，如综合性医院设立的老年病科，主要按专科收治和管理老年患者。20 世纪 80 年代中期，在一些大城市设立老年病专科医院与老年病门诊，按病情的不同阶段提供针对性的护理，即集疾病预防、治疗、护理和临终关怀为一体。我国是世界上老龄人口绝对数最多的发展中国家，经济欠发达，老年护理院、老年医院起步较晚。从 1984 年起，北京、上海、广州等城市相继成立了老年病医院，沿海城市的一些街道还成立了老年护理中心，对管辖区域内的高龄、病残、孤寡老年人提供上门医疗护理服务，设立家庭病床。为老年重症患者建立档案，定期巡回医疗护理，老年人可优先入院并接受相应的治疗、护理和临终关怀服务。据 1991 年卫生部统计，全国有家庭病床 60.8 万张，其中 81.2% 为老年人占用。为了迎接老龄化社会的挑战，党和国家高度重视老年护理学的发展，近年来，老年专科护理书籍陆续出版，如《老年中医护理学》《老年骨科护理学》《老年护理学》等。

随着我国人口老龄化问题日益严重，老年护理遇到前所未有的挑战，我国老年护理的发展还远不能满足老年人的需求，老年护理研究进展缓慢，老年护理教育还比较滞后，在中国还没有老年护理资格证书的考试，老年护理专业人员的数量不足、质量不高。因此，我们应借鉴国外的先进老年护理经验，重视老年护理教育和专业老年护理人员的培养，构建具有中国特色的老年护理理论与实践体系，不断推进我国老年护理事业的发展。

### 四、老年护理的发展趋势

（1）老年护理的发展会逐步引导人们转变观念，充分认识老年护理的必要性、特殊性及专业性。

（2）老年护理人员具有多种角色功能，老年护理人员除了自身的专业角色之外，有时还要承担健康保健人员、老师、训练者、研究者，甚至是社会活动者等角色，以最大限度满足老年人的需要。服务对象也由过去的老年人群扩展为老年人及其主要照顾者，还要承担主要照顾者的咨询和教育，研究他们的压力和需要等。

（3）学科间的合作加强，老年护理人员与其他专业人员的关系越来越密切，因为老年人群的服务不仅停留在医院里，还涉及社会多个部门。老年护理学将是多门领域之间的结构重组。老年护理人员除了强调自己的专业之外，还要学会与其他学科合作，为老年人提供优质的护理服务。

（4）随着老年护理学的发展，研究内容由注重延长生命到注重提高生命的质量，在传统养老观念的基础上新的护理观念已逐步形成。

# 本章小结

（1）老化是指在生命过程中，随着年龄的增长，人体器官组织的结构和功能逐步呈现出衰老变化。老化分为生理性老化和病理性老化。

（2）衡量人类寿命的指标有两种：一是平均寿命，二是最大或最高寿命。

（3）WHO 提出老年人划分标准：44 岁以下为青年人；45～59 岁为中年人；60～74 岁为年轻老人；75～89 岁为老老年人；90 岁以上为非常老的老年人或长寿老年人。

（4）老龄化社会标准：发达国家老年人口系数超过 7%，发展中国家老年人口系数超过 10%，即称该国家（或地区）为老龄化国家（或地区）。

（5）老年护理的目标是：①增强老年自我照顾能力；②延缓老年恶化及衰退；③提高老年生活质量；④做好老年人临终关怀。

 学与思

1. 老年护理被确定为一门独立的专业是（　　）。

A. 1900 年　　　　　　B. 1926 年　　　　　　C. 1961 年　　　　　　D. 1970 年

E. 1975 年

2. 发达国家老年人口系数达到（　　）称为老龄化国家。

A. 10%～12%　　　B. >5%　　　　　　C. 8%　　　　　　D. 8%～10%

E. >7%

3. 下列反映人口老龄化的主要指标是（　　）。

A. 老年人口系数　　　　　　　　　　B. 老少比

C. 老年人口抚养比　　　　　　　　　D. 长寿水平

E. 平均期望寿命

4. 下列不属于衰老的生理和病理特点的是（　　）。

A. 内脏储备力低下　　　　　　　　　B. 对感染的防御能力减退

C. 自理能力下降　　　　　　　　　　D. 智力随年龄增长而减退

E. 对外界环境的适应能力减退

5. 下列不属于老化特征的是（　　）。

A. 渐进性　　　　B. 普遍性　　　　C. 累积性　　　　D. 规律性

E. 危害性

6. 老年护理的研究对象是（　　）。

A. 老年人　　　　　　　　　　　　　B. 老年患者

C. 未生病老年人　　　　　　　　　　D. 老龄化社会

E. 所有的人

7. WHO 提出的老龄化社会的标准是指某一国家或地区中 65 岁（发达国家）或 60 岁（发展中国家）以上的老年人口系数为（　　）。

A. 发达国家 <4%，发展中国家 <10%　　　B. 发达国家 4%～7%，发展中国家 8%～10%

C. 发达国家 ≥4%，发展中国家 ≥8%　　　D. 发达国家 <4%，发展中国家 <8%

E. 发达国家 ≥7%，发展中国家 ≥10%

8. 李爷爷，男，65 岁，按 WHO 老年人的年龄划分标准，李爷爷属于（　　　）。

A. 中年人　　　　　　　B. 年轻老年人　　　　　　　C. 老老年人　　　　　　　D. 年轻人

E. 长寿老年人

参考答案：

1. A　2. E　3. A　4. D　5. D　6. A　7. E　8. B

# 第二章　老年人的健康评估

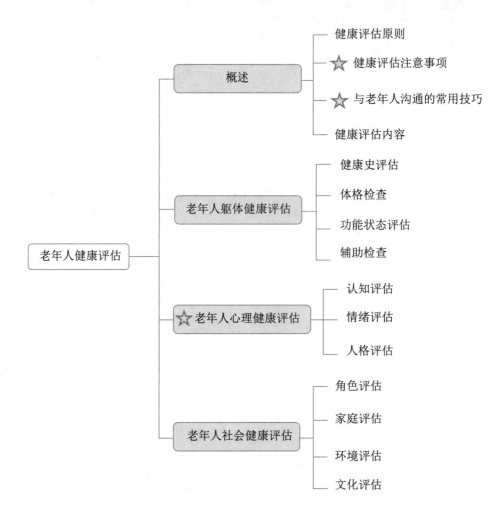

```
                                    ┌── 健康评估原则
                        ┌─ 概述 ───┼── ☆ 健康评估注意事项
                        │          ├── ☆ 与老年人沟通的常用技巧
                        │          └── 健康评估内容
                        │
                        │                    ┌── 健康史评估
                        ├─ 老年人躯体健康评估 ─┼── 体格检查
                        │                    ├── 功能状态评估
  老年人健康评估 ────────┤                    └── 辅助检查
                        │
                        │                    ┌── 认知评估
                        ├─ ☆ 老年人心理健康评估 ┼── 情绪评估
                        │                    └── 人格评估
                        │
                        │                    ┌── 角色评估
                        └─ 老年人社会健康评估 ─┼── 家庭评估
                                             ├── 环境评估
                                             └── 文化评估
```

 **学习目标**

1. 掌握老年人躯体、心理、社会三方面的健康评估内容及评估工具。
2. 熟悉老年人健康评估的注意事项、与老年人沟通的常用技巧。
3. 了解老年人健康评估的原则。
4. 能够运用所学知识对老年人进行健康评估。

 **课程导入**

　　老年科医师现接到骨科会诊申请，要求为该科一位80岁、已行关节置换术的老年女性患者会诊。患者2个月前在家中不慎跌倒，入院后行关节置换术。老人合并有2型糖尿病、原发性高血压等疾病，目前，伤口已拆线。入院前老人能独自生活，经常参加社区和单位组织的各种活动。现在老人不能独自下床活动，且经常记不清自己东西的位置，并常自言自语，向陪护和家人哭诉，对医师和护理人员的工作非常挑剔。

老人的老伴 3 年前去世，有 3 个子女，平均每月回家探望患者 1 次或 2 次。

问题探讨：

1. 如何对该患者进行健康评估？需要评估的主要内容有哪些？

2. 对老年患者进行健康评估时有哪些注意事项？

老年人由于生理功能上的衰退和某些慢性病的影响，如听觉或视觉功能的衰退以及认知功能的改变，接受外界信息的能力和沟通能力均会有所下降。因此，评估者应正确运用语言和非语言沟通技巧，通过观察、询问以及体检等对老年人进行健康评估，以期获得准确、全面和客观的资料，从而正确地评价老年人的健康状况及功能状态。

# 第一节 概述

## 一、健康评估原则

护士为老年人进行健康评估时，应遵循以下原则。

### （一）了解老年人身心变化的特点

护士必须了解老年人生理性老化和病理性改变的特点，全面、客观地收集老年人的健康资料。在多数老年人身上，生理性老化和病理性改变往往同时存在，相互影响，有时难以严格区分，这就需要护士认真对老年人进行健康评估，确定与年龄相关的正常改变，区分正常老化和现存的、潜在的健康问题，采取适宜的干预措施。

### （二）正确解读辅助检查结果

护士应正确解读老年人的辅助检查数据。老年人辅助检查结果的异常有三种可能：①由于疾病引起的异常改变；②正常的老年期变化；③受老年人服用的某些药物的影响。因此，对每个临床病例都应个别看待。护士应通过长期观察和反复检查，正确解读老年人的辅助检查数据，结合病情变化，确认辅助检查值的异常是生理性老化？还是病理性改变所致，采取适当的处理方式，避免延误诊断或处理不当造成严重后果。

### （三）注意疾病非典型性表现

老年人感受性降低，加之常并发多种疾病，因而发病后往往没有典型的症状和体征，称为非典型性临床表现。例如，老年人患肺炎时常无症状，或仅表现出食欲差、全身乏力、脱水，或突然意识障碍，而无呼吸系统的症状；阑尾炎导致肠穿孔的老年人，临床表现可能没有明显的腹膜炎体征，或仅主诉轻微疼痛。由于这种非典型表现的特点，给老年人疾病的诊治带来了一定的困难，容易出现漏诊、误诊。因此对老年人要重视客观检查，尤其体温、脉搏、血压及意识的评估极为重要。

## 二、健康评估注意事项

护士在对老年人进行评估时，要铭记多听少说、多了解少判断、多启发少代劳的原则。另外，结合老年人身心变化特点，应注意以下问题。

## （一）提供适宜的环境

与成年人相比，老年人更容易受凉感冒，所以体检时应注意调节室内温度至 22～24 ℃为宜。老年人听力和视力下降，评估时环境要安静、舒适，避免光线的直接照射；双方都能清楚看到对方的脸，保持适当距离，一般 1 m 以内为宜。注意保护老年人的隐私，在体检时进行必要的遮挡。通常未经老年人允许，不要随便挪动或摆弄其居室的摆设及物品。

## （二）安排充分的时间

老年人由于感官的退化，反应迟钝，行动迟缓，思维能力下降。因此，所需评估时间较长，容易疲劳。护士应根据老年人的具体情况，灵活掌握评估时间，必要时分段进行，可将评估贯穿在护理程序的每个阶段，以求获得详尽而准确的健康资料。收集资料时询问要得体、耐心，但时间不宜过长，否则老年人因疲劳而不耐烦，影响资料收集的准确性和完整性。

## （三）选择适当的体位和方法

对老年人进行躯体评估时，应根据评估的要求，选择合适的体位，重点检查易于发生损伤的部位。对有活动障碍的老年人，可取舒适的体位。检查口腔和耳部时，要取下义齿和助听器。有些老年人部分触觉功能减退或消失，需要较强刺激，在进行感知觉检查，特别是痛觉和温度觉检查时，注意不要损伤老年人。

## （四）营造沟通机会，启发交流兴致

（1）主动与老年人接触的机会。可从打招呼、握手、日常问候开始。注意对老人因人而异的礼貌称谓，必要时向老人询问希望别人怎样称呼。初次见面先自我介绍，先开放自己，谈些自己的事，待取得老人信任后再展开其他话题。

（2）营造与晚辈接触的机会。每个老年人都有独特的人生经历及相对丰富的经验。有时"听君一席话，胜读十年书"。晚辈与老年人接触要注意"多请教，少指教"，这也提供发挥老有所为的重要途径。

（3）营造与同龄人交流的机会。同龄人之间更易于相互理解。社区内应设置必要的交流空间，如露天休息亭、健身活动处、老年人俱乐部，供老年人聚在一起聊天。

## （五）运用适宜的沟通技巧

老年人听觉、视觉、记忆、思维功能逐渐衰退，反应迟钝，语言表达含糊不清，交谈时会产生不同程度的沟通障碍，从而影响病史的采集。为了促进有效沟通，护士应与老年人建立良好的护患关系，采用适宜的语言和非语言沟通技巧。

## 三、与老年人沟通的常用技巧

沟通的方式主要包括非语言沟通和语言沟通。

### （一）非语言沟通的技巧

非语言沟通是伴随着语言沟通而发生的一些非词语性的表达方式和行为的沟通形式。非语言沟通包括面部表情、目光的接触、声音的暗示、手势、身体的姿势、气味、身体的外观、着装、沉默以及时间、空间和物体的使用等。

1. 自我形象　精神状态极富感染力和传播性。护士首先要充满活力和希望感，留意自我形象，端庄而放松，着装应尽量明快，其次要表情自然，面带微笑，声调明快而洪亮，从气势上给老人力量和希望。

2. 触摸　触摸是人际沟通时最亲密的动作。触摸是一种无声的安慰，是一种很有效的沟通方式。触摸可表达触摸者对老年人的关爱，而触摸他人或事物则可帮助老年人了解周围环境，肯定其存在价值。然而，触摸受年龄、性别、社会文化背景、宗教信仰等的影响，它的表达非常个体化，对不同的人具有不同的涵义，是一种易于被误解的非语言表达方式。因此，在应用触摸时，应注意以下事项。

（1）尊重老年人的尊严与其社会文化背景：检查涉及老年人的隐私时，应事先征得老人的同意，以维护其尊严；而不同的社会文化对触摸礼仪的使用则差异较大。

（2）渐进地进行治疗性的触摸，并不断地观察老年人的反应：例如，从单手握老年人的手到双手合握；进行社交会谈时，由90～120 cm逐渐拉近彼此距离；在此过程中观察老年人脸部表情和触摸的部位是松弛（表示接受且舒适）、还是紧绷（表示不舒适），身体姿势是退缩的向后靠、还是接受的前倾，都可以为下一步措施的选择提供依据。

（3）严格限制触摸部位：最易被接受的部位是手，其他适宜触摸的部位有手臂、背部与肩膀。对于头部的触摸则要慎用。

（4）确定老年人知道触摸者的存在方可触摸：老年人因视、听力的渐进减退，常容易受惊吓，所以，在触摸老人时，应首先让其知道触摸者的存在，然后，选择功能良好的一侧接触老人，避免突然从暗侧或背后给予触摸。

（5）注意保护老年人易脆破的皮肤：可适当涂抹乳液，避免使用拉扯或产生摩擦力。

（6）对老年人的触摸予以正确的反应：护理人员不要一味地以老年人为触摸对象，也应适当地接受老年人用抚摸我们的头发、手臂或脸颊来表达谢意。

3. 身体姿势　身体的姿势是一种表达自我的形式。每当言语无法清楚表达时，身体姿势都能适时有效地辅助表达。与认知障碍的老年人沟通前，应让老人知道我们的存在；口头表达时，要面向老人，以便于他读唇，并加上柔和、明显的肢体动作来有效地辅助表达；对于坐在轮椅上的老人，注意不要俯身或利用轮椅支撑身体来进行沟通，而应适时坐或蹲在旁边，并维持交流双方眼睛于同一水平线，以便于平等地交流与沟通。对于无法用口头表达清楚的老年人，应鼓励其使用身体语言来表达再给予反馈，以利于双向的交流与沟通。日常生活中能有效强化沟通内容的身体姿势有：挥手问好或再见；招手做动作；伸手指认自己或他人；伸手指出物品所在地，模仿和加大动作以指出日常功能活动，如刷牙、梳头、洗手、吃饭、喝水；手臂放在老人肘下，或让老人的手轻勾治疗者的手肘，协助其察觉我们要与他同行的方位；等等。

4. 面部表情　面部表情是一种共同语言，人类表达快乐和悲伤的面部表情基本上是一致的。通过面部表情，可以传递惊奇、害怕、生气、厌恶、快乐以及悲伤的情感。护理人员应尽可能去控制一些非语言的表情，如不喜欢、厌恶等，用真诚的微笑面对老年人。保持脸部表情平和、不紧绷或皱眉，说话声音要略低沉平缓且带有欢迎的热情，说话时身体稍前倾以表示对对方的话题感兴趣，但不能让老人有身体领域被侵犯的感觉。适时夸大面部表情以传达惊喜、欢乐、关怀、担心、兴趣等情绪。

5. 目光的接触　目光的接触通常发出的是希望沟通的信号。在沟通中保持目光的接触可以表示尊重对方以及希望听对方的讲述，尤其是认知障碍的老年人，往往由于知觉缺损而对所处情境难以了解，因此，需要提供简要的线索和保持目光的接触，必要时正面触摸老年人以吸引其注意力。缺乏目光的接触可能显示焦虑、防御、不适或缺乏在沟通中的信心。

（二）语言沟通的技巧

使用语言、文字或符号进行的沟通称为语言沟通。自从人类产生语言后，语言性沟通就成了人类社会交往中不可缺少的组成部分。护理人员在对老年人及家属进行健康教育、实施治疗、护理措施等过程中，必须使用语言与老年人进行沟通与交流。

1. 语言沟通的类型

（1）口头沟通：口头语言是以语言为传递信息的工具，即说出的话，包括交谈、讨论、演讲、电话等形式。口头沟通对外向的老年人而言，是抒发情感和维护社交互动的良好途径，而书信沟通则更适合内向的老年人。随着年龄渐增，参与社会活动逐渐减少，不论老年人原来的人格特征如何，都可能会变得比较退缩与内向而影响其语言表达能力，甚至会有寂寞和沮丧的产生。提供足够的社交与自我表达的机会是最好的解决方法，并予以正向鼓励，但不论老年人是选择接受还是拒绝参与都应予以尊重。

（2）电话访问：电话访问可协助克服时空距离，有效追踪老年人现况，甚至还能进行咨询、心理治疗或给予诊断以利持续性治疗。护理人员最好能与老年人建立习惯性的电话问候和时间表，使老年人感觉到有社交活动的喜悦。但应注意避开用餐与睡眠时间。

当电话访问对象有听力障碍、失语症或定向力混乱时，需要特别耐心并采取有效的方法。例如，说话时不断地提醒自己放慢速度和尽可能咬字清楚；对失语症的老年人要以其特殊的语言重复所听到的内容，譬如复述重要字句，或敲打听筒以示接收到信息；认知渐进障碍的老年人利用电话接收信息更为困难，除了缺少直接的视觉辅效应外，也常被自己思绪障碍所干扰。所以，在沟通开始时，首先明确介绍自己、访问者与老年人的关系，并说明此次电话访问的目的。为减少误解的发生，必要时还须以书信复述信息；另外，听力困难的老年人可鼓励安装桌上型电话扩音设备，可直接放大音量以利于准确接收信息，其效果较助听器为佳。

（3）书面沟通：书面语言是以文字及符号为传递信息的工具，即写出的字，如信件、报告、报纸、书本等。书面沟通不受时空限制，具有标准性及权威性，并便于保存，以便查阅或核对。只要老年人识字，结合书写方式沟通较能克服老年人记忆减退，而发挥提醒的功能，也可增加老年人的安全感和对健康教育的依从性。使用书面沟通应注意以下事宜：①使用与背景色对比度较高的大体字；②对关键的词句应予以强调和重点说明；③尽可能使用非专业术语，用词浅显易懂；④运用简明的图表或图片，来解释必要的过程；⑤在小标签或小卡片上列出每天健康流程该做的事，并贴于易见的地方以防记错或遗忘。

2. 使用语言沟通时应注意的问题

（1）先开好头：初次见面要礼貌打招呼，简单自我介绍，尽量选择开放性问题提问，抓住关键词，如"您感觉怎样""您觉得怎样做会好一些""您感觉哪不舒服"，这样可以给老人自由发言的机会，以拓宽交谈范围。

（2）体谅老人的处境，理解老人的苦衷：老年人因身心状态的老化及社会处境，一点事可以说很久，显得唠叨啰唆，护士要有足够的耐心去接受，避免带来不快。老年人记忆力减退，往事虽历历在目，近景却模糊不清，但也不愿意被别人说自己记忆差，所以再次见到老年人时应避免问"您还记得我吗？"而改为"我又来看您啦！"这样，会让老人觉得自己被重视。

（3）选择合适的词语、语速、语调：在与老年人交流沟通时，尽量使用老人能理解的通俗化的语言，减少使用医学术语；语速尽量减慢，尤其是对认知障碍的老年人，需要给老年人一定时间去消化和理解护理人员所表达的内容。护理人员必须意识到自己的语调和声调，并及时调整自己的情绪状态，避免由于情绪不佳而影响说话的语调和声调，从而对老年人造成不应有的心理伤害。若对方听力下降，应稍提高音量或靠近老人耳边说，避免声调过高，不可大声喊叫，以免使重听的老年人发生更大的混淆。

（4）保证语言的清晰和简洁：在与老年人说话时适当放慢语速、清晰地发音、多举一些有助于理解的例子、重复信息的重要部分，这都可以提高沟通的清晰度。语言的简洁可以通过使用简单、直接地表达观点的简短的陈述和词语来实现。

（5）适时使用微笑、赞美、幽默等润滑剂：当老年人倍受疾病折磨或极度痛苦时，应收敛笑容，给予关注的目光。对老年人的赞美要得体，尽量具体，如衣着服饰、烹调手艺、特色专长等。此外，幽默绝非油腔滑调，而是闪烁着智慧的光芒，风趣而不失尊重，在诙谐中可化解紧张、消除抵触情绪，拉近距离。

（6）时间的选择及话题的相关性：护理人员必须敏锐地感受与老年人交流的适宜时间。通常，老人心情愉快时，会不自主地开放自己；情绪低落时，就会情不自禁地封闭自己。此外，宜选择老有所乐、老有所为的话题：如追忆往事，唠家常，谈保健，等。如果信息与目前的情境具有相关性或对目前的情境具有重要性，沟通可能会更有效。

### 四、健康评估内容

对老年人实施健康评估，应该全面考虑，不仅要评估已经发生的问题，还要评估潜在的问题。健康评估的内容主要包括躯体健康、心理健康、社会健康三方面内容。

 **知识链接**

#### 老年综合健康评估

近年来，国外推行的老年综合健康评估（comprehensive geriatric assessment，CGA）模式，包括健康监测、健康评估、健康干预三部曲，其中健康评估尤为关键。CGA从老年人的整体出发，综合躯体健康、精神健康、功能状态、社会适应能力、环境状况等方面，多维度、全面科学地对老年人实施健康状况评估。CGA需要多学科医务人员、患者和家属的共同参与，实施CGA的根本目的是实现循证、科学的健康管理。用于老年综合健康评估的主要量表有：OARS（older American resources and services）量表、CARE（the comprehensive assessment and referral evaluation）量表、PGCMAI问卷（Philadelphia geriatric centre multilevel assessment instrument）。以上量表均包括躯体健康、精神健康、日常活动能力、经济及社会资源状况等方面的评估内容。

## 第二节 老年人躯体健康评估

老年人躯体健康评估主要包括：健康史、体格检查、功能状态评估和辅助检查四方面。

### 一、健康史评估

评估老年人的过去疾病史，询问老年人曾患过何种疾病，治疗及恢复情况。了解老年人有无手术史、外伤史、食物及药物过敏史，以及参与日常生活活动和社会活动的能力。仔细询问老年人目前健康状况，日常活动能力，有无急、慢性疾病，疾病的起病时间和患病年限，治疗情况和恢复程度，对日常活动、心理状况和社会活动的影响。

### 二、体格检查

#### （一）生命体征

老年人基础体温较成年人低，70岁以上老年患者感染常无明显的发热表现，如果午后体温比清晨高1 ℃以上，应视为发热。测脉搏时间不少于30 s，如老年人呼吸 > 25/min，则可能是某些疾病的信号。检查血压要测量卧位和直立位血压，如直立时任何一次收缩压比卧位降低≥20 mmHg，或者舒张压降低≥10 mmHg，称为直立性低血压。

## （二）身高、体重

老年人从 50 岁起身高逐渐降低，随着年龄的增长，皮下脂肪减少，80～90 岁，体重明显减轻。

## （三）体表

老年人因弹性组织丧失，出现皱纹增加、表皮色素沉着（老年斑）。老年斑常见于面部、手背、前臂、小腿、足背等处。老年人皮肤感觉迟钝，主要表现在触觉、痛觉和温度觉减弱。由于汗腺、皮脂腺的萎缩和分泌物减少，表皮粗糙而干燥。皮肤变薄可见浅表毛细血管扩张。对长期卧床或久坐轮椅而不能活动的老年人应注意观察有无压疮发生。

## （四）头面部检查

1. 头发　稀少，白发，并有脱发。
2. 眼睛与视力　老年人由于脂肪组织减少，眼睛呈凹陷状；眼睑下垂；瞳孔缩小，反应变慢；由于泪腺分泌减少，出现眼干症状；角膜外则因脂质沉淀而形成一圈灰白色的环称老年环。老年人晶状体柔韧性变差，睫状肌肌力减弱，迅速调节远近视力的功能下降，出现老视眼。老年人因瞳孔缩小、视网膜的再生能力减退而使其区分色彩、适应暗室或强光的能力降低。异常病变有白内障，眼压增高或青光眼及糖尿病性视网膜病变，黄斑变性，眼底血管性病变等。
3. 耳与听力　外耳检查可发现老年人的耳廓增大，皮肤干燥，失去弹性。老年人由于中耳退行性变，内耳听觉感受细胞退变、数目减少、耳蜗动脉血液供应减少等原因听力逐渐减退出现老年聋，甚至听力丧失。
4. 鼻腔　鼻腔黏膜干燥，嗅觉减退。
5. 口腔　由于唾液分泌减少，口腔黏膜干燥；毛细血管血流量减少，口腔黏膜呈苍白色；味蕾退化使味觉不敏感；牙齿呈黄色，常有牙齿缺失。

## （五）颈部检查

颈部检查包括颈部活动范围、甲状腺和血管状况。老年人颈强直的体征，不仅见于脑膜刺激征，更常见于痴呆、脑血管病、颈椎病、颈部肌肉损伤等患者。颈部血管杂音可以是颈动脉硬化所致，也可以是心脏杂音传向颈部所致。

## （六）胸部检查

1. 乳房　随着年龄的增长，女性乳房变平坦，乳腺组织减少。如发现乳头溢液和肿块，要高度疑为癌症。
2. 胸、肺部　由于生理无效腔增多，肺部叩诊常呈过清音。胸腔前后径增大，胸廓横径缩小，呈桶状胸。老年人胸廓弹性降低，扩张受限，呼吸音强度减弱。
3. 心前区　检查心尖冲动的位置，心界是否扩大，有无杂音。老年人由于心排血量减少，动脉硬化，易发生缺血性心脏病、心律失常，严重时出现心力衰竭。

## （七）腹部检查

老年人腹部皮下脂肪堆积，腹部肌肉松弛，肠功能减退。检查时应注意有无压痛、肿块、肠鸣音亢进或减退。

### （八）泌尿生殖系统检查

随着年龄的增长，老年男性前列腺增生，增生的组织引起排尿阻力增大，导致下尿道梗阻，出现排尿困难。老年人膀胱容量小，触诊时很难触到膀胱。老年女性随着年龄的增长外阴逐渐萎缩，常出现外阴瘙痒、外阴炎。由于阴道上皮细胞萎缩变薄，上皮细胞内糖原含量减少，阴道内阴道杆菌的糖酵解能力下降，乳酸产生减少，阴道内环境由酸性转为中性或碱性，导致阴道的自洁作用减弱或消失，防御功能降低，易发生老年性阴道炎。

### （九）骨骼肌肉系统

老年人由于软骨变性和骨质增生，关节退化，关节腔狭窄，关节活动范围随年龄增加而缩小。肌张力下降，腰脊变平，导致上部脊柱和头部前倾。椎间盘退行性变使脊柱后凸。步态变小，速度变慢。

### （十）神经系统检查

进入老年期后，大脑逐渐萎缩，脑重量减轻，脑细胞数相应减少 20% ~ 50%。老年人易患脑动脉硬化，其血流量可减少近 1/5。老年人对内、外环境的适应能力降低，智力衰退，注意力不集中，易疲劳，睡眠欠佳，记忆力下降和性格改变。运动神经和交感神经对神经冲动的传导随年龄增长而减慢，因此，老年人反应迟钝，动作协调能力下降。

以上体格检查内容详见附录二附表 2 - 1。

## 三、功能状态评估

功能状态主要是指老年人处理日常生活的能力，其完好与否影响着老年人的生活质量。护士定期对老年人的功能状态进行客观评估，是老年护理的良好开端，可对维持和促进老年人独立生活能力、提高其生活质量具有重要的指导作用。

### （一）评估内容

功能状态的评估包括日常生活能力、功能性日常生活能力、高级日常生活能力三个层次。

1. 日常生活能力（activities of daily living, ADL） 指个体每日须执行的洗澡、穿衣、如厕、行走、转位、大小便控制、进食等活动。正常人能独立完成，老年人或因病造成身体功能受限的人，需要依赖他人或辅助器方能完成。丧失这一层次功能的人即生活失去自理能力。

2. 功能性日常生活能力（instrumental activities of daily living, IADL） 指个体单独生活需要的一些基本能力。反映老年人社会适应能力，包括购物、处理金钱、打电话、备餐、服药、使用交通工具、旅游等内容，失去此层次功能的人，则不能进行正常的社会生活。

3. 高级日常生活能力（advanced activities of daily living, AADL） 是由 Reuben 和 Solomon 定义的，是指一些与生存质量相关的活动，如娱乐、职业工作、社会活动等，而不包括满足个体保持独立生活的活动。失去这一层次的功能，将失去维持社会活动的基础。高级日常生活活动能力的缺失一般比日常生活活动和功能性日常生活活动能力缺失较早出现。一旦老年人出现高级日常生活活动功能下降，则预示着有更严重的功能下降，须进一步进行其他功能状态的评估。

### （二）评估工具

在医院、社区、康复中心等开展老年护理时，为老年人进行日常生活能力评估使用较为广泛的标准化评估量表包括 Katz 日常生活功能指数评价量表和 Lawton 功能性日常生活能力量表。

1. Katz 日常生活功能指数评价量表　Katz 等人设计制定的语义评定量表，可用于测量评价慢性疾病的严重程度及治疗效果，也可用于预测某些疾病的发展（详见附录二附表 2 - 2）。

（1）量表的结构和内容：此量表将 ADL 功能分为 6 个方面，即进食、更衣、沐浴、移动、如厕和控制大小便，以决定各项功能完成的独立程度。

（2）评定方法：通过与被测者、照顾者交谈或被测者自填问卷，确定各项评分，计算总分值。

（3）结果解释：总分值的范围是 0～12 分，分值越高，提示被测者的日常生活能力越高。

2. Lawton 功能性日常生活能力量表　由美国的 Lawton 等人设计制定，主要用于评定被测试者的功能性日常生活能力（详见附录二附表 2 - 3）。

（1）量表的结构和内容：此量表将 IADL 功能分为 7 个方面。

（2）评定方法：通过与被测者、照顾者等知情人的交谈或被测者自填问卷，确定各项评分，计算总分值。

（3）结果解释：总分值的范围是 0～14 分，分值越高，提示被测者功能性日常生活能力越高。

### 四、辅助检查

老化引起一系列解剖、生理及代谢方面的改变，必然导致老年人的一些实验室检查参考值与中青年人不同。老年人的实验室检查参考值是判断老年人属于正常或异常的标准，是诊断和护理老年人的重要依据。现有参考值主要来源于青壮年，不能充分反映老年人的实际情况。

#### （一）常规检查

1. 血常规　一般认为人体外周血液中红细胞、血红蛋白和血细胞比容随着年龄的增长而降低，老年期比成年期低 10%，但仍在成年期正常范围内。多数学者认为，老年的白细胞、血小板计数无随着年龄的增长性变化。

2. 尿常规　老年人尿蛋白及尿胆原与年轻人无明显差异，但需要注意尿糖。由于老年人肾脏排糖阈值升高，即使血糖升高也未必出现尿糖阳性。随着年龄的增长，老年人对泌尿系统感染的防御功能降低，尿中出现白细胞或者菌尿的比例也增多，尿沉渣白细胞计数，中青年大于 4/HP 有病理意义，老年人则要求大于 20/HP 才有临床意义。老年人中段尿细菌培养菌落计数的判断标准不同于中青年人，男性老年人不小于 $10^3/ml$，而女性老年人不小于 $10^4/ml$，为确定真性菌尿的界限，此标准较以往沿用 $\geqslant 10^5/ml$ 的标准敏感，其特异性不降低。

3. 血沉　老年人血沉（ESR）随年龄增长而加快。一般认为男性老年人血沉上限为 24.1 mm/h，女性老年人上限为 34.1 mm/h，超出此值为异常。一般血沉在 30～40 mm/h 并无病理意义，若血沉大于 65 mm/h 应考虑感染、肿瘤及结缔组织病。

#### （二）生化检查

1. 电解质　老年人血清钾、钠、氯、镁与中青年人无差异，钙有随着年龄的增长性降低，可能与白蛋白降低有关，磷随着年龄的增长而降低，与年轻人相比，老年人血清铁和不饱和铁结合力比成年人降低 5%～10% 或无变化。

2. 血脂　血脂检查应该作为老年人的一项常规检查，血清总胆固醇（TC）和甘油三酯（TG）随着年龄的增长而增加，男性老年人 40～50 岁达高峰，女性老年人 50～60 岁达高峰，以后逐渐降低；极低密度脂蛋白（VLDL）和低密度脂蛋白（LDL）随着年龄的增长而升高，40～50 岁达高峰，以后开始降低；高密度脂蛋白（HDL）随着年龄的增长而降低。

3. 血糖　随着年龄的增长，空腹血糖逐渐增加，葡萄糖耐量则逐年下降。多数老年糖尿病患者以餐后高血糖为主，而空腹血糖往往正常或在正常高限，故老年人体检测定血糖时，不仅要测空腹血糖，还要检测餐后血糖。

（三）功能检查

1. 肝功能检查　老年人由于白蛋白合成减少，因而人血白蛋白随着年龄的增长而降低，一般下降10%；$\alpha_1$球蛋白、$\alpha_2$球蛋白、$\beta$球蛋白和$\gamma$球蛋白随着年龄的增长而升高，以$\gamma$球蛋白为甚；A/G比值随着年龄的增长而降低，IgG和IgA随着年龄的增长而升高，一般认为谷丙转氨酶、谷草转氨酶、AKP、GT及胆红素无随着年龄的增长性变化。

2. 肾功能检查　肾功能逐渐降低。老年人肾小球滤过率逐年降低，导致尿素氮、肌酐和尿酸发生改变。血清尿酸稍微升高或无变化。随着年龄的增长，老年人的肌肉萎缩、减少，血肌酐和尿素氮测定的灵敏度降至很低。肾单位减少使肾小管功能减退，再吸收能力降低，浓缩功能也逐渐降低。尿最大比重80岁以上降为1.024。肾小管产生氨的能力也略有降低，因而对处理酸碱平衡的能力有影响。

3. 肺功能检查　老年人肺泡数量逐年减少、弹力下降，导致肺不能有效扩张，肺通气不足。老年人肺毛细血管黏膜表面积减少，肺灌注量减少，肺泡与血流气体交换的能力降低。目前，认为老年人氧分压（$PaO_2$）正常低值为70 mmHg（9.33 kPa），低于此值应视为异常，二氧化碳分压（$PaCO_2$）、血液pH、碳酸氢根离子（$HCO_3^-$）浓度无随着年龄的增长性变化。

4. 内分泌功能检查

（1）甲状腺功能检查：老年人甲状腺功能随着年龄的增长逐年有所下降，甲状腺素的代谢降低，随着年龄的增长$T_4$转化为$T_3$的比率降低，$T_4$略高，反$T_3$（$rT_3$）水平有所增高。基础代谢及$^{131}I$吸收率降低。

（2）肾上腺功能检查：老年人尿17–酮类固醇（17–KS）降低，而尿17–羟皮质类固醇（17–OH–CS）无明显变化，尿儿茶酚胺、肾上腺素及去甲肾上腺素均升高，肾素、醛固酮随着年龄的增长而降低。

（3）性功能检查：老年女性绝经后，雌激素水平下降，使老年女性骨质疏松丧失加速；50岁以上男性睾酮原发性功能下降者常有血浆睾酮水平降低，促性腺激素水平上升，周围组织中雄激素转化为雌激素增加，性功能下降。

（四）心电图检查

心电图检查有利于及时发现老年人心律失常、无症状的心肌缺血、心肌梗死等病变，应每半年至一年做一次心电图检查。随着年龄的增长，老年人的心电图常有非特异性改变，如P波轻度低平、P–R间期延长、T波变平、ST段非特异性改变等。

（五）影像学检查

1. X线检查　X线检查包括X线透视、拍片、钡餐造影、断层摄影、血管造影等，广泛用于老年病的诊断。钼靶X线检查对诊断乳腺肿块有较好的确诊价值。

2. 超声检查　超声检查广泛用于老年病的诊断，常用的检查方法有B超检查、多普勒超声检查、超声心动图检查等。

3. 电子计算机X线体层显像（CT）、磁共振体层摄影（MRI）、单光子发射计算机断层成像术（SPECT）检查　这些检查对老年人急性脑血管病、颅内肿瘤的诊断有很大价值。

（六）内镜检查

常用的内镜有胃镜、食管镜、结肠镜、腹腔镜、纤支镜等，对老年人胃肠道肿瘤、消化性溃疡以及呼吸、泌尿系统的诊断具有重要意义。

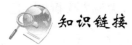

### 知识链接

#### 我国老年人心脑血管疾病相关高危因素

《中国健康老年人标准（2013）》指出我国老年人心脑血管疾病的相关危险因素，主要有高血压、糖尿病、血脂紊乱。具体为：①老年人血压范围：血压正常值为＜140/90 mmHg，其中高龄老年人应不低于120/60 mmHg；高血压（除年龄外无其他危险因素和病史）患者降压目标值为＜150/90 mmHg，其中高龄老年人应不低于130/60 mmHg；②老年人糖化血红蛋白（HbA1c）范围：血糖正常者5.0%～6.5%；糖尿病（无糖尿病慢性并发症）患者6.0%～7.0%；③老年人血脂范围：胆固醇（TC）3.1～6.2 mmol/L，低密度脂蛋白胆固醇（LDL－C）1.8～3.9 mmol/L，高密度脂蛋白胆固醇（HDL－C）＞1.0 mmol/L，甘油三酯（TG）0.8～2.3 mmol/L。

## 第三节　老年人心理健康评估

老年人的心理健康评估主要从认知、情绪和人格等方面进行评估。

### 一、认知评估

认知是个人完成各种活动所需要的基本能力，反映个体的思维活动，不同年龄阶段的老年人均会出现不同程度的认知功能障碍，因此，认知能力是心理健康评估的重要内容之一。认知功能对老年人晚年是否独立生活以及生活质量有重要影响。对老年人进行认知状态的评估时须考虑老年人的视力或听力情况，因视力不良或听力缺损常会影响评估结果。

老年人认知的评估包括思维能力、语言能力以及定向力三方面的评估，在已经确定的认知功能失常的筛选测试中，最普及的测试是中文版简易智力状态检查（MMSE）和简易操作智力状态问卷（SPMSQ）。

#### （一）中文版简易智力状态检查（mini－mental state examination，MMSE）

由福尔斯坦（Folstein）编制，是最普及的认知缺损筛选工具之一，主要用于筛查有认知缺损的老人，适合于社区老年人群调查。

1. 量表结构和内容　MMSE共包含19个大项，30个小项目。项目1～5项为时间定向感；6～10项为地点定向感；项目11为语言即刻记忆能力，包括3小项；项目14评定物品命名能力，包括2小项；项目15评定语言复述能力；项目16评定阅读能力；项目17评定语言理解能力，包括3小项；项目18检测表达能力；项目19检测绘图能力（详见附录二附表2－4）。

2. 评定方法　评定时，测试者要直接询问被试者，并选择安静无干扰的地方进行。简易智力状态检查评定方法简便，测试者经过训练便可以进行，一次检查需5～10 min。评定时向被试者直接询问，被试者回答或操作正确记"1"，错误记"5"，拒绝或说不会做记"9"和"7"。全部答对总分为30分。

3. 结果解释　简易智力状态检查的主要统计量是所有记"1"的项目（和小项）的总和，即回答或操作准确的项目和小项数，称为该检查的总分，范围是0～30分。分界值与受教育程度有关，未受教育文盲组17分，教育年限≤6年组20分，教育年限＞6年组24分，若测量结果低于分界值，可认为被测量者有认知功能缺损。

#### （二）简易操作智力状态问卷（short portable mental status questionnaire，SPMSQ）

由普发于1975年编制，适用于评定老年人认知状态的前后比较（详见附录二附表2－5）。

1. 问卷的结构与内容 问卷评估包括定向、短期记忆、长期记忆和注意力4个方面、10项内容，如"今天是星期几?""今天是几号?""这是什么地方?""你家的电话号码是多少?""你几岁了?""你的出生年月日?"，以及由被测试者20减3、再减3，直至减完的计算。

2. 评定方法 评定时，向被试者直接询问，被试者回答或操作正确记"1"。

3. 结果解释 问卷满分10分，评估时需要结合被测试者的教育背景做出判断。错2~3项者，表示认知功能完整；错3~4项者，为轻度认知功能损害；错5~7项者，为中度认知功能损害；错8~10项者，为重度认知功能损害。受过初等教育的老年人允许错一项以上，受过高等教育的老年人只能错一项。

## 二、情绪评估

人到老年阶段，情绪往往变得不太稳定，比较容易动感情，在感情上也容易被人同化，以致伤心落泪，遇到困难和挫折时，不容易镇静，常会产生焦虑和恐惧。老年人的情绪变化因人而异，有些老年人对一般刺激趋向冷漠，喜怒哀乐不溢于言表或对事物的反应强度降低。有的老年人是对重大的刺激反应特别强烈，难以控制。也有的老年人，情感会变得像孩童一样反复无常，甚至近乎幼稚，故通常对老年人有"老小孩"之称。老年人，尤其是退休后，随着其社会地位的变化、社会角色的改变，加之生理的老化及疾病的缠身，往往变得情绪低落，焦虑不安，忧心忡忡，继而产生失落感、恐惧感等，使自己陷入不能自拔的、无限的悲痛之中。情绪与健康的关系十分密切，对老年人评估衰老带来的情感变化很重要。情绪评估常包括焦虑和抑郁的评估。

### (一) 焦虑的评估

焦虑是个体感受到威胁时的一种不愉快的情绪体验，是人们对环境中一些即将面临的、可能会造成危险和威胁的重大事件，或者预示要做出重大努力的情况进行适应时，心理上出现紧张和一种不愉快的期待情绪，常表现为紧张、不安、急躁等，但又说不出具体明确的焦虑对象。常用于评估焦虑的量表有汉密尔顿焦虑量表和焦虑状态特质问卷。

1. 汉密尔顿焦虑量表（Hamilton Anxiety Scale，HAMA） 由 Hamilton 于 1959 年编制，是广泛用于评定焦虑严重程度的他评量表。

（1）量表的结构和内容：该量表包括14个条目，分为精神性和躯体性两大类，各由7个条目组成。前者为第1~6项，第14项；后者为第7~13项（详见附录二附表2-6）。

（2）评定方法：采用0~4分的5级评分法，各级评分标准：0=无症状；1=轻度；2=中等，有肯定的症状，但不影响生活与劳动；3=重度，症状重，需进行处理或影响生活和劳动；4=极重，症状极重，严重影响生活。由经过训练的两名专业人员对被测者进行联合检查，然后各自独立评分。除第14项需结合观察外，所有项目均根据被测者的口头叙述进行评分。

（3）结果解释：总分超过29分，提示可能为严重焦虑；超过21分，提示有明显焦虑；超过14分，提示有肯定的焦虑；超过7分，可能有焦虑；小于7分，提示没有焦虑。

2. 状态-特质焦虑问卷（state-trait anxiety inventory，STAI） 由 Spieberger 等人编制的自我评价问卷，能直观地反映被测者的主观感受。Cattell 和 Spieberger 提出状态焦虑和特质焦虑的概念，前者描述一种不愉快的情绪体验，如紧张、恐惧、忧虑和神经质，伴有自主神经系统的功能亢进，一般为短暂性的；而后者用来描述相对稳定的，作为一种人格特质且具有个体差异的焦虑倾向。

（1）量表的结构和内容：该量表包括40个条目，第1~20项为状态焦虑量表，21~40项为特质焦虑量表（详见附录二附表2-7）。

（2）评定方法：每一项进行1~4级评分。由受试者根据自己的体验选择最合适的分值。凡正性情绪项目均为反序计分，分别计算状态焦虑量表与特质焦虑量表的累加分，最小值20分，最大值80分。

（3）结果解释：状态焦虑量表与特质焦虑量表的累加分，反映状态或特质焦虑的程度。分值越高，说明焦虑程度越严重。

### （二）抑郁的评估

抑郁是个体失去某种他重视的或追求的东西时产生的情绪体验。情绪低落是抑郁的典型特征，其典型的症状为失眠、悲哀、行动受限、自责、性欲减退等，严重者可出现自杀行为。据统计，老年抑郁症的发生率在逐年上升。因此，在老年情绪状态的评估中，对抑郁的评估也是重要内容之一。常用的评估量表有汉密尔顿抑郁量表和抑郁自评量表。

1. 汉密尔顿抑郁量表（Hamilton Depression Scale，HDMA）　由汉密尔顿于1960年编制，是临床上评定抑郁状态时应用最普遍的量表。

（1）量表的结构和内容：汉密尔顿抑郁量表经多次修订，版本有17项、21项和24项3种。本书所列为24项版本（详见附录二附表2-8）。

（2）评定方法：所有问题指被测者近几天或近1周的情况。大部分项目采用0~4分的5级评分法。各级评分标准：0=无症状；1=轻度；2=中度；3=重度；4=极重度。少数项目采用0~2分的3级评分法，其评分标准：0=无症状；1=轻中度；2=重度。由经过训练的两名专业人员对被测者进行联合检查，然后各自独立评分。

（3）结果解释：总分能较好地反映疾病的严重程度，即病情越重，总分越高。按照Davis JM的划界分，总分超过35分，可能为严重抑郁；超过20分，可能是轻或中等度的抑郁；如小于8分，则无抑郁症状。

2. 老年抑郁量表（The Geriatric Depression Scale，GDS）　由Brink等人于1982年创制，是专用于老年人的抑郁筛查表。

（1）量表的结构和内容：该量表共30个条目，包含以下症状：情绪低落、活动减少、易激惹、退缩痛苦的想法以及对过去、现在与将来的消极评分（详见附录二附表2-9）。

（2）评定方法：每个条目要求被测者回答"是"或"否"，其中第1、5、7、9、15、19、21、27、29、30条用反序计分（回答"否"表示抑郁存在）。每项表示抑郁的回答得1分。

（3）结果解释：该表可用于筛查老年抑郁症，但其临界值仍然存在疑问。用于一般筛查目的时建议采用：总分0~10分，正常；11~20分，轻度抑郁；21~30分，中重度抑郁。

## 三、人格评估

人格（personality）是指个体在适应社会生活的成长过程中，经遗传与环境相互作用形成的稳定而独特的身心结构。个体的性格特点是人格的特征表现。人的性格特点与身心疾病有关，某些性格特点常是许多疾病发生的基础。如精神衰弱型人格，表现为容易焦虑紧张，多疑敏感，遇事反复思考，犹豫不决，缺乏果断和毅力，考虑多而行动少，谨慎、严肃、克制、拘泥于形式等。

### （一）老年人人格变化

老年人的人格与随着年龄的增长无关，在进入老年期的过程中，由于欲望和要求逐渐减少、动机和精神日趋减退，往往表现为内向、情绪波动、孤独和退缩。虽然人格在个体之间有明显的区别，但老年人随着年龄的增长，人格变化有以下共同特点：

1. 自我为中心　老年人一生为社会和家庭做出很大的贡献，在家庭中，是重要的支柱，成年期既要照顾老人又要照顾孩子，如今父母离世、子女成家，在家庭中变为要求照顾的对象，特别喜欢周围的人尊敬他、恭顺他、服从他，尤其要求子女们孝敬他。

2. 性格内向　群聚是人的社会性表现。老年人退休在家，生活范围缩小，社会活动减少，与人的交流减少，表现为性格内向、不愿参加社会活动。

3. 适应能力降低　老年人由于适应能力下降，在家庭或社会中发生重大变化时，不能承受重大生活事件的打击。

4. 缺乏灵活性　待人处事往往表现为刻板、固执，缺乏灵活性，不能很快地想出变通的方法。

5. 猜疑与忌妒心理加重　有些老年人由于退休，社会的角色、地位也发生了变化，对过去的同事、朋友相遇未主动打招呼，认为别人看不起自己，产生自卑心理。对年轻人的升职、加薪产生忌妒心理。

6. 办事谨慎　老年人处事常看重的是是否正确、准确，不重视速度，思前想后，冥思苦想地反复推敲，显得保守。

（二）评估方法

老年人人格评估的目的是测定老年人目前的精神状态和有无精神障碍等问题。人格评估的方法一般采用投射法和问卷法，护理人员在评估时应结合老年人日常生活行为情况、习惯、生活阅历等资料进行综合评价。

1. 投射法　投射法是在测验时对被测对象加以刺激，让他在不受限制的情况下，表现出自己的反应，使他不知不觉地表露出人格特点。投射法能够动态地观察到被测验者的无意识的深层表现，主要用来测试老年人的自我功能、人格特点、自我认识和对别人认知的方式等。

最常用的评估工具是洛夏克测验（Rorschach Test）。这是对老年人进行各种人格测验中应用最普遍的工具，是由瑞士精神病医师海曼·洛夏克（Hermann Rorschach）创造。评定方法是使用 10 张墨迹图，由测试者在第一阶段向被测对象按顺序出示每一张图片，同时，问被测对象"这是什么？""这使你想到什么？"让被测对象按照自己所想象的内容进行描述，测试者记下被测对象的反应时间和所描述的每一句话。第二阶段是询问被测对象的答案是根据墨迹的哪一部分反应的，以及引起反应的因素有哪些。最后进行结果分析和评分。

2. 问卷法　问卷法主要是指自陈式人格问卷和人格检查表。一般常用的评估工具是明尼苏达多相人格调查表和艾森克人格问卷。

# 第四节　老年人社会健康评估

社会健康评估是对老年人的社会健康状况和社会功能进行评定。评估的具体内容包括角色功能、家庭状态、所处环境、文化背景等方面。

## 一、角色评估

角色（role），又称社会角色。这一词源于戏剧、电影中的术语，指剧本中的人物。后来被广泛地运用于分析个体心理、行为与社会规范之间的相互关系中，成为社会学、社会心理学、护理学中常用的术语。其含义为：处于一定社会地位的个体或群体，在实现与这种地位相联系的权利与义务中，所表现出的符合社会期望的模式化的行为。简而言之，角色是人们在现实生活中的社会位置及相应的权利、义务和行为规范。角色不能独立存在，需要存在于与他人的相互关系中。在社会生活中，同一个体往往同时扮演多种角色的作用。

（一）老年人角色的特点

一个人在特定的时间、场合，通常只能担任一个特定的角色。而每个特定的角色都具有特定的权利、义务和行为规范。老年人一生中经历了多重角色的变化，从婴儿到青年、中年直至老年；从学生到工作直至退休；从儿子或女儿到父母直至祖父母等，老年人与周围人的关系也在不断地转换，其对角色的适应存在着角色的变更问题。老年期角色变更的特点主要表现在以下三个方面：

1. 社会角色变更　老年人社会角色的变更主要是指社会政治、经济地位的改变所带来的角色改变。老年人到一定年龄后，自然地由社会的主宰者变为社会的依赖者；由社会财富的创造者变为社会财富的消费者。许多老年人不适应这种角色的变化，一旦退休，则不知所措，难以接受，认为自己的价值得不到承认，被社会所抛弃，出现情绪低落、沉默忧虑等。

2. 家庭角色的变更　老年人退休后，家庭成了主要的生活场所，进入老年期，大部分家庭都有了第三代人，老年人由父母的地位上升到祖父母的位置，老年人常常担当起照料第三代的角色。老年阶段又是丧偶的主要阶段，若老伴去世，则要失去一些角色。

3. 角色期望的变更　角色期望是指一个人对自己的角色所规定的行为和性质的认识、理解和希望。现代社会的老年人不仅要承认角色变更的事实，还要改变对老年角色的看法。老年人应放弃一些老年期的角色，更重要的是还要接受和理解当代社会对老年人角色的要求和期望，同时还应准备去创造和建立当代老年人的典型角色。

（二）角色功能

角色功能是指从事正常角色活动的能力，包括正式的工作、社会活动、家务活动等，老年人由于老化和某些生理功能的退化而使角色功能下降。

（三）角色评估的内容

老年人过去的职业、退休日期、现在有无工作；个体所承担的角色及行为是否恰当；个体有无角色适应不良；角色改变对老年人生活方式及人际关系的影响等。

（四）角色评估的方法

一般采用开放式问题进行评估。对老年人的角色从承担角色情况、角色感知情况及角色满意度三方面进行评估。

1. 承担角色情况　了解老年人过去从事什么职业及担任什么职务，现在在家庭和社会中所承担的角色。

2. 角色感知情况　询问老年人是否明确承担角色的权利和义务。

3. 角色满意度　询问老年人对自己承担的角色是否满意以及与自己的角色期望是否相符；现在的角色改变对其生活方式、人际关系有无影响，有无角色适应不良等。

## 二、家庭评估

家庭是指由婚姻、血缘或收养而产生的亲属间共同生活的一个群体。家庭是老年人主要的，甚至是唯一的生活环境。家庭生活环境的好坏是影响老年期心理再适应的重要因素，也是影响老年人健康的主要原因。

（一）家庭评估的目的

家庭评估的目的是了解老年人家庭对其健康的影响。通过收集完整的资料，发现影响老年人健康的因素，从而制定有效的恢复老年人健康的护理方法。

（二）家庭评估的内容

家庭评估的内容主要包括家庭成员基本资料、家庭类型与结构、家庭成员的关系、家庭功能与资源以及家庭压力等方面。

常用于家庭功能评估的量表有 APGAR 家庭功能评估表（详见附录二附表 2 – 10），涵盖了家庭功能的 5 个重要部分：适应度 A（adaptation）、合作度 P（partnership）、成长度 G（growth）、情感度 A（affection）和亲密度 R（resolve），通过评分可以了解老年人有无家庭功能障碍及其障碍的程度。

## 三、环境评估

由于人口老龄化的出现，以及"空巢"家庭的日益增多，大量老年人面临着独立居住生活的问题。居住环境是老年人的生活场所，是老年人学习、社交、娱乐、购物、休息的地方，故对老年人进行健康评估时，应对其居住环境进行评估。

（一）环境评估的目的

环境评估的目的是帮助老年人选择一个良好的独立生活的养老环境。老年人生活居住环境的原则是安全、方便、适应、舒适、美观。

（二）环境评估的内容

环境评估包括物理环境评估和社会环境评估两个方面的内容。

1. 物理环境 又称物质环境或自然环境，包括空气、水、食物、气候以及卫生设施等。

（1）污染、噪声：居住环境的空气洁净程度？有无灰尘？灰尘来源及控制方法？家庭中有无吸烟者？饮用水有无潜在的污染？环境的噪声情况？

（2）室内温湿度：居住环境有无取暖及降温设备？取暖设备是否安全？是否为存在不安全因素的煤炉或天然气取暖？居住环境是否过于干燥或潮湿？

（3）室内的光线和通风：阳光是否充足？日照时间是否合理？每日通风时间是否合理？

（4）居室的布局：居室是否整洁美观、布置合理、色调协调？

（5）居家安全：居住环境是否有妨碍与不安全的因素？如地面是否平坦？有无台阶等障碍？有无管线或杂物放置？厨房设备放置是否安全？煤气炉旁有无易燃物品？浴室是否有防滑措施？电源线是否妥善？

2. 社会环境 社会环境包括经济、文化、教育、法律、制度、生活方式、社会关系、社会支持等诸多方面。这些因素与人的健康有密切关系，本节着重于经济状况、生活方式、社会关系和社会支持的评估。

（1）经济状况：在社会环境因素中，对老年人的健康以及患者角色适应影响最大的是经济。这是由于老年人因退休、固定收入减少、给予经济支持的配偶去世所带来的经济困难，可导致失去家庭、社会地位或生活的独立性。护士可通过询问以下问题了解经济状况：①经济来源有哪些，单位工资、福利如何。对收入低的老人，要询问收入是否足够支付食品、生活用品和部分医疗费用；②家庭经济状况：有无经济困难，是否有失业、待业人员；③医疗费用的支付形式。

（2）生活方式：通过交谈或直接观察，评估饮食、睡眠、排泄、活动、娱乐等方面的习惯以及有无吸烟、酗酒等不良嗜好。若有不良生活方式，应该进一步了解对老人带来的影响。

（3）社会关系和社会支持：①社区环境：社区配套建设是否完善？如医院、超市、银行、交通、娱乐场所等是否齐全？社区是否提供卫生保健服务、家务服务的社会服务？②邻里、家庭关系：可以了解老年人与邻里间的关系及与亲戚、朋友、邻居、同事等的接触频度，参与社会活动的频度，家庭成员对其关心照顾情况以及有无社会孤立的倾向。

## 四、文化评估

### （一）文化评估的目的

文化评估的目的是了解老年人的文化差异，为制定符合老年人文化背景的个体化的护理措施提供依据。

### （二）文化评估的内容

老年人文化评估的主要内容包括价值观、信念和信仰、习俗等，这些因素与健康密切相关，决定着人们对健康、疾病、老化和死亡的看法及信念。老年人的文化评估同成年人。应该注意的是，老年住院患者容易发生文化休克，应结合观察进行重点评估。

### （三）文化休克的分期与表现

1. 陌生期　表现为老年人刚入院，对医生、护士、环境、治疗等都陌生，还可能会短时间接触许多新名词，如磁共振等，使患者感到迷茫。

2. 觉醒期　患者开始意识到自己将住院一段时间，对疾病和治疗转为担忧，因不得不改变自己的习惯而产生受挫折感。此期住院老年患者文化休克表现最为突出，可有食欲下降、失眠、焦虑、抑郁、恐惧、沮丧、绝望等反应。

3. 适应期　经过调整，患者开始从生理、心理、精神上适应医院环境。

# 本章小结

（1）老年人健康评估包括躯体健康、心理健康、社会健康三方面内容。躯体健康评估包括健康史、体格检查、功能状态评估和辅助检查四方面；心理健康评估包括认知评估、情绪评估和人格评估三方面；社会健康评估包括角色评估、家庭评估、环境评估、文化评估四方面。

（2）老年人如果午后体温比清晨高1℃以上，应视为发热。老年人如直立时任何一次收缩压比卧位降低≥20mmHg，或者舒张压降低≥10mmHg，称为直立性低血压。

（3）评估老年人认知缺损最具影响力的量表是中文版简易智力状态检查量表。

（4）广泛用于评估老年人焦虑的量表是汉密尔顿焦虑量表。

（5）临床上评定抑郁状态时应用最普遍的量表是汉密尔顿抑郁量表。

 **学与思**

1. 对老年人进行评估时，室内温度最好保持在（　　　）。
A. 16～18 ℃　　　　B. 18～20 ℃　　　　C. 20～22 ℃　　　　D. 22～24 ℃
E. 24～26 ℃

2. 老年人与成年人无明显差异的检查结果是（　　　）。
A. 血钾　　　　B. 血脂　　　　C. 血糖　　　　D. 血压
E. 血沉

3. 老年人躯体健康的评估不包括（　　）。

A. 健康史的采集　　　　　　　　　　　　B. 体格检查

C. 功能状态的评估　　　　　　　　　　　D. 社会功能评估

E. 辅助检查

4. 老年人生命体征改变正确的是（　　）。

A. 老年人基础体温较成人高　　　　　　　B. 老年人脉搏较成人快

C. 老年人呼吸较成人慢　　　　　　　　　D. 老年人血压较成人低

E. 老年人易出现直立性低血压

5. 住院老年患者文化休克表现最为突出的时期是（　　）。

A. 陌生期　　　　　B. 抑郁期　　　　　C. 焦虑期　　　　　D. 觉醒期

E. 适应期

6. 下述老年人健康评估注意事项中，不正确的是（　　）。

A. 应尽量保持安静、舒适

B. 应注意刺激强度适当，避免损伤老年人

C. 应避免一次评估时间过长而引起老年人疲乏

D. 可配合书面语言和体态语言进行沟通

E. 调节室内温度至 18～20℃ 为宜

7. 李某，男，69 岁，近 1 个月来感到不明原因紧张不安，心烦意乱、坐卧不安、失眠，有时有不安的预感，注意力难以集中。生活中稍有不如意就心烦意乱，经常与他人发生冲突等。评估时主要的工具是（　　）。

A. Pfeffer 功能活动问卷　　　　　　　　B. 汉密尔顿抑郁量表

C. 汉密尔顿焦虑量表　　　　　　　　　　D. 老年抑郁量表

E. Katz 日常生活功能指数评价表

（8～9 题共用题干）

张老太太今年 70 岁。近来性格有明显改变，对周围事物不感兴趣，对生活悲观失望，感觉生活无意义，并伴有失眠、自责，时常有轻生念头。

8. 为王老太太进行健康评估的重点是（　　）。

A. 躯体健康评估　　　　　　　　　　　　B. 心理健康评估

C. 社会健康评估　　　　　　　　　　　　D. 生理功能评估

E. 文化状况评估

9. 根据王老太太目前的状态应选用的评定表是（　　）。

A. 日常生活功能指数评价表　　　　　　　B. 生活质量评定表

C. 汉密尔顿焦虑量表　　　　　　　　　　D. 老年抑郁量表

E. 智力状态检查表

参考答案：

1. D　2. A　3. D　4. E　5. D　6. E　7. C　8. B　9. D

# 第三章　老年人的健康保健

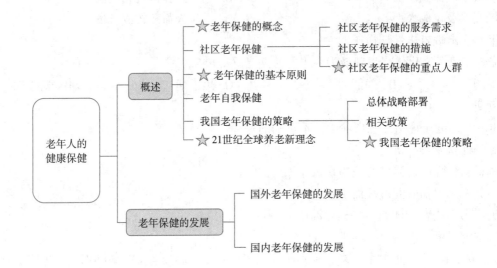

 **学习目标**

1. 掌握老年保健与老年自我保健的概念；我国老年保健的任务和策略；老年人的自我保健措施；21世纪全球养老新理念。

2. 熟悉老年保健的基本原则、老年保健的重点人群。

3. 了解我国及国外老年保健的发展。

4. 能为老年人进行健康指导。

 **课程导入**

李老伯，男，60岁，当地人事局局长，最近刚退休。妻子已去世10年，两个儿子均在外地工作，退休后，白天大部分时间在社区内的老年活动站和其他老年人下棋、打牌，有时还参与社区内宣传画报的编辑排版工作。为人乐观，助人，深受大家的喜爱与尊敬。

请问：

1. 李老伯是否是健康保健的重点人群？

2. 老年人的日常活动体现了老年保健中的哪项策略？

长寿并不等于健康，因而健康老龄化越来越受到世界各国的普遍重视。WHO于1983年就决定将老龄化问题的研究纳入全球老年保健纲要。1993年7月，第15届国际老年学大会的主题为"科学要为健康的老龄化服务（science for health aging）"，认为老年人最为重要的是拥有健康。"做好老年保健工作，为老年人提供令人满意和适宜的医疗保健服务"既有利于老年人健康长寿和延长生活自理的年限，提高老年人的生命质量，又会促进社会的稳定与发展。

# 第一节 概述

## 一、老年保健的概念

老年保健（health care in elderly）即在平等享用卫生资源的基础上，充分利用现有人力、物力，以促进和维持老年人健康为目的，发展老年保健事业，使老年人得到基本的医疗、护理、康复保健等服务。老年保健组织对于保障老年人的健康和生活具有重要意义，护理人员在老年保健组织中所发挥的作用将越来越大。实施老年保健需要在医院、中间机构、社区及临终关怀等老年医疗保健福利体系中进行，要充分利用社会资源，重视长期保健护理的需要，对老年人进行保健服务。

## 二、社区老年保健

### （一）社区老年保健的服务需求

老年人卫生服务需求是由老年人健康状况所决定的。由于老年人慢性病患病率高，病程长，多数难以治愈，常伴有合并症，故老年人群是医疗保健服务需求量最高的群体。因此，老年保健服务是社区工作重心之一。

据研究结果显示，老年人对卫生服务的需求多样化，在医疗上的需求主要集中在急慢性病的治疗。有开设老年专科门诊、社区日间护理站和老年康复机构的需求，有社区提供护理照料及慢性病康复、护理的指导的需求。另调查发现，老年人对社区卫生服务需求选项最多的前 5 项是疾病诊疗、定期查体、健康咨询、保健指导、上门诊疗服务，其他还包括专家服务、家庭病床、家庭护理和康复性卫生服务等。

老年人对包括家庭护理、家庭保健、家庭医师在内的社区卫生服务表示极大关注。90% 以上的老年人表示需要与社区卫生服务机构保持联系，希望社区护理能解决输液、注射等问题。

从总体看，社区老年人口对社区卫生服务的需求是多方面的，希望能得到经常的医疗照顾、上门医疗服务、得到有关常见病多发病的医疗保健信息、有固定的保健医师并经常与之交流等保健需求。

### （二）社区老年保健的措施

1. 定期为老年人进行健康体检　通过体检，可使许多老年疾病在无症状期内被发现，促使老年人了解、关心自身健康；增强遵医行为，提高治疗效果，改善疾病的预后。

2. 建立老年人健康档案　通过建立老年人健康档案，了解老年人社会、家庭及疾病的背景，便于评估老年人健康状况，为长期观察和连续追踪所患疾病的发生、发展过程，实施有针对性、系统性的保健计划和措施提供可靠依据。

3. 开展老年人健康教育　通过开展健康教育，使老年人获得相关的健康知识和技能，建立良好的生活方式，增强自我保健和自我照顾能力，提高生活和生命质量。

4. 进行老年人家庭的访视　通过家庭访视，向老年人提供完整、迅速、便捷的医疗保健服务。老年保健的目的，就是要运用老年医学知识开展老年病的防治工作，加强老年病的监测，控制慢性病和伤残的发生。

### （三）社区老年保健的重点人群

1. **高龄老年人**　高龄老年人是指 80 岁以上的老年人。随着人类生活的逐步改善，高龄老年人比例将提高。根据联合国预测，1985～2025 年，中国高龄老年人占 65 岁以上老年人比例将从 10.8% 增加到 14.1%。高龄老年人是体质脆弱的人群，对医疗保健的需求量大，又同时患有几种疾病，易出现系统功能衰弱，住院时间也较其他人群长。

2. **独居老年人**　随着社会的发展，家庭趋于小型化，自己组成家庭的老年人将越来越多。独居老年人增多必将对包括医疗保健在内的社区卫生服务的需求量增多。特别是广大农村，由于交通不便，独居老年人很难外出看病。因此，定期巡诊、送医送药上门有重要意义。

3. **丧偶老年人**　丧偶老年人的孤独感和心理问题发生率均高于有配偶的人，这种现象对老年人的健康是有害的，尤其是近期丧偶者，常导致原有疾病的复发。

4. **新近出院的老年人**　新近出院的老年人因疾病未完全恢复，身体状况差，常需要继续治疗和及时调整治疗方法，如遇到经济困难等不利因素，极易复发甚至导致死亡。因此，社区保健服务工作者应掌握本区域内近期出院人员的情况，并根据具体情况定期随访。

5. **老年精神障碍者**　老年人中的精神障碍主要是痴呆，包括血管性痴呆和阿尔茨海默病。随着老年人数量的增加和高龄老年人的增多，痴呆老年人也会增加。重度痴呆的老年人，生活失去规律，常伴有营养障碍，会加重原有的躯体疾病，使平均寿命缩短。因此，痴呆老年人需要的社区保健服务明显高于其他人群，应引起全社会的重视。

6. **"三无"、低保和特困老人**　目前，政府关注的养老服务对象还有"三无"老人（无收入、无劳动能力、无赡养人和抚养人）、低保和失能、半失能等生活困难的特困老人。

## 三、老年保健的基本原则

### （一）全面性原则

老年人的健康包括躯体、心理和社会生活三个维度，故老年保健也应是多维度、多层次的。多维度，即包括疾病或障碍的治疗、预防、康复，即促进健康；多层次，即老年保健不仅要重视躯体健康，还要重视老年人的心理卫生和精神健康，以及老年人在社会适应和生活质量等方面的问题。

### （二）区域化原则

区域化原则是以社区为中心来组织实施老年保健服务。主要体现在通过家庭、邻居与社区建立医疗保健和生活照料服务，便于帮助老年人克服困难，更好地生活。同时，老年保健要从老年群体的健康水平出发，将治疗、护理、康复、保健融为一体，并充分发挥老年人的主观能动性，以预防为主实施健康教育。

### （三）费用分担原则

老年保健管理的关键环节是老年保健的费用筹集。解决这一问题的原则是"风险共担"，即政府、保险公司的保险金与个人分别承担一部分。

### （四）功能分化原则

老年保健的功能分化，即在对老年健康的全面性有充分认识的基础上，对老年保健的各个层面有足够的重视，具体体现在老年保健的计划、组织和实施及评价方面。

（五）个体化原则

老年保健的个体化体现在采用多学科的不同方法，对老年人的健康进行多方面、个体化的综合评估，并在此基础上提出适合个体的治疗和长期监护计划。

（六）联合国老年政策原则

包括老年人的独立性原则、参与性原则、保健与照顾原则、自我实现或自我成就原则以及尊严性原则。

## 四、老年自我保健

（一）自我保健的概念和内涵

WHO 提出："自我保健（self–health care）是个人、家庭、邻里、亲友和同事自发的卫生活动"。自我保健属于自我保健医学的范畴。其内涵为：①自我保健中的"自我"，狭义上是指个人，而广义上还包括家庭、亲友、邻里、同事和社区；②自我保健活动，包括个体不断地获得自我保健，并形成某种机体内在的自我保健机制，以及个体利用学习和掌握的保健知识，主动自觉地对自身健康负责，根据自身健康保健需求而进行自我保健活动；③自我保健强调和重视"自我"在保健中的地位和作用，充分发挥个体在健康维护及疾病预防等活动中主观能动性，突出自我负责精神；④自我保健需要接受健康教育和指导。

因此，自我保健又是在医学机构和社会保健等有关系统的参与、指导和支持下的一种自助的保健活动。

（二）自我保健的内容

1. 对环境的适应　环境包括自然环境和社会环境，与人类健康相关的自然环境受社会的影响。人类在一开始作用于自然环境时就不是个人的行为，而是社会劳动，因此，个人不但要适应自然环境，也必须适应社会环境。自我保健强调个人在健康中的主导作用，对不断变化的环境，应发挥能动作用，采取积极措施，保护有利于健康的环境因素，改造不利于健康的环境因素，使自我与环境相适应。

2. 健康知识学习　健康知识学习是自我保健的重要环节，人们对于疾病的认识存在着差异，不良的卫生习惯、行为和卫生知识水平都阻碍着自我保健的实施。加强健康知识学习，可大大促进自我保健。

3. 保持和增进健康的行为习惯　健康行为是指个体和群体表现出的在客观上有利于自身和他人健康的行为。它包括许多内容，主要表现在日常的行为规范上，如情绪乐观、不吸烟、平衡膳食、合理营养、坚持锻炼、生活有规律等。健康的行为习惯能使人们在身体、心理和社会交往诸方面均处于良好的状态。

4. 提高自我预防、诊断、治疗的能力　居民应在疾病发生前，能运用各种措施增强自身体质、保持和改善健康状况；对自身疾病有一定的判断能力，能做定期健康检查以便早期发现疾病；疾病发生后，能运用各种有效的措施来配合医生治疗，提高疗效，以阻止疾病发展，促进康复；掌握常用药的使用方法，对常见病、多发病、小病小伤能自行用药与治疗。

5. 参与社区保健活动　每个老年人都应积极参加社区的各种预防保健，如健康教育、健康检查、预防接种、改善环境卫生等，从而不断提高自我保健意识和能力，增进机体健康。

（三）自我保健的措施

1. 自我观察　每个中、老年人都应学习并学会观察自己的健康状况，随时注意自己的身体所发生的变化。自我观察就是通过"看、听、嗅、摸"的方法观察自己的健康状况，目的在于了解自己的身体健康状况，及时发现异常或危险信号，早期发现疾病，及时治疗。同时，每天观察自己的健康状况，就能掌握自己身体的薄弱环节，多加注意，以便进行有针对性的自我调理。因此，自我观察就是自觉症状和自己所能看到的体征。

2. 自我判断　根据自我观察所记录的症状和体征，并结合化验单等资料，对自己的疾病能够做出初步的判断。因此，很好地掌握自我诊断的尺度，能及早就医，避免耽误疾病的诊断和治疗。

3. 自我治疗　自我治疗主要是指治疗小伤小病。对于病情比较单纯、症状轻微或小的外伤，能够自行处理，就不需要到医院就诊，而用家庭中所能提供的药品、器械，以及采用饮食、运动锻炼或生活调理等手段进行自我治疗。这样，可以使小伤小病得到及时的治疗，而不致积累为大病。

4. 自我护理　自我护理是增强自理能力，进行自我保护的一种方法。根据自己的病情，运用护理知识，做到自我保护、自我照顾、自我调节和自我参与。

5. 自我预防　自我预防就是要求人们建立健康的生活方式，养成良好的卫生习惯；保持最佳的心理状态是延缓衰老的重要精神支柱；合理的膳食结构，保持全面均衡的营养；另外，还应适度运动、锻炼，持之以恒。

6. 自我急救　在某些危急的情况下，患者及周围的人应具有一定的急救常识，才能最大限度地提高治疗效果，挽救患者生命。

7. 自我监护及自我监测　自我监护及自我监测应从以下两方面入手：①小病历。中老年人对自己的身体健康要心中有数，应将过去看病的病历、各种摄片报告、生化检验报告等医疗文件保存好，建立一个家庭病历档案，有助于动态观察各项身体功能指标的变化，了解疾病发展程度，以便早期诊断和治疗；②身体各器官重要检查项目。

8. 定期健康体检　定期体检的主要目的有两个：①对已患疾病进行随访，预防复发；②预防新疾病的发生。

### 五、我国老年保健的策略

#### (一) 总体战略部署

完善以居家养老为基础、社区服务为依托、机构养老为补充的养老服务体系。构建更加完善的多渠道、多层次、全方位的，即包括政府、社区、家庭和个人共同参与的老年保障体系，进一步形成老年人口寿命延长、生活质量提高、代际关系和谐、社会保障有力的健康老龄化社会的老年服务保健网络。

#### (二) 相关政策

2013 年，我国各项民生事业继续取得积极进展。其中养老方面，国家加大了在养老服务体系建设上的投入力度，财政转移支付和福彩公益金也明确了养老服务体系建设投入，其中，各级民政部门福利彩票公益金每年留存部分要按照不低于 50% 的比例用于社会养老服务体系建设。民政部、财政部决定，中央专项彩票公益金从今年起连续 3 年累计投入 30 亿元，用于支持建设 10 万个农村幸福院。同时，对社会资本投入养老服务体系建设予以政策优惠，并出台新政策，我国港澳地区具有养老服务经验的服务提供者将可在内地开办营利性养老机构和残疾人服务机构。在政策支持下，今年以来，我国养老服务投资主体多元化趋势显著，政府投入、民间投资、港澳及国际资金共同给力社会养老服务体系建设的局面初步形成。各地继续支持发展以日间照料为主的社区养老服务，加强城乡社区老人服务设施建设，数据显示，目前我国每千名老人拥有养老床位数已经超过 20 张；推动高龄老人津贴和生活困难老人养老服务补贴制度基本覆盖，并探索建立老年护理保险制度。目前，80 岁以上老人高龄津贴制度正在作为一种普惠性福利制度在全国推行；人力资源和社会保障部进一步深入研究城乡养老制度衔接有关政策，研究合并实施城市居民社会养老保险的政策制度；组织实施2013年企业退休人员基本养老金待遇调整工作，全国企业参保退休人员月人均基本养老金近1900元。2013年7月1日，《老年人权益保障法》等3部与老年福利相关的新法规正式施行。新法规更加注重老年人的精神需求，对设立养老提出了更加人性化和更细致的规范、技术标准及全过程监管要求。

### （三）我国老年保健的策略

1. 老有所养－老年人的生活保障　《中华人民共和国老年人权益保障法》规定：老年人有从国家和社会获得物质帮助的权利，有享受社会服务和社会优待的权利。国家机关、社会团体、企事业组织应当按照各自责任做好老年人权益保障工作。尊重和赡养老年人是我国劳动人民的传统美德，是我国法律规定的义务，也是老年人的合法权益。我国的养老模式主要为居家养老，但是由于家庭养老功能的逐渐弱化，养老必然由家庭转向社会，特别是社会福利保健机构。建立完善社区老年服务设施和机构，增加养老资金的投入，确保老年人的基本生活和服务保障，将成为老年人安度幸福晚年的重要方面。

2. 老有所医－老年人的医疗保健　大多数老年人的健康状况随着年龄的增长而下降，健康问题和疾病逐渐增多。可以说"老有所医"关系到老年人的生活质量。要改善老年人口的医疗状况，就必须首先解决好医疗保障问题。通过深化医疗保健制度的改革，逐步实现社会化的医疗保险，运用立法的手段和国家、集体、个人合理分担的原则，将大多数的公民纳入这一体系当中，才能改变目前支付医疗费用的被动局面，真正实现"老有所医"。

3. 老有所教－老年人的教育及精神生活　老年群体是相对弱势群体。国内外研究表明，科学的、良好的教育和精神文化生活是老年人提升生活质量和健康状况的根本保证。因此，社会有责任对老年人进行科学的教育，充分利用现代文化为老年人建立健康的、高品质的生活。

4. 老有所乐－老年人的文化生活　老年人在离开劳动生产岗位之前，奉献了自己的一生，因此有权继续享受生活的乐趣。国家、集体和社区都有责任为老年人的"所乐"提供条件，积极引导老年人正确和科学地参与社会文化活动，提高身心健康水平和文化修养。"老有所乐"的内容十分广泛，如社区内可建立老年活动站，开展琴棋书画、阅读欣赏、体育文娱活动，饲养鱼虫花草、组织观光旅游、参与社会活动等。

5. 老有所为和老有所学－老年人的发展与成就

（1）老有所为　可分为两类：①直接参与社会发展：将自己的知识和经验直接用于社会活动中，如从事各种技术咨询服务、医疗保健服务、人才培养等；②间接参与社会发展：如献计献策、社会公益活动、编史或写回忆录、参加家务劳动、支持子女工作等。在人口老化日益加剧的今天，不少国家开始出现了劳动力缺乏的问题，老有所为将在一定程度上缓和这种矛盾；同时，老有所为也为老年人增加了个人收入，对提高老年人在社会和家庭中的地位及进一步改善自身生活质量起到了积极的作用。

（2）老有所学　自1983年第一所老年大学创立以来，老年大学为老年人提供了一个再学习的机会，也为老年人的社会交往创造了有利的条件。老年学员通过一段时间的学习，精神面貌发生了很大改观，生活变得充实而活跃，身体健康状况也有明显改善，因此，受到老年人的欢迎。老年人可根据自己的兴趣爱好，选择学习内容，如医疗保健、少儿教育、绘画、烹调、缝纫等，这些知识又给"老有所为"创造了条件或有助于其潜能的发挥。

### 六、21世纪全球养老新理念

国际老龄联合会提出21世纪养老新理念：

（1）养老由满足物质需求向满足精神需求方向发展。

（2）养老原则由经验养生向科学养生发展。

（3）养老目标是动态的，由过去的长寿到现在的健康，再到 21 世纪老龄化社会的尊严，由追求生活质量向追求生命质量转化。

（4）21 世纪的养老将彻底摆脱功利色彩，养老的意义由安身立命之本向情感心理依托转变。

# 第二节　老年保健的发展

## 一、国外老年保健的发展

### （一）英国

老年保健最初源于英国。目前，英国有专门的老年人医院，对长期患病的老年人实行"轮换在院制度"，有利于老年人心理健康和对老年患者的管理。同时建立了以社区为中心的社区老年保健服务机构，并配有老年病专科医师，有健全的老年医疗保障系统。

### （二）美国

美国在 1915～1918 年提出了老年保健问题，逐步制定了与老年人保障制度有关的《社会保障法》和医疗保险条款。1965 年，美国政府进行了《社会保障法》的修订，老年健康保险作为第十八条被写进去。从 1966 年 7 月开始，美国老年人开始享有老年健康保险。美国克林顿时代决定要使至少 50% 医科学生在毕业后成为全科医师，以保证社区老年医疗服务。美国的老年服务机构有护理之家、日间护理院、家庭护理院等。

### （三）日本

日本是一个经济发达的国家，也是世界第一长寿国。日本的老年保健起步较晚，在 20 世纪 70 年代以后开始建立和完善，但发展较快。目前已形成较完整的体系，逐步形成了老年福利法、老年保健法、护理保险法，并形成了涉及医疗、老年保健设施和老年人访问护理的一系列制度。日本社区老年保健的主要特点是建立了多元化的养老服务。养老机构把老年人在疾病的预防、治疗、护理、功能训练及健康教育等方面的保健结合起来，对促进老年人的身心健康起了很大作用。

### （四）国际老年保健趋势

老年人患病多数是难以治愈的慢性病，根据长期的实践经验，各国已逐步把老年保健工作的重点转移到更有成效地预防功能减退、维护老年人躯体活动自主等方面。促进健康的老龄化已成为卫生保健的最终目标。

1. 老年保健内容的全面性得到重视　提高老年人健康水平的关键是预防残疾发生。对残疾发生的决定性因素的多维纵向研究结果表明，只有从社会、环境、心理多个领域采取措施才能取得事半功倍的效果。为了弥补单纯由专科医师关心疾病的传统做法的不足，一些国家试用"全国老年病学评价（comprehensive geriatric assessment，CGA）"的方法，综合评估发生功能减退的危险因素，采取措施进行干预，以降低病死率和延缓残疾。

2. 重新审视长期照顾服务的组织方式　欧洲各国不鼓励新建养老机构，提倡多发展位于照料需求者附近的、更家庭化服务的社区模式。地区性保健和生活福利结合一体，以满足老年人更愿意留在熟悉的社区内与家庭成员保持亲密联系的心理需要。一些国家根据社会发展的需要，适应老年人及其家属的要求，在老年医疗保障外，在解决老年人的照料问题上，先后建立老年护理服务制度及老年护理保险体系，成为试行医疗改革、完善国民社会保障体系中的一个有力的举措。

## 二、国内老年保健的发展

中国老年学和老年医学的研究开始于20世纪50年代中期，80年代以后得到了的长足的发展，成立了中国老龄问题全国委员会，建立了老年学和老年医学的研究机构，老年心理学、老年社会学等也应运而生，老年保健观念随之开始改变。2000年，中国政府制定了《关于加强老龄工作的决定》，确定了21世纪初老龄事业发展的指导思想、基本原则、目标任务，为切实保障老年人的合法权益，完善社会保障制度，逐步建立国家、社会、家庭和个人相结合的养老保障机制提供了依据。2011年9月，国务院明确了中国老龄事业在老年社会保障、老年医疗卫生保健、老年家庭建设、老龄服务、老年人生活环境改善、老龄产业、老年人精神文化生活和老年社会管理、老年人权益保障、老龄科研及国际交流与合作等方面的发展任务。《"十三五"健康老龄化规划（2016～2020年)》中指出，要开展老年健身、老年保健、老年疾病防治与康复、科学文化、心理健康、职业技能、家庭理财等内容的教育活动。

为了加速发展我国的老年医疗保健事业，我国正在借鉴发达国家的经验吸取教训、积极探索具有中国特色的老年保健模式。

# 本章小结

（1）老年保健即在平等享用卫生资源的基础上，充分利用现有人力、物力，以促进和维持老年人健康为目的，发展老年保健事业，使老年人得到基本的医疗、护理、康复保健等服务。

（2）社区老年保健的重点人群包括：高龄老人、独居老人、丧偶老人、患病的老年人、新近出院的老年人、老年精神障碍者、三无、低保和特困老人。

（3）全面性原则、区域化原则、费用分担原则、功能分化原则、个体化原则、联合国老年政策原则。

（4）老年自我保健的措施包括自我观察、自我预防、自我治疗、自我护理、自我急救。

（5）我国老年保健的策略是老有所养、老有所医、老有所乐、老有所教、老有所为和老有所学。

 **知识链接**

老年人健康保健之饮食常识

1. 少吃动物脂肪和胆固醇含量高的食物，如猪油、牛油、奶油、蛋黄、动物内脏等。豆类及其制品可以降低胆固醇；木耳、香菇、海带、紫菜、洋葱、大蒜等具有抗动脉粥样硬化作用。

2. 多吃新鲜蔬菜和水果，它们含有丰富的维生素、钾、钙、纤维素等。

3. 节制饭量，适当吃些粗粮，少吃甜食，控制体重。

4. 限制食盐的摄入量。每人每天摄入食盐不超过5g，即一个三口之家每月用盐不超过500g。

 **学与思**

1. 全球老年保健的目标是（　　）。

A. 延年益寿

B. 增进老年人的健康水平，提高老年人的生活质量

C. 治疗老年人疾病

D. 帮助老年人获得家庭照顾

E. 提高老年人对医疗和社会的满意度

2. 以社区为基础提供老年保健服务是下列老年保健原则的是（　　）。

A. 全面性原则　　　　　　　　　　　B. 区域化原则

C. 功能分化原则　　　　　　　　　　D. 费用分担原则

E. 联合国老年政策原则

3. 下列不是我国老年保健原则的是（　　）。

A. 全面性原则　　　　　　　　　　　B. 区域化原则

C. 费用分担原则　　　　　　　　　　D. 公平化原则

E. 功能分化原则

4. 我国要真正实现"老有所医"必须依靠（　　）。

A. 集体力量　　　B. 个人力量　　　C. 家庭力量　　　D. 国家力量

E. 国家、集体、个人合理分担

5. 下列不是社区老年保健的重点人群的是（　　）。

A. 80 岁以上的老年　　　　　　　　　B. 精神障碍的老年人

C. 意外伤害的老年人　　　　　　　　D. 丧偶老年人

E. 新近出院的老年人

6. 张大爷，76 岁，切菜时不慎误伤手指，随即在家中自行处理伤口，其行为属于（　　）。

A. 自我观察　　　B. 自我预防　　　C. 自我治疗　　　D. 自我急救

E. 自我护理

7. 李大妈，75 岁，经常召集老年朋友参加广场舞、剪纸等文体活动，这主要体现了老年保健中的（　　）。

A. 老有所养　　　B. 老有所乐　　　C. 老有所教　　　D. 老有所学

E. 老有所为

参考答案：

1. B　2. B　3. D　4. E　5. C　6. D　7. B

# 第四章  老年人的常见心理问题与护理

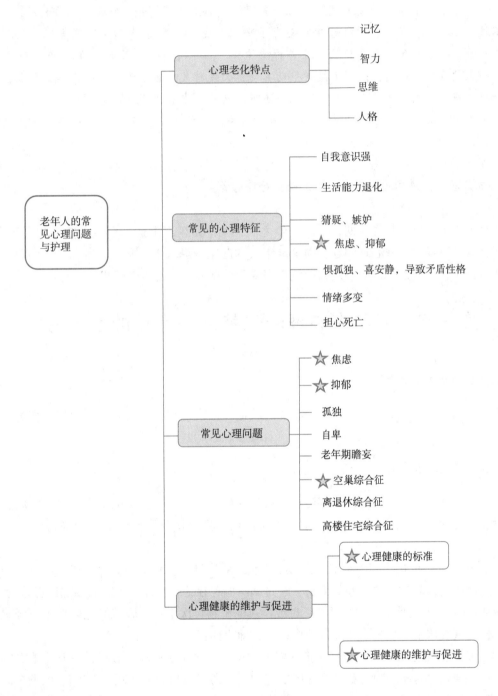

老年人的常见心理问题与护理
- 心理老化特点
  - 记忆
  - 智力
  - 思维
  - 人格
- 常见的心理特征
  - 自我意识强
  - 生活能力退化
  - 猜疑、嫉妒
  - ☆焦虑、抑郁
  - 惧孤独、喜安静，导致矛盾性格
  - 情绪多变
  - 担心死亡
- 常见心理问题
  - ☆焦虑
  - ☆抑郁
  - 孤独
  - 自卑
  - 老年期瞻妄
  - ☆空巢综合征
  - 离退休综合征
  - 高楼住宅综合征
- 心理健康的维护与促进
  - ☆心理健康的标准
  - ☆心理健康的维护与促进

 **学习目标**

1. 掌握老年人的心理老化特点；老年人常见心理问题；老年人心理健康的标准。
2. 熟悉老年人常见心理问题的原因及表现；老年人常见的心理特征。

3. 了解老年人心理健康的维护与促进的原则。

4. 学会维护和促进老年人心理健康的措施。

5. 具有对老年人常见心理问题实施护理的能力。

 **课程导入**

刘老，65岁，身体健康，耳聪目明，精神一向不错，退休前领导着一个近千人的大厂，上上下下没有一个人不服他不敬他。退休后，刘老却完全变了个人，变得连他老伴都觉得有点不可思议：目光呆滞，脸色灰暗，腰也不直了，背也驼了，过去的精神头一点也没有了，天天待在家里足不出户。最近，刘老的举止越来越奇怪，情绪低落到了极点，动不动就大发脾气。后来干脆一个人跑到阁楼上住了。一天夜里，老伴半夜醒来发现阁楼上的灯还亮着，还听见老头子在和谁说话，老伴觉得很奇怪，于是上阁楼查看，结果发现老头子把孙女的几个布娃娃一会摆弄成这样，一会又摆弄成那样，嘴里还在念念有词，跟在指挥工人们生产一样，请问：

1. 刘老的主要心理问题是什么？

2. 如果你是护士，请你指导刘老如何正确应对目前的生活？

老年期是人生中的一个特殊时期，步入老年之后，无论是生理上还是心理上都发生了很大的变化，如果适应不良，常可导致一些心理问题，损害老年人的健康，降低生命质量。所以，我们要有针对性地做好预防和干预工作，使老年人的心理问题发生率降到最低，促进健康老龄化。

# 第一节　老年人心理老化特点和常见的心理特征

## 一、老年人心理老化特点

大量研究表明，老年人的心理伴随生理功能的减退而出现老化，主要表现在记忆、智力、思维和人格四个方面。

### （一）记忆的老化特点

记忆是一种重要的心理活动过程，记忆过程可分为四个阶段，即：识记阶段、保持阶段、回忆阶段和再认阶段；在心理学上，又将识记阶段称为初级记忆，将保持阶段、回忆阶段和再认阶段称为次级记忆。

1. 初级记忆和次级记忆　初级记忆是指对于刚听过或看过、在脑子里仍留有印象的事物的记忆；次级记忆是指对已听过或看过一段时间的事物，经过编码储存在记忆仓库，以后需要加以提取的记忆。

2. 再认和回忆　再认是指人们看过、听过或学过的事物再次出现在眼前时能辨认出曾经感知过；如果刺激物不再出现在眼前，而要求将此再现出来时，即为回忆。

3. 机械记忆和逻辑记忆　机械记忆是指只根据材料的外部联系或表现形式，采取简单重复的方式而进行的记忆；逻辑记忆是指在对材料内容理解的基础上，通过材料的内在联系而进行的记忆。

随着年龄的增长，老年人的初级记忆基本没有变化，或变化很少；而次级记忆发生较大的变化。老年人记忆的保持能力逐渐下降，但远期记忆相对比近期记忆保持好。他们一般对很久以前的人、经历及发生的事情，保持较好的记忆；而对近期或刚刚发生的事情，记忆不清。老年人的再认能力比回忆能力好；老年人的理解能力变化不大，但死记硬背能力减退，所以逻辑记忆比机械记忆好。

（二）智力的老化特点

智力是一种整体的、综合的能力，主要包括注意、记忆、想象、思维、观察、实践操作和环境适应等方面的能力。霍恩（Horn）和卡特尔（Cattell）将智力分为两类，即液态智力和晶态智力。

1. 液态智力 指获得新观念、洞察复杂关系的能力。液态智力主要与神经系统的生理结构和功能有关，所以一般随年龄的增长而明显减退，老年人下降更为明显。

2. 晶态智力 晶态智力主要与后天的知识、文化、经验的积累有关，所以并不一定随年龄的增长而减退，甚至还有可能提高，直至70~80岁后，才出现缓慢减退。

（三）思维的老化特点

思维是人脑对客观事物间接的、概括的反映。老年人的思维特点是常不能集中精力思考问题，思维迟钝，联想缓慢；计算能力减退，尤其是心算能力差。有的老年人已到垂暮之年，仍能保持较高的逻辑思维能力和分析判断能力，而有些老年人的思维能力则随着年龄的增长而逐渐衰退。这种差别不仅同生理机能和健康状况的好坏有关，而且同个人的生活方式、工作态度、文化素养等因素有关。

（四）人格的老化特点

人格是以人的性格为核心，受先天素质、教育、家庭及社会环境的影响，逐步形成气质、能力、兴趣、爱好、习惯及性格等心理特征的总和。老年人的人格一般不随年龄的增长而变化，但伴随生理功能和环境的变化、社会和家庭角色的改变，老年人会依照其不同的人格模式分别采用整合良好型、防御型、被动依赖型、整合不良型四种适应方式。

1. 整合良好型 能以高度的生活满意感面对新生活，并具备良好的认知能力和自我评价能力。根据个体角色活动的特点，此型又可划分为三种类型。

（1）重组型：此型老年人继续积极、广泛参加各种活动。

（2）中心型：此型老年人会在一定范围内选择性参与一些比较适合的社会活动。

（3）离退型：此型老年人人格整合良好，生活满意，但活动水平低，满足于逍遥自在。

2. 防御型 特点为完全否认衰老，雄心不减当年，刻意追求目标。此型又可划分为两种类型。

（1）坚持型：表现为继续努力工作，保持高水平的活动，活到老，干到老，乐在其中。

（2）收缩型：为保持自己的外观、体型，热衷于饮食、保养、身体的锻炼。

3. 被动依赖型 此型又可划分为两种类型。

（1）寻求援助型：需要通过外界的帮助以适应老年期的生活，可以成功地从他人处得到心理支持，维持自身生活的满足感。

（2）冷漠型：对生活无目标，对任何事物均不关心，几乎不与他人联系，不参加任何社会活动。

4. 整合不良型 特点为存在明显的心理障碍，需要在家庭的照顾下和社会组织的帮助下才能生活。部分老年人不能很好地适应老年期的生活，属于整合不良型的人格模式。

## 二、老年人常见的心理特征

由于生理功能的衰退，老年人的大脑功能也有一定程度的退化。漫长而丰富的生活经历使老年人形成了一些对事物的固定看法，晚年由于家庭及社会环境变迁等因素的影响，老年人的心理状况也会发生改变。老年人心理特征主要表现为：

1. 自我意识强 随着年龄的增长，许多老年人已养成了一定的生活作风和习惯，这些作风和习惯不断受到强化。因此，他们在评价和处理事物时，容易坚持自己的意见，不愿意接受新事物、新思想，偏离实际以自我为中心，很难正确认识和适应生活现状。常沉湎于往事，悔恨无法挽回美好的过去。但大多数老年人会很快发现自身的问题，通过讨论、交流和指导，他们也会放弃己见，服从真理。

2. 生活能力退化　过度依赖别人的照顾，时常以种种不适引起别人关注，甚至行为表现幼稚，导致生活能力退化。

3. 猜疑、嫉妒　对周围人不信任感增强，计较别人的言谈举止，严重者会认为别人居心巨测。60岁以上的老年人，因固执刻板，个性执拗，其心理特点已从对外界事物的关心转向自己的躯体，并且主观感觉加强，所以常会出现疑病症状。

4. 焦虑、抑郁　随着各项功能的衰老，精神情感变化日益明显，表现为内心空虚，易出现焦虑抑郁情绪，常往有杞人忧天之感，时有大难临头的紧张感或是抑郁苦闷、怀疑，遇到问题时缺少进取态度，怀疑有病多次求医就诊。伴有自责，遇事缺少进取态度。

5. 惧孤独、喜安静，导致矛盾性格　经过心理专家多年的研究发现，多数老年人由于神经抑制高于兴奋，不喜欢嘈杂、喧闹的环境，愿意在安静、清闲的环境中生活、工作和学习。有因退休而社会交往减少，不愿与外界联系，常待在家里，有的甚至心胸狭窄，十分吝啬。

有些老年人当离开他们熟悉的环境和工作岗位时，往往产生孤独寂寞之感。在家庭中，不少老年人既愿意享受儿孙绕膝之乐，又对持续喧闹的环境，感到心烦意乱。

6. 情绪多变　当脑组织老化或伴有某些脑部疾病时，常有明显的情绪变化：出现消极言行，易发怒，甚至失去自我控制，其情绪激动程度和遭遇不顺心的事，程度上不成正比。如有时为周围环境及影视中有关人物的命运而悲伤或不平，极易出现情绪高涨、低落、激动等不同程度的情绪变化，激动、天真、单纯等是其情绪多变的特征。

7. 担心死亡　由于亲友、配偶逐渐去世，慢慢感到孤独空虚，年龄越大，担心死亡的情绪就越强烈。

# 第二节　老年人的常见心理问题与护理

## 一、焦虑

焦虑（anxiety）是个体由于达不到目标或不能克服障碍的威胁，致使自尊心或自信心受挫，或失败感、内疚感增加，所形成的一种紧张不安带有恐惧性的情绪状态。老年人出现心烦意乱，坐卧不安，有时为一点小事提心吊胆，紧张恐惧。这种现象在心理学上称为焦虑，严重者称为焦虑症。

### （一）原因

造成老年人焦虑的原因有：①体弱多病，行动不便，力不从心；②疑病性神经症；③各种应激事件，如离退休、丧偶、丧子、离婚、经济窘迫、家庭关系不和等；④某些疾病，如抑郁症、痴呆、甲状腺功能亢进、低血糖、直立性低血压等，以及某些药物副作用，如抗胆碱能药物、咖啡因、皮质类固醇、麻黄碱等均可引起焦虑反应。

### （二）焦虑的分类及表现

1. 急性焦虑　主要表现为急性惊恐发作。患者常突然感到内心焦灼、紧张、惊恐、激动或有一种不舒适感觉，由此而产生牵连观念、妄想和幻觉，有时有轻度意识迷惘。急性焦虑发作一般可以持续几分钟或几小时，病程一般不长，经过一段时间会逐渐趋于缓解。

2. 慢性焦虑　其焦虑情绪可以持续较长时间，其焦虑程度也时有波动。老年慢性焦虑一般表现为平时比较敏感、易激怒，生活中稍有不如意的事就心烦意乱，注意力不集中，有时会生闷气、发脾气等。

（三）预防与护理

1. 评估焦虑程度　可用汉密尔顿焦虑量表和焦虑–状态特质问卷对老人的焦虑程度进行评定。

2. 针对原因处理　指导和帮助老年人及其家属认识分析焦虑的原因和表现，正确对待离退休问题，想法解决家庭经济困难，积极治疗原发疾病，尽量避免使用和慎用可引起焦虑症状的药物。

3. 指导老年人保持良好心态　学会自我疏导和自我放松，建立规律的活动与睡眠习惯。

4. 子女理解尊重　帮助老人的子女学会谦让和尊重老人，理解老人的焦虑心理，鼓励和倾听老人的内心宣泄，真正从心理精神上去关心体贴老人。

5. 遵医嘱使用药物治疗　焦虑过于严重时，可选服一些抗焦虑的药物，如地西泮、多虑平等。

## 二、抑郁

抑郁（depression）是一种常见的心理障碍，可由各种原因引起，以显著而持久的心情低落为主要临床特征，且心情低落与其处境不相称，严重者可出现自杀念头和行为。老年人在遇到健康状况不佳、退休、丧偶等问题时，容易引发抑郁症。

（一）原因

导致老年人抑郁的原因主要有：①年龄增大引起的生理、心理功能退化；②慢性疾病，如高血压、冠心病、糖尿病及癌症等与躯体功能障碍和因病致残导致自理能力下降或丧失；③较多的应激事件，如离退休、丧偶、经济窘迫、家庭关系不和等；④低血压；⑤孤独；⑥消极的认知应对方式等。

（二）表现

抑郁症状主要包括情绪低落、思维迟缓和行为活动减少三个主要方面。老年人抑郁表现特点为大多数以躯体症状作为主要表现形式，心境低落表现不太明显，称为隐匿性抑郁；以疑病症状较为突出，可出现"假性痴呆"等；严重抑郁症老人的自杀行为很常见，也较坚决，如疏于防范，自杀成功率也较高。

（三）预防与护理

1. 增强自信　给老人安排一些力所能及的家务劳动，使其感到自己仍是有用的人，同时，鼓励他们参加一些感兴趣的娱乐活动和适当的体育锻炼。

2. 积极沟通　善于倾听老人诉说，了解他们的心情，给予同情与关心。如果老人情绪低落、言语少，要主动与其谈心，以诱导他们倾诉内心的痛苦，减轻心理压力，树立战胜疾病的信心。

3. 严防自杀　自杀是抑郁症最危险的症状。有自杀倾向的老人一切活动应有人相伴，不宜单独居住。注意对药物的保管，服药时应认真检查，以防偷偷蓄积药物后一次性大量吞服自杀。妥善保管刀、剪、绳等物品，清晨老人情绪最低，同时他们又往往早醒，最易发生自杀行为，应密切观察。

4. 加强营养　饮食方面，既要注意营养成分的摄取，又要保持食物的清淡。多吃高蛋白质、富含维生素的食物，如牛奶、鸡蛋、瘦肉、豆制品、水果、蔬菜等，少吃糖类、淀粉类食物。

5. 用药护理　目前临床上应用的抗抑郁药主要有：①三环类和四环类抗抑郁药：以多塞平、阿米替林、氯丙嗪、马普替林、米安色林等为常用，其应用时间较久，疗效肯定。但可出现口干、便秘、视物模糊、直立性低血压、嗜睡、心动过速、无力、头晕、心脏传导阻滞、诱发癫痫等副作用，对老年患者不作为首选药物；②选择性 5 - 羟色胺再摄取抑制剂：主要应用的有氟西汀、帕罗西汀、氟伏沙明、舍曲林、西酞普兰及艾司西酞普兰 6 种。常见副作用有头痛、影响睡眠、食欲减退、恶心等，症状轻微，多发生在服药初期，之后可消失，不影响治疗的进行；③单胺氧化酶抑制剂和其他新药物：因前者毒副作用大，后者临床应用时间不长，可供选用，但不作为一线药物。

抗抑郁药服药时间长，患者往往因副作用的产生而不愿治疗，出现拒药、藏药或随意增减药物的行为，护士要耐心说服患者严格遵医嘱服药，并注意饮食起居，严防自杀。对于重度抑郁者，有激越症状、威胁生命的木僵症状者及对药物无有效反应者，通常可用无抽搐性电休克治疗。

### 三、孤独

孤独（loneliness）是一种心灵的隔膜，是一种被疏远、被抛弃和不被他人接纳的情绪体验。孤独感在老年人中常见。上海一项调查发现，60~70 岁的老年人中有孤独感的约占 1/3，80 岁以上约占 60%。因此，解除老年人的孤独感是个不容忽视的社会问题。

#### （一）原因

造成老年人孤独的主要原因有：①离退休后远离社会生活；②无子女或因子女独立成家后成为空巢家庭；③体弱多病，行动不便，降低了与亲朋好友来往的频率；④性格孤僻；⑤丧偶。

#### （二）表现

孤独寂寞、社会活动减少会使老年人产生伤感、抑郁情绪，常偷偷哭泣，顾影自怜。如体弱多病，行动不便时，上述消极情绪会更加严重，长期孤独会给老年人带来持久的社会心理压力，有些老年人甚至选择不良的生活方式，如吸烟、酗酒、不爱活动等，进而引起人体神经内分泌功能紊乱和免疫功能下降，导致心血管病、糖尿病、癌症和其他疾病。有的老年人会因孤独而转化为抑郁症，有自杀倾向。

#### （三）预防与护理

1. 社会予以关注和支持　对离开工作岗位而尚有工作能力和学习要求的老年人，各级政府和社会要为他们创造工作和学习的机会；社区应经常组织适合于老年人的各种文体活动，如广场交谊舞、打腰鼓、书画剪纸比赛等，鼓励老年人积极参加；对于卧病在床、行动不便的老人，社区应派专人定期上门探望，以减少孤独感。

2. 子女注重精神赡养　子女必须从内心深处诚恳地关心父母，充分认识到空巢老人在心理上可能遭遇的危机，和父母住同一城镇的子女，与父母房子的距离最好不要太远；身在异地的子女，除了托人照顾父母外，更要注重对父母的精神赡养，常回家看望老人，经常通过电话等与父母进行感情和思想的交流。丧偶的老年人独自生活，感到寂寞，子女应该支持老年人的求偶及再婚需求。

3. 老年人需要再社会化　老年人应参与社会，积极而适量地参加各种力所能及的有益于社会和家人的活动，在活动中扩大社会交往，做到老有所为，既可消除孤独与寂寞，更从心理上获得生活价值感的满足，增添生活乐趣；也可以通过参加老年大学的学习以消除孤独，培养广泛的兴趣爱好，挖掘潜力，增强幸福感和生存价值。

### 四、自卑

自卑（inferiority）即自我评价偏低，就是自己瞧不起自己，它是一种消极的情感体验。当人的自尊需要得不到满足，又不能恰如其分、实事求是地分析自己时，就容易产生自卑心理。

（一）原因

老年人自卑的原因有：①老化引起的生活能力下降；②疾病引起的部分或全部自理能力和适应环境的能力的丧失；③离退休的，角色转换障碍；④家庭矛盾。

（二）表现

一个人形成自卑心理后，往往从怀疑自己的能力到不能表现自己的能力，从而怯于与人交往到孤独地自我封闭。本来经过努力可以达到的目标，也会认为"我不行"而放弃追求。他们看不到人生的光华和希望，领略不到生活的乐趣，也不敢去憧憬那美好的明天。

（三）预防与护理

应为老年人创造良好、健康的社会心理环境，尊老敬老。鼓励老年人参与社会，做力所能及的事情，挖掘潜能，得到一些自我实现，增加生活的价值感和自尊；对生活完全不能自理的老年人，应注意保护，在不影响健康的前提下，尊重他们原来的生活习惯，使老年人尊重的需要得到满足。

## 五、老年期谵妄

谵妄（delirium）是一组可以由多种因素导致的临床综合征，其实质是一种意识障碍状态。谵妄可以发生在任何年龄人群，但最常见于老年人。老年期谵妄（senile delirium）是指老年人由于各种因素引起的以认知功能改变为主要特征的急性脑器质性综合征。

（一）原因

老年人易发生谵妄，可能与年龄大、合并躯体疾病多、对感染抵抗力低、脑部退行性病变重、神经细胞减少和神经递质（肾上腺素、去甲肾上腺素、乙酰胆碱）含量变化大、脑血流量低、葡萄糖代谢率下降等因素有关。

（二）表现

老年期谵妄多呈现急性起病，一过性病程。临床表现丰富多变，常昼轻夜重。其核心症状包括以下几个方面。

1. 认知障碍 包括知觉、思维和记忆障碍。特点为思维不连贯，幻觉和错觉出现率高，可伴有被害妄想，持续时间相对较长，瞬时和近事记忆障碍多见，几乎均有遗忘。

2. 意识障碍 意识水平下降是谵妄的临床主要特点之一。主要表现为：①意识的清晰度降低，根据意识障碍的轻重程度可从嗜睡、意识模糊到昏迷；②意识的范围缩小或狭窄，出现时间、地点、人物定向不全，注意、思维、认知、理解受损，语言不连贯，常喃喃自语。可有攻击或逃跑行为；③意识内容异常，可出现丰富的幻觉、错觉，此时患者常常恐惧紧张、兴奋和行为紊乱。生活不能自理，事后不能回忆。

3. 精神运动障碍

（1）急性兴奋性谵妄：老年期有大喊大叫、攻击冲动等不协调性兴奋，表情呆板，思维不连贯，幻觉和错觉，毁物，甚至冲动伤人、自伤等。

（2）运动减少性谵妄：此型最常见，主要表现运动减少，昼轻夜重，起床摸索，脱衣解裤，赤身裸体，随地大小便等。

（3）混合型：兼有以上两种情况者。

4. **睡眠－觉醒周期障碍** 由于时间定向力障碍，患者失去正常的睡眠－觉醒周期，表现为睡眠颠倒、白天卧床不起、困倦或嗜睡，夜间睡眠时间减少，兴奋、躁动不安，常出现幻觉。

### （三）预防与护理

老年期谵妄的治疗采取病因治疗、对症支持治疗和护理等多方面综合治疗措施。对症治疗主要针对兴奋躁动、脑细胞代谢降低、睡眠障碍等进行。具体的护理措施如下。

1. **提供舒适、安全的环境** 病房环境要安静，温度合适，空气清新，让患者熟悉环境，允许患者熟悉的亲属陪护。要保证患者充足的睡眠。

2. **密切观察病情** 评估老年人的意识、认知、精神运动和睡眠－觉醒周期的异常情况及自我照顾能力，密切观察老人的意识及生命体征，夜间尤应注意。如意识障碍程度加深，常是病情加重的标志，应早期发现，及时报告医师。

3. **加强生活护理** 对于意识不清或昏迷的患者，要注意加强皮肤和口腔的护理，预防并发症的发生。若老年人兴奋躁动，体力消耗增多，要保证营养的摄入，尽可能利用其安静、合作、清醒的时候，多次补充营养与水分，给予清淡、易消化饮食。

4. **特殊情况护理**

（1）行为紊乱：尤其要注意防止意外，防范谵妄患者跳窗逃跑、攻击他人等。对明显躁动以及具有明显幻觉、妄想的患者，须专人看护，加强巡视，严防自杀、自伤或冲动伤人。对暴力行为者，注意避免激惹，必要时予以约束。

（2）意识障碍：意识模糊的患者，定向不全，无自我保护能力和生活自理能力，且夜间明显，应注意监测呼吸、脉搏、血压及瞳孔等生命体征。减少患者侧卧，不要平卧，防止气道梗阻或误吸。

（3）遗忘和痴呆：生活环境应有醒目的标示进行提示，防止患者走失。在老年人认知的范围内，多新近交谈，用简单的词语提问，鼓励老人回答。训练日常生活自理能力，鼓励患者多参加集体活动。

## 六、空巢综合征

"空巢家庭"是指家中无子女或子女成年后相继分离出去，只剩下老年人独自生活的家庭。生活在空巢家庭中的空巢老人常由于人际疏远、缺乏精神慰藉而产生被疏离、舍弃的感觉，出现孤独、空虚、寂寞、伤感、精神萎靡、情绪低落等一系列心理失调症状，称为空巢综合征（empty nest syndrome）。

### （一）原因

1. **生活变化不适应** 对离退休后的生活变化不适应，从工作岗位上退下来后感到冷清、寂寞。

2. **对子女情感依赖性强** 有"养儿防老"的传统思想，到老年期正需要儿女做依靠的时候，儿女却不在身边，不由得心头涌起孤苦伶仃、自卑、自怜等消极情感。

3. **自身性格方面的缺陷** 对生活兴趣索然，缺乏独立自主、振奋精神、重新设计晚年美好生活的信心和勇气。

### （二）表现

1. **精神空虚，无所事事** 子女离家之后，从原来多年形成的紧张有规律的生活，突然转入松散的、无规律的生活状态，无法很快适应，进而出现情绪不稳、烦躁不安、消沉抑郁等。

2. **孤独、悲观、交往少** 对自己存在的价值表示怀疑，陷入无趣、无欲、无望、无助状态，甚至出现自杀的想法和行为。

3. **躯体化症状** 受"空巢"应激影响产生的不良情绪，可导致一系列的躯体症状和疾病，如失眠、早醒、睡眠质量差、头痛、食欲不振，心慌气短、消化不良、心律失常、高血压、冠心病、消化性溃疡等。

## （三）预防与护理

1. 未雨绸缪，正视"空巢"　随着人们寿命的延长，人口的流动性和竞争压力增加，年轻人自发地选择离开家庭来应对竞争，从前那种"父母在，不远游"的思想已经不再适用于今天的社会。做父母的要作好充分的思想准备，计划好子女离家后的生活方式，有效防止"空巢"带来的家庭情感危机。

2. 夫妻扶持，相惜相携　夫妻之间可通过重温恋爱时和婚后生活中的温馨时刻，感受、珍惜对方能与自己风雨同舟、一路相伴，促进夫妻恩爱；并培养一种以上共同的兴趣爱好，一同参与文娱活动或公益活动，建立新的生活规律，相互给予更多的关心、体贴和安慰，增添新的生活乐趣。

3. 回归社会，安享悠闲　空巢综合征的老人一般与社会接触少，因此面对"空巢"时茫然无助，精神无所寄托。治疗空巢综合征的良药就是走出家门，体味生活乐趣。许多老年人通过爬山、跳舞、下棋或其他文娱活动结识了朋友，体会到老年生活的乐趣。

4. 对症下药，心病医心　较严重的空巢综合征老人，如存在严重的心境低落、失眠，有多种躯体化症状，有自杀念头和行为者，应及时寻求心理或精神科医生的帮助，接受规范的心理或药物治疗。

5. 子女关心，精神赡养　子女要了解老年人产生不良情绪的原因，常与父母进行感情和思想交流。子女与老人居住距离不要太远，最好是"一碗汤距离"，即以送过去一碗汤而不会凉为标准；在异地工作的子女，除了托人照顾父母，更要"常回家看看"，注重父母的精神赡养。

6. 政策扶持，社会合力　政府应在全社会加强尊老爱幼、维护老年人合法权益的社会主义道德教育，深入贯彻《中华人民共和国老年人权益保障法》，提供有效权益支持，维护空巢老年人合法权益。依托社区组织开展兴趣活动，定期电话联系或上门看望空巢老人。并建立家庭扶助制度，制订针对空巢困难老年人的特殊救助制度，把帮扶救助重点放在空巢老年人中的独居、高龄、女性、农村老年人等弱势群体上。

## 七、离退休综合征

离退休综合征（retired veteran syndrome）是指老年人由于离退休后不能适应新的社会角色及生活环境和生活方式的变化而出现焦虑、抑郁、悲哀、恐惧等消极情绪，而产生偏离常态行为的一种适应性心理障碍，这种心理障碍往往还会引发其他生理疾病，影响身体健康。

### （一）原因

造成离退休综合征的原因有：①离退休前缺乏足够的心理准备；②离退休前后生活境遇反差过大，如社会角色、生活内容、家庭关系等的变化；③适应能力差或个性缺陷；④社会支持缺乏；⑤失去价值感。

### （二）表现

离退休综合征是一种复杂的心理异常反应，主要体现在情绪和行为方面，具体表现为坐卧不安、行为重复或无所适从，有时还会出现强迫性定向行走；注意力不能集中，做事常出错；性格变化明显，容易急躁和发脾气、多疑、对现实不满、常常怀旧，可存有偏见。大多数当事者有失眠、多梦、心悸、阵发性全身燥热等症状。心理障碍的特征可归纳为无力感、无用感、无助感和无望感。

### （三）预防与护理

1. 正确看待离退休　老年人到了一定的年龄，由于职业功能的下降，退休是一个自然的、正常的、不可避免的过程。

2. 做好心理行为准备　快到离退休年龄时，老年人可适当地减少工作量，多与已离退休人员交流，主动及早地寻找精神依托；退休前积极做好各种准备，如经济上的收支、生活上的安排，若能安排退休后即做一次探亲访友或旅游，则有利于老年人的心理平衡。培养业余爱好，使自己退而不闲。

3. 避免消极情绪　老年人离开工作岗位，常常有"人走茶凉"的感觉，造成心理上的失落、孤独和焦虑。老年人应该勇于面对诸如此类的消极因素，同时对涉及个人利益的事，尽可能宽容。刚刚退休下来，要多与亲朋好友来往，将自己心中的郁闷、苦恼通过交谈等方式进行宣泄，及时消除和转化不良情绪，求得心理上的平衡和舒畅。

4. 营造良好环境　要为老年人营造坦然面对离退休的良好环境。家人要热情温馨地接纳老年人，尽量多陪伴老年人；单位要经常联络、关心离退休的老年人，发挥离退休党支部桥梁作用，有计划地组织离退休人员学习、外出参观，从而减少心理问题。

5. 建立社会支持系统　作为老年人退休后的第二活动场所，社区要及时建立离退休老年人的档案，并组织各种有益于老年人身心健康的活动和老有所为的公益活动，让老年人感到老有所用、老有所乐。此外，还要为社区中可能患有离退休综合征或其他疾病的老年人提供特殊帮助。

 **知识链接**

### 老年心理－精神障碍患者观察内容

1. 自我照料能力　洗漱、穿衣、大小便、进食、服用药、如厕等。
2. 定向识别能力　讲话条理是否清晰或有无逻辑性、是否迷失方向。
3. 退缩行为　是否孤独独处而不与他人接触或交往、对周围发生的事件有无反应。
4. 易激惹行为　是否易发脾气或动怒、与人吵闹、骂人、斗殴等。
5. 抑郁心境　唉声叹气、无故哭泣、沮丧、心情不佳、有自杀或消极的观念或行为等。
6. 焦虑情绪　无故担忧、害怕、讲述担心紧张之事、坐立不安等。

## 八、高楼住宅综合征

高楼住宅综合征（high－rise syndrome）是指一种因长期居住于高层闭合式住宅里，与外界很少接触，也很少到户外活动而引起的一系列生理和心理的异常反应。在寒冷的冬春季节，由于老年人的活动量少，免疫能力下降，尤其多发高楼住宅综合征。

### （一）原因

1. 居住环境　由于居住在高层封闭的单元住宅，限制了人的活动范围，活动量大大减少，加上串门困难，人与人之间接触减少，使人容易产生孤独感。

2. 信息缺乏　数字化社会难倒了不少老年人，接触社会信息量迅速减少，加速了老年人精神上的衰老，思维能力和判断能力也迅速衰退，从而产生隔离感。

3. 久违阳光　太阳光是一种天然消毒剂，长期生活在没有阳光的房间里，致病细菌大量繁殖。如果使用空调设备而不定期清洗过滤器，也经常成为微生物的滋生地，使人容易患病。再加上长期生活在空调房的恒温中，空气中负离子浓度低，老年人本身机体衰弱，这些因素常常成为损害老年人心血管系统功能的主要原因。

4. 光线因素　人工照明让墙壁和桌子表面刺眼，日光灯的闪烁和发出光亮的斑点会使人疲劳、头痛和视力减退。窗大、窗多、太强烈的光线也会使老年人焦虑不安，头痛失眠，等。

5. 缺乏运动 平时不爱运动，且上、下楼梯依赖电梯。长此以往便产生四肢无力，体质虚弱，消化不良等症状。

（二）表现

高楼住宅综合征的老年人一般表现为体质虚弱，四肢无力，面色苍白，不易适应气候变化，不爱活动，性情孤僻、急躁、难以与人相处等。它是导致老年肥胖症、糖尿病、骨质疏松症、高血压病及冠心病的常见原因，此"病"出现后极易导致老人与子女之间关系的紧张。

（三）预防与护理

1. 重视室外运动 老年人要常到楼外呼吸新鲜空气、晒晒太阳，到楼下花园、树林中散步。冬季虽然天气冷，但老年人也要坚持运动，每天下楼活动 1~2 次，根据自己的健康状况和爱好，选择适宜的运动项目。

2. 参加社交活动 高楼住宅的老年人应尽量多参加社会活动，增加人际交往。要经常到左邻右舍串串门，以增加相互了解，开阔胸怀。这样有利于调整心情，消除孤寂感。

3. 保持室内空气新鲜 尽量保持一定的开窗时间，使室内空气保持新鲜洁净，改善空气质量。

4. 重视室内绿化 在阳台上和客厅内栽种绿叶植物和花卉。不仅可以美化居室环境，还能安定老年人情绪。

5. 合理膳食，增加营养 合理膳食是预防疾病发生的有效途径。老年人冬春季要多食瘦肉、鸡蛋、鱼类、乳类、豆类及其制品等含有优质蛋白质的食品，这些食品不仅便于人体消化吸收，而且富含人体必需的氨基酸和营养素，可以增加老年人的耐寒和抗病能力。

6. 多提供信息刺激 子女要多陪伴老年人聊天，行动不便者要尽可能使用轮椅带老年人下楼散步，介绍一些身边发生的新变化和新故事，尽量寻找机会促使老年人多动脑。

7. 简易穴位按摩 可给老年人适当地按摩穴位，并注意劳逸结合，不仅能使老年人精力得到恢复，健康状况也会得到有效改善。血液循环障碍的老年人可先足浴 30 min，再进行全足按摩。

## 九、老年期疑病症

老年期疑病症（aged hypochondriasis disease）主要指老年人对自身的健康状况或身体的某一部分功能过分关注，担心或相信患有一种或多种严重躯体疾病的持久的观念，患者诉躯体症状，反复就医，虽经反复医学检验阴性和医师解释没有相应疾病证据也不能消除患者的顾虑。常伴有焦虑或抑郁。

（一）原因

老年期疑病症的病因尚未明了，一般认为心理、社会环境因素和病前个性特点等与发病有关。人到老年生理功能减退，躯体疾病增多，加之各种负性生活事件增多，如适应不良，易产生孤独、寂寞感，关注的重心便转移到自身健康上。另外，个性的弱点，如敏感、多疑、胆怯、固执、谨小慎微等可能导致发病。

（二）表现

1. 疑病的心理障碍 有两种表现，一为疑病感觉，感觉对身体某部位的敏感度增加，进而疑病，或过分关注。老年人的描述含糊不清，部位不固定。另一种为疑病观念，老年人的描述形象逼真，生动具体，确信自己患有某种疾病，要求做各种检查，尽管检查正常，医师的解释与保证并不足以消除其疑病信念。常伴有失眠、焦虑和抑郁症状。

2. 疼痛 是本病最常见的症状。约有2/3的老年人有此症状，但对疼痛性质描述不清，有时甚至诉全身疼痛，但查无实据，以致四处求医却毫无结果。

3. 躯体症状 表现多样而广泛，涉及身体许多不同区域，如恶心、吞咽困难、口腔内有异味、反酸、胀气、腹痛、心悸、呼吸困难，感觉患有高血压或心脏病等。

### （三）预防与护理

老年期疑病症的治疗，以心理治疗为主，可适当配合药物治疗。其护理措施如下。

1. 心理护理 护理人员要充分理解和接纳老年人，耐心听取老年人的诉述，尽量回避讨论症状，与患者建立良好的关系。逐步引导患者认识到自己并不是真患有躯体疾病，而是一种心理障碍，需要用心理的方法治疗。注意与患者沟通时态度诚恳，回答不可模棱两可，但也不能做作或过分地关心、体贴，以免引起患者猜疑。

2. 矫正老年人的不良认知 通过进行相关知识的健康教育，教会老年人一些医学常识，改变其不良认知，纠正错误逻辑和推理。

3. 转变不良的生活方式 鼓励老年人积极参加各种有益的活动，合理安排日常生活，转变不良的生活方式。引导老年人做一些有趣的事情，以转移注意力，减少对自身健康的过分关注。

# 第三节 老年人心理健康的维护与促进

## 一、心理健康的标准

老年人心理健康的标准国内外尚无统一的标准。综合国内外心理学专家对老年人心理健康标准的研究，结合我国老年人的实际情况，老年人心理健康的标准可从以下六个方面进行界定。

1. 智力正常 老年人的智力正常体现在感知觉正常，判断事物不常发生错误；记忆清晰；思路清楚；想象力丰富，不拘于现有的框框，做的梦常常新奇有趣；记忆力良好，不总是要人提醒该记住的重要事情，能轻松地记一读而过的7位数字。逻辑思维健全，说话不颠三倒四，考虑问题、回答问题时条理清楚明了。学习能力基本不变，能坚持正常的生活、学习、工作和活动，能有效地适应社会环境的变化。有正当的业余爱好，具备一般的生活能力，稍有衰退者可以通过适当的手段进行弥补，如戴眼镜、使用助听器等。

2. 情绪健康 情绪健康的重要标志是情绪稳定与心情愉快。心理健康的老年人，态度和蔼可亲，能常乐，能制怒。

3. 反应适度 情感反应适度，积极的情绪多于消极的情绪，不会事事感到紧张。

4. 行为正常 与大多数人的心理活动基本保持一致，遵守社会公认的道德观念及伦理观念。能够正常地生活、学习、工作、娱乐等，一切行为活动均符合自己年龄特点及在各种场合的身份和角色。

5. 关系融洽 作为老年人，乐于与他人交往，与大多数人心理相容；既愿意帮助他人，也愿意接受他人的帮助；既欣赏并接受别人的感情，也乐于对别人施于感情。

6. 意志坚强 心理健康的老年人能自觉确定行动目标，并具备为此目标行动的决心和毅力，有独立自主的能力，并用自己的意志调节和支配自己的行为。办事有始有终，不轻易冲动，不常常抑郁，能经得起悲痛和欢喜。

总之，老年人有其独特的心理表现。判断老年人的心理健康与否，应视其思想行为是否符合客观规律，这样，才能做出比较客观、公正、全面的判断。

## 二、心理健康的维护与促进

### (一) 维护和促进老年人心理健康的原则

1. 适应原则　心理健康强调人与环境的和谐一致。人与环境能否达到动态平衡，不仅依靠个体对环境的被动顺应、妥协，更主要的是个体能积极、主动地适应并改造环境。因此，需要指导老年人学会面对环境中的不良刺激并设法减轻其对身心的影响；学会协调各种人际关系，发挥自己的潜能，以维护和促进心理健康。

2. 整体原则　人是一个身心统一的整体，身心相互影响。因此，通过积极的体育锻炼、卫生保健和培养良好的生活方式以增强体质和生理功能，将有助于促进心理健康。

3. 系统原则　人是一个开放系统，受到所处自然环境和社会环境的影响。要维护人的心理健康，应关注家庭、群体、社区、社会对机体的影响。为了促进老年人的心理健康，创建良好的家庭或群体心理卫生氛围也很重要。所以，只有从自然、社会文化、道德、人际关系等多方面、多角度、多层次考虑和解决问题，才能达到系统内外环境的协调与平衡。

4. 发展原则　人和环境都在不断变化和发展，人在不同年龄阶段、不同时期、不同身心状况下和不同或变化的环境中，其心理健康状况不是静止不变的，而是动态发展的，所以，要以发展的观点动态地把握和促进心理健康。

### (二) 维护和促进老年人心理健康的措施

1. 做好离退休的心理调节　老年人到了一定的年龄，从原来的工作岗位上退下来，这是一个自然的、正常的、不可避免的过程，离退休必然会带来社会角色、地位、人际关系等一系列的变动，对此，老年人应有足够的心理准备，正确看待离退休，为离退休做好心理上的准备。离退休并不意味着人生之路已走到尽头，而是人生又一新的开始。

2. 树立"老有所为、老有所用"的新观念　年老并不等于无为、无用，老年人阅历丰富、知识广博，是社会宝贵的资源，充分发挥老年人的作用，是为社会也是为家庭和后代在继续发挥余热，有助于实现其老有所为、老有所用的理想，以获得心理的满足和平衡。

3. 树立正确的健康观、生死观　老年人常对自己的健康状况持消极评价，对疾病过分忧虑，常常怀疑自己得了什么不治之症，甚至生病后还会产生濒死的恐怖感。如果过度担心自己的疾病，会导致疑病症、焦虑、抑郁等心理问题，加重疾病和躯体不适，对健康十分不利。因此，应当树立正确的健康观、生死观，保持乐观、豁达的心境，促进身心健康。

4. 妥善处理好家庭关系　家庭是老年人晚年生活的主要场所，老年人的精神状态和家人的关系、家庭气氛息息相关，良好和睦的家庭气氛能使老人精神放松，有利于健康长寿。相反，家庭不和、家庭成员之间关系恶劣对老年人的身心健康极其有害。

5. 注重日常生活中的心理保健　积极地有意识地培养多种兴趣爱好，如琴棋书画、上老年大学等；适度锻炼和运动；参与社会活动；学会心理调适；充实和发展自己。让晚年生活丰富多彩、心身愉快。

6. 营造良好的社会支持系统　包括树立尊老敬老的社会风尚、维护老年人的合法权益、尽快发展老年人服务事业。

7. 心理咨询和心理治疗　常用的方法有心理疏导、暗示疗法、转移疗法、行为疗法和想象疗法等。

# 本章小结

（1）老年人的初级记忆变化很少；而次级记忆发生较大的变化。老年人记忆的保持能力逐渐下降，但远期记忆相对比近期记忆保持好。老年人的再认能力比回忆能力好；老年人的理解能力变化不大，但逻辑记忆比机械记忆好。

（2）老年人液态智力随年龄的增长而明显减退，而晶态智力不一定随年龄的增长而减退，甚至还有可能提高。

（3）老年人常见的心理问题有焦虑、抑郁、孤独、自卑、老年期谵妄、空巢综合征、离退休综合征、高楼住宅综合征、老年期疑病症。

（4）老年人心理健康的标准包括：智力正常、情绪健康、反应适度、行为正常、关系融洽、意志坚强六方面。

 **学与思**

1. 下列对老年人记忆功能的描述错误的是（　　）。

A. 初级记忆较好，次级记忆较差　　　　　　B. 再认能力尚好，回忆能力较差

C. 逻辑记忆较好，机械记忆较差　　　　　　D. 远期记忆较好，近期记忆较差

E. 死记硬背较好，理解能力较差

2. 老年人对刚感知过的事物有印象，但持续时间较短，这种记忆称为（　　）。

A. 逻辑记忆　　　　　B. 机械记忆　　　　　C. 近事记忆　　　　　D. 初级记忆

E. 次级记忆

3. "空巢家庭"的含义是（　　）。

A. 无子女共处，只剩老年人独自生活的家庭　　B. 分居老人组成的家庭

C. 夫妻一方过世，只一人独自生活的家庭　　　D. 无父母，只剩子女单独生活的家庭

E. 老年人与孙辈子女单独生活的家庭

4. 下列关于老年人抑郁的描述，错误的是（　　）。

A. 多发生于60岁以上　　　　　　　　　　　B. 情绪低落

C. 思维迟缓　　　　　　　　　　　　　　　D. 行为活动增加

E. 严重者可出现自杀念头和行为

5. 老年抑郁症患者最严重而危险的表现是（　　）。

A. 自杀　　　　　B. 出走　　　　　C. 妄想　　　　　D. 恐惧

E. 体重减轻

6. 老年人心理健康标准中的首要标准是（　　）。

A. 情绪健康　　　　　B. 认知正常　　　　　C. 人格健全　　　　　D. 适应环境

E. 关系融洽

7. 李大爷，67岁，担任某市灵泉街道社区门球队队长，近日为迎接省"夕阳红"门球比赛，感觉压力很大，担心比赛拿不到名次，出现难以入睡、易醒。李大爷的主要心理健康问题是（　　）。

A. 焦虑　　　　　B. 恐惧　　　　　C. 抑郁　　　　　D. 自卑

E. 悲观

8. 杨老师，女性，62岁，负责村内老年人秧歌队组织工作，近日为迎接上级领导检查，表现为经

常心烦意乱，容易激怒，并出现失眠。针对此问题，对老年人的指导错误的是(  )。

　　A. 指导其认识发病的原因　　　　　　B. 保持良好的心态

　　C. 建立规律的活动与睡眠　　　　　　D. 指导其学会自我放松

　　E. 尽早服用药物治疗

9. 张大妈，女，57 岁，为保持自己的体形，热衷于饮食、保养和身体的锻炼。她的人格类型属于(  )。

　　A. 收缩型　　　　　B. 中心型　　　　　C. 离退型　　　　　D. 坚持型

　　E. 重组型

10. 王大爷，70 岁，自退休以来整天在家看电视，很少外出，几乎不参与任何社会活动，他的人格类型属于(  )。

　　A. 重组型　　　　　B. 中心型　　　　　C. 冷漠型　　　　　D. 坚持型

　　E. 收缩型

11. 李奶奶，72 岁，丧偶 2 年，独居，不爱出门，不愿与人交往，沉默寡言，对外界动向无动于衷，有时偷偷流泪，睡眠质量差，靠催眠药维持。李奶奶的诊断可能是(  )。

　　A. 老年期焦虑　　　B. 空巢综合征　　　C. 老年期抑郁　　　D. 老年期痴呆

　　E. 老年期自闭症

(12 ~ 13 题共用题干)

王奶奶，71 岁，自去年女儿意外死亡后，对生活没有信心，内心沉重，并自觉记忆力减退，反应迟钝，伴有失眠、头痛、食欲差，与之交谈时发现主动性语言减少，自罪自责。

12. 王奶奶最可能的诊断是(  )。

　　A. 脑衰弱综合征　　B. 焦虑症　　　　　C. 抑郁症　　　　　D. 躁狂症

　　E. 老年痴呆症

13. 对王奶奶在日常生活中应特别注意避免(  )。

　　A. 伤人　　　　　　B. 出走　　　　　　C. 坠床　　　　　　D. 自杀

　　E. 药物治疗

(14 ~ 15 题共用题干)

一对教师老夫妇，其独子大学毕业后，选择在外地工作，他们出现严重的心理问题，医生诊断为孤独症。

14. 导致老年人出现上述心理问题的原因不可能是(  )。

　　A. 活动范围缩小　　　　　　　　　　　B. 空巢家庭

　　C. 离退休综合征　　　　　　　　　　　D. 性格孤僻

　　E. 智力下降

15. 想要老年人摆脱上述心理问题最重要的是要得到谁的帮助(  )。

　　A. 家庭　　　　　　B. 社会　　　　　　C. 自身　　　　　　D. 朋友

　　E. 邻居

参考答案：

　　1. E　2. D　3. A　4. D　5. A　6. B　7. A　8. E　9. A　10. C　11. C　12. C　13. D　14. E　15. A

# 第五章　老年人的日常生活护理

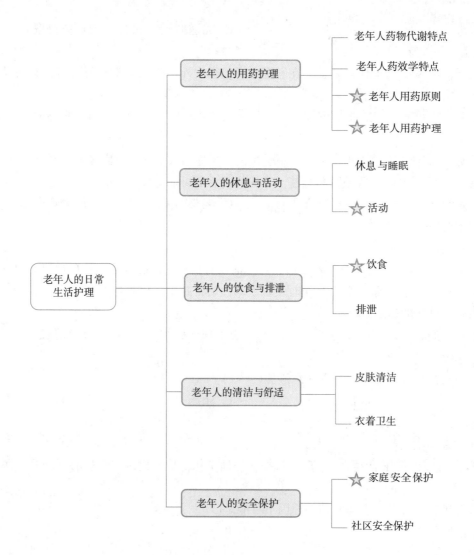

老年人的日常生活护理

- 老年人的用药护理
  - 老年人药物代谢特点
  - 老年人药效学特点
  - ☆ 老年人用药原则
  - ☆ 老年人用药护理
- 老年人的休息与活动
  - 休息与睡眠
  - ☆ 活动
- 老年人的饮食与排泄
  - ☆ 饮食
  - 排泄
- 老年人的清洁与舒适
  - 皮肤清洁
  - 衣着卫生
- 老年人的安全保护
  - ☆ 家庭安全保护
  - 社区安全保护

 学习目标

1. 掌握老年人安全用药原则；老年人营养的需求和饮食的原则；老年人活动注意事项。

2. 熟悉老年人老年人皮肤及其附属器官的改变及皮肤护理；衣着卫生与排泄的护理；居室环境调整及安排；家庭生活中老年人常见的安全问题及管理。

3. 了解老年人的社区安全保护。

4. 学会对老年人安全用药、饮食、活动的护理指导。

 课程导入

凤凰社区服务站，一位中年男子正在向护士咨询："我妈妈姓李，今年76岁，有我们兄妹三个子女，10 年前做过胆囊大部分切除手术，但她口味比较重，喜欢吃腊鸡、腊肉、红烧肉等，请问她能吃吗？她老人家平时也没有什么兴趣爱好，就喜欢打打麻将。患高血压 20 余年，一直都在吃药，平时都还好，一到节假日，尤其是过年过节的时候就不行了。因为每到这个时候她就要我们陪她打麻将，特别是过年几乎天天打到半夜 1 点，几天就会出现眼红头晕的情况，我们劝她休息，她还不乐意，往往会偷偷地多吃药，还要我们继续陪她玩，怎么办啊？"

请问：

1. 李奶奶的饮食方面应注意什么？

2. 如果你是这位护士，应如何指导李奶奶的活动和用药？

老年期是人生的特殊时期，机体的各个系统和器官随着老化的进程逐渐出现退行性改变，因老化而健康受损和患各种慢性疾病的比例增高。对老年患者我们并不只重视疾病本身，更看重老年人的机体功能方面是否健康。因此，护理人员应重视老年人日常生活护理。老年人日常生活包括用药、休息、睡眠、活动、个人卫生、饮食、排泄、安全管理等方面，护理人员应重视老年人的日常生活护理，帮助正常和患病老年人恢复和维持其生活自理能力，给予其健康生活方式的指导，提高其生活质量，使其在健康状态下独立、方便地生活。

# 第一节　老年人的用药与护理

老年人随着年龄的增长，各器官的组织结构和生理功能发生了不同程度的衰退，机体对药物的代谢能力减弱、排泄功能降低、血药浓度增高，同时患有多种慢性疾病，应用药物品种较多，并需要长期服药治疗，发生不良反应的概率相应增高。因此我们应该结合老年人的生理和病理特点，依据老年人的用药原则，指导老年人合理用药，并做好安全用药的护理，以保证老年人用药的合理性、有效性和安全性。

## 一、老年人药物代谢特点

老年药物代谢动力学（pharmacokinetics in the elderly）简称老年药动学，是研究药物在老年人体内的吸收、分布、代谢和排泄过程及药物浓度随时间变化规律的科学。老年人药物代谢改变的特点是：药代动力学过程降低；绝大多数药物的被动转运吸收不变、主动转运吸收减少；药物的代谢、排泄能力降低；药物消除半衰期延长，血药浓度增高。

### （一）药物的吸收

药物的吸收（absorption）是指药物从给药部位转运至血液的过程。老年人胃肠道和肝血流量减少，胃排空速度减慢，肠肌张力增加和活动减少，黏膜萎缩，胃酸分泌减少，导致通过主动转运机制吸收的药物减少，而通过被动扩散方式吸收的药物不变。

### （二）药物的分布

药物的分布（distribution）是指药物吸收进入体循环后向各组织器官及体液转运的过程。药物的分布不仅与药物的储存、蓄积及清除有关，而且也影响药物的效应。影响药物在体内分布的主要因素有：机体的组成成分、药物与组织和药物与血浆蛋白的结合能力等。

1. 机体组成成分的改变

（1）老年人细胞内液减少，使机体总水量减少，使水溶性药物（如乙醇、吗啡）的分布容积减少，导致血药浓度增高。

（2）老年人非脂肪成分体重降低，脂肪成分体重增加（女性尤为明显），使脂溶性药物（如地西泮、利多卡因等）在老年人组织中的分布容积增大，易在脂肪组织内蓄积，导致药物作用持续较久，半衰期延长。

（3）老年人血浆清蛋白（白蛋白）含量减少，导致与血浆清蛋白结合率高的药物（如磺胺嘧啶、苯妥英钠等）的游离型成分增加，分布容积加大，药效增强，易引起不良反应和毒性反应，尤其是几种结合型药物联合使用时。

2. 药物与血浆蛋白的结合能力　由于不同药物对血浆蛋白结合具有竞争性置换作用，从而改变其他游离型药物的作用强度和持续时间。如保泰松和水杨酸可替代甲苯磺丁脲与蛋白的结合，使甲苯磺丁脲在常用剂量下即可因游离型药物浓度增高而引起低血糖反应。

### （三）药物的代谢

药物的代谢（metabolism）是指药物在体内发生化学变化，又称生物转化。肝脏是药物代谢的主要场所。老年人由于肝实质、血液量和功能性细胞的减少，以及肝合成蛋白质的能力和药物代谢酶活性降低，肝脏代谢速度只有年轻人的65%。因此，药物代谢减慢，半衰期延长，易造成药物的蓄积。

### （四）药物的排泄

药物的排泄（excretion）是指药物在老年人体内经吸收、分布、代谢后，最后以药物原形或其代谢物的形式通过排泄器官或分泌器官排出体外的过程。肾脏是药物排泄的重要器官。老年人肾功能减退，包括肾实质和血流量减少，肾小球滤过及肾小管分泌、重吸收能力降低，这些因素均可使主要由肾以原形排出体外的药物蓄积，表现为药物排泄时间延长，清除率降低，易产生蓄积性中毒。故老年人使用经肾排泄的药物时，应注意减量，最好能监测血药浓度。

## 二、老年人药效学特点

老年人药物效应动力学（pharmacodynamics in the elderly）简称老年药效学，是研究药物对机体的作用及作用机制的科学。老年药效学改变的特点是：对大多数药物的敏感性增高，对少数药物的敏感性降低，药物耐受性减弱，药物不良反应发生率增加，用药依从性降低。

### （一）对中枢神经抑制药和镇痛药敏感性增高

老年人由于中枢神经系统功能的退行性变，对中枢神经系统抑制药如镇静催眠药、抗抑郁药的敏感性增强，药物半衰期延长，不良反应发生率增高；另外，老年人由于肝、肾解毒和排泄功能减退，对中枢性镇痛药如吗啡、哌替啶的敏感性增高。

### （二）对心血管系统药物反应的改变

老年人由于心血管系统的结构和功能发生明显改变，对洋地黄类强心药的正性肌力作用的敏感性降低，而对其毒性反应的敏感性增高，治疗安全范围缩窄，极易发生中毒反应，故用药时应注意调整剂量；另外，老年人由于血压调节功能的减退，使用降压药、利尿药、β-受体阻滞药、亚硝酸酯类及吩噻嗪类药物时，易发生直立性低血压（直立性低血压）。

### （三）其他方面

老年人使用糖皮质类激素时，不良反应发生率明显增高，较年轻人更易出现消化性溃疡、出血和骨质疏松症等；老年人对胰岛素和口服降糖药的敏感性增高，易发生低血糖反应；老年人因凝血功能减弱，对抗凝血药的敏感性增高，故用药时须减量。

老年药效学改变的另一特点是对药物的耐受性降低。具体表现如下。

1. 多药合用耐受性明显下降　老年人单一用药，耐受性较好，能发挥预期的疗效。但多药合用，老人的耐受性明显降低，易出现直立性低血压。

2. 对肝脏有损害的药物耐受性下降　老年人由于肝功能减退，对损害肝脏的药物（如利舍平、异烟肼等）耐受力降低。

3. 对排泄慢或易引起电解质紊乱的药物耐受性下降　老年人由于肾功能减退和酸碱代偿能力较差，对于排泄慢或易引起电解质紊乱药物的耐受性下降，故用药时剂量宜小，间隔时间宜长。应注意检查药物的肌酐清除率。

4. 对易引起缺氧的药物耐受性差　老年人由于循环系统、呼吸系统功能减退，应尽量避免使用此类药物。如哌替啶对呼吸有抑制作用，禁用于慢性阻塞性肺气肿、支气管哮喘、肺源性心脏病等的患者，也慎用于老年患者。

5. 对胰岛素和葡萄糖耐受力降低　老年人由于大脑耐受低血糖的能力较差，易发生低血糖昏迷。因此，应指导老年糖尿病患者和家属防治低血糖，要随身携带糖果、饼干和糖尿病卡，便于发生意外时的救治。

## 三、老年人用药原则

### （一）选择药物的基本原则

1. 做到"六先六后"

（1）先明确诊断，后用药：用药前须了解老年人的健康史，既往及目前用药情况，认真分析老年人机体的异常，是老化还是病理损害所致；确诊后，再根据用药指征选择疗效肯定、不良反应和毒性反应小的药物。

（2）先非药物疗法，后药物疗法：俗话说："是药三分毒。"所以，治疗老年人疾病时首选非药物治疗，如物理疗法、按摩、针灸、饮食疗法和心理疗法等。例如：喝姜片红糖水可治疗风寒型感冒。除急症和器质性病变外，老年人一般应尽量不使用药物。

（3）先老药，后新药：由于老年人往往没有参与新药的临床预试验，新药可能对其有意外的不良反应和毒性反应；同时，新药的应用时间较短，其远期不良反应尚未被认识，而老药通常是较安全、有效的药物。因此，中老年人患病时最好先用老药，确实需要使用新、特效药时，也要慎重。

（4）先中药，后西药：中药多属于天然药物，其毒性反应及不良反应一般比西药要小，除非是使用西药确有特效。老年人多患慢性病，一般情况下，最好是先服中药进行调理。

（5）先外用药，后内服药：为减少药物对机体的毒害，能用外用药治疗的疾病，最好不用内服药物治疗。比如皮肤病、牙龈炎、扭伤等可先用外敷药解毒、消肿。

（6）先内服药，后注射药：老年人药物代谢和排泄能力减弱，心肝肾功能减退，为安全起见，能用内服药治疗的疾病，最好不选用注射药。

2. 尽量简化用药种类、减少用量　对老年人进行药物治疗时，应抓主要问题，选主要药物治疗，尽量给予单种药物。必须联合用药时，应遵循少而精、先重急、后轻缓的基本原则，尽量选用具有兼顾治疗作用、不良反应和毒性反应相拮抗的药物，避免合用有相同作用或不良反应和毒性反应相同的药物，种类以不超过四种为宜。

3. 慎用或不用敏感药物　老年人应避免使用特别敏感的药物，如：苯二氮类、巴比妥类镇静催眠药，非甾体类解热镇痛药如吲哚美辛，抗生素中的四环素、链霉素、庆大霉素，降压药中的胍乙啶等。

4. 减少和控制服用滋补药或抗衰老药　老年人并非所有自觉症状、慢性病都需要药物治疗。如轻度消化不良、睡眠欠佳等，只要注意合理饮食，避免情绪波动均可避免用药。治疗中要根据老年人的健康状态和病情，按照辨证施补、合理配伍的原则，科学地选用滋补药、保健药。

### （二）安全用药的原则

1. 受益原则　首先要求老年人用药要有明确的指征，其次要求用药的受益/风险比值 > 1。只有治疗好处 > 风险的情况下才可用药；有适应证而用药的受益/风险比值 < 1 者，不用药，同时，选择疗效确切而毒副作用小的药物。因此老年人用药必须权衡利弊，根据病情和药物性能合理选择药物品种与给药方法，以确保用药对老年人有益。

2. 五种药物原则　许多老年人常常多病共存、多药合用。使用药物种类越多，发生毒副作用的机会越大。因此当必须用药时，应遵医嘱尽量减少用药品种，一种药物最好，若需联合用药，最好不超过 2 ~ 3 种，最多不超过 5 种，同时应注意药物的配伍禁忌。

3. 小剂量、个体化给药　由于药动学和药效学的改变，老年人使用标准剂量的药物时，效应和不良反应和毒性反应有可能增加，老年人除维生素、微量元素、消化酶类药物等可用成人剂量外，其他所有药物都应低于成人剂量。中国药典规定老年人用药量应为成人量的 3/4；老年人用药的个体差异大，有效剂量可以相差数倍甚至数十倍。所以，老年人用药剂量要准确适宜，要遵循从小剂量（成人量的 1/4 ~ 3/4）开始，然后根据临床反应调整剂量，逐渐达到适宜于个体的最佳剂量。在用药过程中不可自行加大剂量或随便增加用药次数。

4. 择时原则　根据时间生物学和时间药理学原理及疾病发作、加重与缓解的昼夜节律变化特点，选择最合适的用药时间进行治疗，以提高疗效和减少毒副作用。

5. 监测用药、密切观察和预防药物不良反应　老年人在用药过程中，要详细观察和记录用药情况，定期行实验室相关检查，以指导合理用药。对治疗量和中毒量比较接近的药品应做血药浓度监测，既保证用药疗效，又要保证用药安全。老年人用药后应密切关注有无各种不良反应，常见的不良反应有：直立性低血压、尿潴留、耳毒性、肾毒性、心律失常、低血糖反应及精神症状等。一旦出现不良反应，应及时与医生联系。

### 四、老年人用药护理

老年人由于衰老，记忆力减退，学习新事物的能力下降等因素，对药物治疗的目的、服药时间、服药方法常不能正确理解，往往影响用药的安全和药物治疗的效果。因此，指导老年人正确用药是护士的一项重要任务。

### （一）护理评估

1. 老年人的服药能力评估　老年人的服药能力包括视力、听力、理解力、阅读处理能力、打开药瓶的能力、吞咽能力、按时按量服药的能力、及时发现不良反应的能力等。通过对老年人服药能力评估，医护人员才能确定给药途径。

2. 老年人的用药史评估　老年人在用药前应详细了解其疾病状况，用药史及用药疗效，建立完整的用药记录，特别是曾经引起过敏和不良反应的药物用药要特别慎重，如对青霉素、磺胺类药过敏的人，应选用其他抗菌药物。

3. 老年人的病情及各系统老化程度评估　详细了解老年人病情轻重，有无其他并存疾病，如哮喘患者合并有高血压病史，应慎用肾上腺糖皮质激素治疗。心绞痛伴支气管哮喘的老年人，如使用普萘洛尔，可加重支气管痉挛。评估老年人各脏器的功能情况，尤其是肝、肾功能情况等，以判断药物使用的合理性。

4. 老年人用药心理社会评估 了解老年人的文化程度、饮食习惯、家庭经济状况；对当前治疗方案和护理计划的了解、认识程度和满意度及家庭的支持情况；对药物有无依赖、期望、恐惧等心理。

5. 老年人用药依从性评估 了解老年人有无固执己见和对用药的偏见。评估服用药量有无过大或过小情况，是否存在不规则服药、停药太快或擅自停药，服用处方药是否擅自合并使用非处方药或违禁药、是否存在不节制烟酒等。

（二）护理措施

1. 指导严格遵医嘱合理用药 按医生医嘱规定的药物、剂量、用法、疗程给药，不可擅自增减药量或停药等。鼓励老年人首选非药物性措施，包括物理疗法、饮食疗法和心理疗法等，将药物中毒的危险性降至最低，有用药指征时才用药，一种药物能解决的就不用两种药物。加强老年人用药的健康教育。

2. 加强给药指导 向老年人解释用药的必要性、药名、用药方式、药物剂量、药物的作用、不良反应和期限等。必要时，以书面的方式，在药袋上用醒目的颜色标明用药的注意事项。在服药期间一旦出现异常症状应立即停止用药，保存残药，到医院就诊。长期用药者不宜随意停药，避免出现耐药性或撤药综合征。长期服用多种药物的老年人，可能会导致机体发生不良反应，甚至影响肝、肾功能，长期用药的老年人应定期到医院体格检查，及时发现问题，并在医生指导下调整治疗。

3. 注意药物配伍禁忌 注意药物的相互作用与禁忌，注意药物与食物之间的相互关系，防止降低药效，预防药物过敏。

4. 指导正确用药

（1）指导服药体位：指导老人服药以站立或端坐位，以利于药物的吞服，服药后不宜立即卧床，可在服后5min后再平卧。在使用可能发生直立性低血压的药物时，应告知老人或家庭照顾者可能发生的后果，用药后不宜远距离活动，自觉不适应立即卧床休息，防止意外的发生。

（2）指导选择正确送服液体：口服药送服液体选择宜用大量温开水送服，饮水量不足不利于药物在体内的吸收和排泄，某些药物还可形成结晶，如磺胺类药物结晶析出引起肾小管堵塞，出现管型尿、血尿。发热的患者服用退热药后饮水也不宜过少，饮水不足不利于发汗退热，多饮水也可防止由于出汗过多引起虚脱的潜在危险。有些药物不宜用热水送服，如多酶片、酵母片等，因酶遇热凝固变性使药效降低。勿用茶水或饮料送服药物，茶水或饮料中的成分会干扰或对抗药物疗效，甚至增加药物的不良反应，如服用铁剂时，茶叶中的鞣酸与铁剂结合，形成难溶性铁盐，妨碍吸收；某些果汁饮料与磺胺类药物同时服用，影响药物排泄。

（3）指导块状药物正确服用方式：老年人用药的量较多，药片应分次吞服。有的药物体积大和质地较硬，在不影响药效的情况下，可将药片切割成小块后可予服用，避免老人发生哽噎。硝酸甘油不可吞服；控释片、缓释片以及肠溶片不宜掰碎后服。

（4）指导正确注射方法：老年人皮下注射胰岛素，注意选择注射部位，观察注射部位的情况，避免在瘫痪肢体注射；住院的患者要告知患者或其家属不要擅自调节输液速度。另外，老年人血管脆性大，输液给药时应严密观察局部情况，防止刺激性药物外渗造成组织损伤、坏死。

（5）指导正确保管药物：服用药物应放在固定的药柜并定期整理；内服药与外服药分开；防止药物变潮、变质、冰箱内冷藏保存；药物标签要清晰，所有药物应保存原始外包装。对生活不能自理的老年人或有记忆力、理解力障碍的老年人药物的使用，应将药物从包装袋或药瓶中取出分次摆药，做好给药标记，如将早、中、晚服用的药物分别放于红、黄、绿色标记的小药杯中，每次用药后家人应检查药物是否确实已经服用。所有药品不能放在老年人、小孩能轻易拿到的地方。过期药物疗效减低，甚至对人体有害，须全部弃去。

（6）指导特殊患者给药：患有面部肌肉麻痹的老年人口腔内可能残留药物，服药后应让老年人张口以确认有无残留。患脑血管疾病的老年人多有患肢瘫痪、手指颤抖、吞咽困难等症状，用药应由家人协助，平时可协助锻炼老年人的肢体功能，练习自己从药袋取药，以至恢复自主服药。

（7）指导老年人掌握常用药物的注意事项：①降压药物：降压药是老年人常用药物之一。老年人在选择降压药时，应选择比较温和的降压药物，药量也常规量减少，降压要适度，一般以维持收缩压在140～150 mmHg，舒张压 <90 mmHg，但不低于 65～70 mmHg。合并糖尿病或肾病的高血压患者，血压应控制在 130/80 mmHg。防止因降压过低、过快而引起心、脑、肾的缺血；同时应监测 24 h 动态血压，以确定最佳的用药剂量和服药时间；②抗生素：老年人在服用抗生素时，应注意其剂量和疗程，以免引发肠道菌群失调等问题；③胰岛素：老年人在服用胰岛素过程中，由于肝功能衰退，对胰岛素的灭活能力降低，从而使胰岛素作用时间延长，容易发生低血糖反应。因此，老年糖尿病患者在应用胰岛素时，应注意监测自身血糖、尿糖的变化，及时调整胰岛素的用量，以免发生低血糖；④解热镇痛类药：老年人由于对解热镇痛类药的作用比较敏感，在服用时宜采用小剂量；同时注意监测，避免诱发消化道出血；⑤镇静催眠药：老年人在服用镇静催眠药时，应注意采用小剂量，且最好几种镇静催眠药交替服用；长期服用镇静催眠药的老年人不宜突然停药，以免出现失眠、兴奋、抑郁等问题。

总之，老年人用药，要周密考虑年龄、体质以及各项生理功能，结合药理学、生物化学、药物动力学和病理生理的相互关系，准确选用药品、剂量、用法、疗程，以不断提高用药的有效性和安全性，避免由于用药不当所致的药物不良反应和药源性疾病。

 **知识链接**

**老年人常用药物的最佳用药时间**

| 药物名称 | 用药时间 |
| --- | --- |
| 降压药 | 治疗非杓型高血压应在早、晚分别服用长效降压药<br>治疗杓型高血压应在早晨服用长效降压药 |
| 抗心绞痛药 | 治疗变异型心绞痛主张睡前用长效钙拮抗剂<br>治疗劳力型心绞痛应早晨用长效硝酸盐、β-受体阻滞剂及钙拮抗剂 |
| 降糖药 | 格列本脲、格列喹酮在饭前半小时用药<br>二甲双胍应在饭后用药<br>阿卡波糖与食物同服 |
| 利尿药 | 氢氯噻嗪应在早晨用药 |
| 铁剂 | 晚餐后半小时服用 |
| 阿司匹林 | 早餐后服用 |
| 平喘药 | 睡前服用 |
| 强心苷类 | 地高辛上午 8：00～10：00 时服用 |

# 第二节　老年人的休息与活动

休息可使机体的体能、智能过度消耗得到补充和恢复。休息方式多种多样，其中睡眠是最根本也是最重要的休息方式，是休息的继续。休息是指一段时间内相对减少活动，使身体各部分放松，处于良好心理状态的过程。休息并不意味着不活动，有时变换一种活动方式也是休息，如看书、看电视坐久了，站立活动一下或外出散步也是休息；长时间做家务后，听音乐、唱唱歌、下盘棋等也是休息。活动对机体各个系统功能都有促进作用，可调动机体处于相对稳定的平衡状态，加强智能和体能的锻炼，对预防身心疾病的发生和发展有着重要的意义。

## 一、休息与睡眠

### （一）老年人休息的特点

老年人需要较多的休息，并注意以下四点：①要保证休息的质量，有效的休息，应满足充足的睡眠、心理的放松、生理的舒适；②要尽可能地调整休息方式，减少长时间卧床，长时间卧床会导致运动系统障碍，以及压疮、静脉血栓、肺炎等；③要注意预防直立性低血压或跌倒等意外的发生，老年人在改变体位时，要注意预防直立性低血压或跌倒等意外的发生，如坚持起床的三个半分钟，醒后不要马上起床，床上躺半分钟，坐半分钟，双腿在床沿半分钟；④要掌握休息时间，看书或看电视是一种休息，但不宜时间过长，一般不超过 4 h，并在其过程中需要不时变换体位，或卧床休息或站立活动片刻，或举目远眺或闭目养神。看电视不应过近，避免光线刺激引起眼睛疲劳，看电视的角度也要合适，不宜过偏或过高，亮度不宜过强或过暗。对于患心脑血管疾病或患高血压病的老年人，不宜观看过于惊险、悲伤等刺激性强的影片。

### （二）老年人睡眠的特点

老年人大脑皮质功能减退、体力活动减少导致睡眠时间也随之减少，一般每天 6 h 左右；入睡困难、觉醒次数和时间增加，深睡眠明显减少；睡眠质量差可引起失眠。

### （三）老年人睡眠的护理

日常生活中采取以下措施来改善老人的睡眠质量：①找出影响睡眠质量的原因并处理；②提供睡眠舒适、安静的环境，调整卧室光线和温度，保持床褥干净整洁；③帮助老人养成良好的睡眠习惯，提倡早睡早起、午睡的习惯。限制白天睡眠时间在 1 h 左右，并缩短卧床时间以保证夜间睡眠质量；④指导老年人晚餐不能吃得过饱，睡觉前不饮咖啡、浓茶、酒或大量水，并提醒老人睡前如厕以免夜尿增多而干扰睡眠；⑤避免情绪对老年人睡眠的影响，有些可能造成情绪波动的事情不宜晚间告诉老人；⑥向老人宣传规律活动锻炼对减少应激和促进睡眠的重要性，鼓励其参加力所能及的活动；⑦睡前不做剧烈运动，不看刺激性的电视以免兴奋过度；⑧严重的失眠要遵医嘱应用安眠药，注意不宜长期服用。

## 二、活动

生命在于运动，活动是人的基本需要之一，是人体维持身心健康的最基本条件。老年人的活动种类有 4 种，即日常生活活动、职业活动、娱乐活动和运动锻炼。日常生活活动是最基本的活动，如洗衣服、打扫房间、沐浴、栽花养鸟等。职业活动是指发挥余热并可获取报酬。娱乐活动包括琴棋书画、唱歌跳舞等。运动锻炼是指体育运动。各种活动锻炼既可以增进老年人各系统功能，还可提高其自信心和自我认同感。

### （一）活动锻炼的意义及重要性

选择适合老年人活动的方式，协助老年人安全、自主地活动锻炼，是日常生活护理的重要课题。其意义及重要性在于以下几点。

1. 促使神经系统兴奋　活动锻炼可以使神经系统通过肌肉活动的刺激，协调大脑皮质兴奋和抑制过程，促进细胞的供氧能力。特别是对脑力工作者，活动可以促进智能的发挥，有助于休息和睡眠，同时解除大脑疲劳。

2. 增加血液循环　活动锻炼可以促进血液循环，使血流速度加快，心排血量增加，心肌收缩能力增强，改善心肌缺氧状况，促进冠状动脉侧支循环。另外，活动可以降低血胆固醇含量，促进脂肪代谢，预防和延缓老年心血管疾病的发生和发展。

3. 提高肺活量　活动可提高胸廓活动度，改善肺功能，使更多的氧进入机体与组织交换，保证脏器和组织的供氧量。

4. 促进消化系统的功能　活动可促进消化系统胃肠蠕动，预防便秘，消化液分泌增加，有利于消化和吸收，促进机体新陈代谢，改善肝、肾功能。

5. 促使老年人肌肉有力、骨骼系统骨质密度增厚　活动可使老年人肌肉骨骼系统骨质密度增厚，韧性及弹性增加，延缓骨质疏松，加固关节，增加关节灵活性，预防和减少老年性关节炎的发生。活动又可使肌肉纤维变粗，坚韧有力，增加肌肉运动耐力和灵活性。

6. 以增强机体的免疫功能　对于患糖尿病的老年人来说，活动是维持正常血糖的必要条件。另外，活动还可以调动积极的情绪，改善抑郁、焦虑症状，增强幸福感。

总之，活动锻炼对机体各个系统的功能都有促进作用，有利于智能和体能的健康，并能预防心身疾病的发生，对多种慢性病有辅助治疗作用。

### （二）老年人的运动处方

运动处方是医务工作者对从事体育锻炼者或患者，按其健康、体力以及心血管功能状况，用处方的形式规定运动种类、运动强度、运动时间及运动频率，提出运动中的注意事项。老年人运动处方是指导老年人有目的、有计划和科学地运动锻炼的一种方法。

1. 运动种类、时间、场地　应根据自己的身体状况、所具备的条件，选择适合自己的运动种类、时间、场地。一般而言，老年人宜选择肌肉等张收缩，大肌群、多集群的有氧运动。比较适合老年人锻炼的项目有散步、慢跑、体操、游泳、快步走、舞蹈、太极拳与气功、登山、爬楼梯、骑自行车以及某些球类项目；运动场地尽可能选择空气新鲜、安静清幽的公园、操场、庭院、海滨、湖畔、疗养院（所）等地。

2. 运动时间及频率　老年人应避开晨起锻炼，尤其冬天，晨起时空气寒冷，容易诱发呼吸系统和循环系统疾病，甚至增加猝死的危险。最佳运动时间为每天 9：00～11：00 和 15：00～17：00。运动时间以每日 1～2 次、每次 30 min 为宜，每周 3～4 d。每日运动的总时间不超过 2 h，并注意中间休息，活动后休息 30 min，才能用餐；饭后则休息 1.5 h 以上才能活动；为避免活动后兴奋影响睡眠，临睡前 2 h 结束活动。

3. 运动强度　老年人运动强度应为最大耗氧量的 60%～80%。最大心肌耗氧量≈动脉收缩压×心率。运动强度过小，锻炼效果不佳，运动强度过大则易造成运动损伤。

4. 运动监护　运动自我监护最简易的办法是监测运动后心率。运动后最适宜心率（次/分）＝170－年龄。要注意的是计算运动时心率应采用运动后即刻 10 s 心率乘以 6 的方法，而不能测量 1 min，否则影响结果真实性。观察运动量是否适当的方法还有：①运动后的心率达到最宜心率；②运动结束后在 3 min 内心率恢复到运动前水平，表明运动量较小，应加大运动量；在 3～5 min 之内恢复到运动前水平表明运动适宜；而在 10 min 以上才能恢复者，则表明运动量太大，应减少运动量。以上监测方法还要结合自我感觉综合判断。

### （三）老年人常用的健身方法

1. 散步　最适合老年人的运动。经常散步调节大脑皮质的功能，改善呼吸、消化和心脏功能，增强腰腿肌力。散步最好在有绿色植物生长的环境中进行，温湿度适宜，空气新鲜，氧气充足。每日步行

30～60 min，每分钟 80～90 步。步行过程中，应注意使自己脉搏保持在 110～120 次/min，自我感觉良好为宜。老年人可根据自己的体质和适应能力选择适当的运动量。

2. 慢跑 慢跑可以增强心肺功能，还可以降低体重，改善脂质代谢，降低胆固醇，预防动脉硬化，可防治高脂血症和肥胖症。跑步结束后，应缓慢步行或原地踏步做整理动作，再逐渐恢复到安静状态，使老人慢慢适应。慢跑距离可从 50 m 左右开始，根据耐受情况逐渐延长。一般要根据老人各自的体质和健康程度而定。

3. 游泳 游泳的姿势不限，但速度不宜过快、时间不宜过长。一般而言，以每日 1 次或每周 3～4 次、每次游程不超过 500 m 为宜。参加游泳锻炼时应注意：游泳前做好准备活动；水温不宜过低；游泳过程中，若感到不适，如头晕、恶心等，应暂停游泳；患有严重心血管疾病、皮肤病及传染病的老年人不宜参加游泳锻炼。

4. 太极拳 经常练太极拳可调节中枢神经系统的活动，增加动作的协调性，改善心肺功能。练太极拳要持之以恒，早、晚各 1 次。太极拳可以调节老年人的心境，长期坚持具有祛病延年的作用。

5. 医疗体操 即用适当的体育活动来治疗疾病、恢复功能的一种康复手段。除药物治疗外，医疗体操是一种有效的治疗方法，可明显减轻症状。高血压、冠心病、慢性气管炎、胃肠病、肩周炎等慢性疾病均有相应的医疗体操。

6. 球类运动 球类运动是有趣的健身运动。它可以锻炼肌肉关节的力量，调节大脑皮质的兴奋性及小脑的灵活性和协调性。球类运动还是一个集体运动项目，因此，可增进老年人的人际关系，减轻老年人的孤独与寂寞。

### （四）老年人活动注意事项

对于老年人来说衰老是一个逐步来临的客观现实，即使是身体健康的老年人，其活动的程度也应有所控制，应注意以下事项。

1. 避免剧烈竞赛性运动 不论参加哪些项目运动，重在参与、健身，不能争强好胜，与别人争高低，否则激烈竞赛如足球、摔跤等，不仅体力承受不了，而且还会因易碰撞、跌倒、激动，极易发生意外。

2. 避免危险动作 如快速变换体位、头部位置变动（如前俯后仰、侧倒旁弯、各种翻滚、头低脚高、倒立等）、晃摆旋转（如溜冰、荡秋千、弹跳板等）、负重屏气（如举重、拔河、硬气功、引体向上、爬绳等）、跳跃、冲刺等。

3. 重视运动准备和整理运动 机体从安静状态进入到运动状态有个适应过程，运动准备可防止运动时发生心血管意外、骨关节损伤等。机体从运动状态转入静止状态有个调节过程，整理运动可防止出现心、脑供血不足，又可加速乳酸清除，促进疲劳恢复。因此，活动之前应该做热身运动，至少 10 min，以减少肌肉系统受伤的概率；运动后则应慢慢减缓再停止，不可立刻停止。

4. 运动禁忌 发热、感冒、自觉疲劳、彻夜失眠、眩晕、头晕、脏器功能失代偿，以及一切疾病急性期都不宜运动。

5. 参加特殊活动应有专人照顾 如外出旅游和集体活动时，应有专职保健医生陪同。

6. 体力劳动不能完全取代活动锻炼。

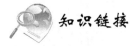 **知识链接**

**老年人的活动量**

老年人的活动量与活动种类以及强度应根据个人的能力及身体状况来选择，有学者认为：每天活动所消耗的能量如果在 4180 kJ（1000 kcal）以上，可以预防某些疾病，达到强身健体的作用。老年人的活动量参考：可消耗 335 kJ（80 kcal）能量的活动有：①体操 20～30 min、沐浴 20～30 min、大扫除 20 min、投球 10 min、洗衣服 50 min、爬楼梯 5～10 min；②跳绳 10～15 min、跑步 10～15 min、读书 6 h、写作 40～50 min、游泳 5 min。

# 第三节　老年人的饮食与排泄

## 一、饮食

营养是维持生命的基本保障，是促进、维护、恢复健康的基本手段。老年人必须针对其特殊需求，全面、适量、均衡地摄入营养，以延缓衰老、抵抗疾病、维护健康。

### （一）营养需求

1. 碳水化合物　随着体力活动的减少和代谢活动的降低，老年人热能的消耗也相应减少。联合国粮农组织和世界卫生组织能量和蛋白质需要量联合委员会推荐：以 20～39 岁男子和女子能量为基础，60～69 岁者减少 20%，70 岁以上者减少 30%。

2. 蛋白质　由于老年人的体内代谢以分解代谢为主，蛋白质的吸收利用率又低，体内蛋白质储备量减少，故老年人须摄入较为丰富和优质的蛋白质。其摄入标准应略高于成年人，即每天的摄入量为 1.0～1.2g/kg。我国营养学会推荐，老年人每日膳食中需供给蛋白质 70g。蛋白质供给的热能占到总热能的 15%。优质蛋白质（包括来自动物性食物和豆类者）应占蛋白质总量的 50% 以上，可由鱼、瘦肉、禽、蛋、奶、大豆蛋白等供应。对于肝肾功能不全的老年人，豆类蛋白质的摄入应控制在蛋白质摄入总量的 1/3 以下。

3. 脂肪　脂肪不仅是高能量物质，还可增进菜肴的色、香、味，以促进食欲。脂肪还是维生素 A、维生素 D、维生素 E、维生素 K 及胡萝卜素等营养素的溶剂。但老年人胆汁酸分泌减少、脂酶活性降低，对脂肪的消化功能下降。由脂肪供给能量应占总热能的 20%～30%，膳食脂肪中饱和脂肪酸、单不饱和脂肪酸和多不饱和脂肪酸的比例以 1:1:1 或 1:1.5:1 为宜。

4. 糖类　由糖类供给能量应占总热能的 55%～60%。分为可被人体消化、吸收并利用的糖类和不被人体消化、吸收，但对人体有益的膳食纤维。摄入的糖类以多糖为好，如谷类、薯类等含较丰富的淀粉。不宜摄入过多单、双糖（主要是蔗糖，如白糖、红糖、砂糖），能诱发龋齿、心血管疾病与糖尿病。

5. 维生素和膳食纤维　蔬菜、水果中含有丰富的维生素，薯类中也有丰富的维生素。维生素 C、维生素 E 和胡萝卜素与抗衰老有关。维生素 A、维生素 $B_6$ 和叶酸也与延缓衰老有关。维生素 A 可以提高免疫功能，维生素 $B_6$ 和叶酸缺乏也可使免疫功能降低。这三种维生素摄入量充足时免疫能力可增强，因而可能延缓衰老。每天食用 5 种蔬菜、薯类（500g）、水果（100g）将能满足老年人对多种维生素和膳食纤维的需要。

6. 钙与微量元素　钙对老年人很重要，每天应摄入 800mg。老年人最好要养成喝牛奶的习惯，奶类食品是钙的最好来源，其次是豆类及其制品。必需微量元素如硒和锌都有抗自由基氧化的作用，可以延缓衰老。某些微量元素，如锌、铬对维持正常糖代谢有重要作用。

7. 水和电解质　水是维持生命最重要的营养物质，约占老年人体重的 45%。水可保持肾脏对代谢产物的清除功能。钠的摄入量与高血压呈正相关，而钾与钠有拮抗作用。健康老年人每日的食盐摄入量不宜超过 6g，高血压、冠心病患者不宜超过 5g。

（二）饮食原则

1. 注重营养搭配合理 老年人易患消化、心血管及运动系统疾病。营养素的比例要适合老年人的生理特点。在保证营养的基础上，要限制热量，力求清淡。做到"三低"，即低钠、低脂、低糖。补充足够优质蛋白质、丰富维生素、适量膳食纤维和适量含钙、铁等微量元素的食物。

2. 进软食及易消化食物 老年人消化功能减退、牙齿松动或脱落，咀嚼能力下降，故选择食物以易咀嚼、软及易消化为主，如牛奶、豆浆、稠稀饭，鲜嫩的瓜果和蔬菜可以加工成菜泥、菜汁等，肉可做成肉沫。烹调时注意色、香、味俱全。

3. 遵守饮食注意事项 老年人的消化功能降低，但对温度较敏感，食物过冷或过热都会刺激消化道黏膜，进而影响营养素的消化和吸收。因此，老年人饮食比一般人饮食要偏热些，但避免过烫食物。冬季可适当进补，如狗肉和羊肉等。少吃辛辣生冷食物。饮食忌过咸，以免加重肾的负担。少食油炸、干硬食品。不吃熏烤、腌渍食物。

4. 养成良好饮食习惯 饮食要节制、有规律，少食多餐，定时定量，做到"早吃好、中吃饱、晚吃少"的原则，早餐占全天总热量的30%，午餐占40%，晚餐占30%。

5. 严格饮食卫生 做好食物和餐具的卫生。老年人因视觉、味觉、嗅觉功能下降，对食物变质的判断能力有偏差，所以要注意食用新鲜的食物，避免食用隔顿、隔夜或未充分加热的食物。坚决不食过期和变质食品。

（三）饮食指导

1. 膳食选择 在选择食物时，应考虑老年人的食欲、饮食习惯、咀嚼功能、消化吸收功能以及所患疾病对营养和各种食物成分的特殊需求。

消化不良或咀嚼功能差的老年人，可选择软、烂、碎、糊状的食物。主食如烂饭、粥、面条、面包、发糕。蔬菜适当切碎煮烂，土豆做成泥状，鱼、虾切成小薄片或做成羹，肉类剁成肉泥，蛋类可蒸蛋羹。一日三餐的量可酌情减少而在两餐之间增加两次点心，以牛奶、豆浆、藕粉，再配以少量饼干、蛋糕等为宜。

病情较重且食欲不振的老年人，可给予流质饮食，少量多餐。每2 h 1次，每次量为200 ml，选择营养价值高的食物，如蛋汤、鸡汤或肉汤、鲜橘汁、牛奶、豆浆、藕粉、麦乳精等。但是流质供给的热量及营养成分相对不足，不宜长期食用。

2. 食物烹调 食物加工应细、软、松，既给牙齿咀嚼的机会，又便于消化；烹调宜采用烩、蒸、煮、炖、煨等方式，应注意色、香、味，既易消化又促进食欲；同时，注意烹调的时间和温度。

3. 饮食清淡 患有急性病时宜素食、少食，因为此时各种消化酶的活性也受到影响。例如，发热体温升高，消化酶受抑制，在体温正常后消化酶的活动才趋于正常。在气温特别高的暑热季节宜食清淡食物，可饮用绿豆汤、酸梅汤等清凉解暑饮料。

4. 特殊老人的饮食护理

（1）卧床老年人：①介绍菜谱使老年人增强食欲，并且让老年人亲眼确认食物；②确认老年人最想吃的食物，主食、菜、汤等食物交替吃，使各种食物同时吃完；③掌握老年人进食的速度，取食物送入老年人口中的动作尽量在老年人的视野内进行；④不要让筷子或者勺子碰到老年人的牙齿或牙龈上；⑤确认老年人将食物咽下去之后再接着喂食；⑥尽量不要将食物混在一起，让老年人一种一种地吃，以了解食物的味道；⑦如果进餐过程中发生呛噎，休息片刻再吃；⑧有吸食能力的老年人使用吸管，无吸食能力的老年人用勺子或者长嘴壶喂水。喂水时将吸管或者勺子放在老年人的嘴角，放在嘴唇中央容易噎呛。摄取流质时如将空气一起吸入可引起腹部胀气，因此，应注意避免吸入空气。每种食物应分别使用不同的吸管。

（2）偏瘫老年人：①避免口内积攒食物，每次送入口内的食物不宜过多；②食物应从没有麻痹的一侧送入口中。

（3）视觉有障碍的老年人：①食物的摆放位置告诉老年人；②从斜后方用手引导老年人触摸餐具的性状及摆放位置的同时，为老年人详细讲述食物的种类。将食物摆放位置作为一个时钟来考虑，例如，像"在12点的方向有汤"这样的说明方法能够让老年人更容易理解；③为了避免老年人烫伤，护士应先测试食物的温度。

（4）咀嚼有障碍的老年人：①在烹饪时采用切小块、研碎、切人花刀等方法使食物尽量煮烂；②对于端上来的食物如果老年人身体情况不允许，护士应将食物切成容易入口的大小，如果有鱼类食物应将鱼刺剔去后放入盘中；③提醒老年人小口、慢食。

（5）痴呆的老年人：①每次在同一时间，同一地点，使用同一种餐具进餐；②误入口中产生危险的物品，整理到老年人拿不到的地方；③因为老年人有过量饮食的倾向，因此应采取少食多餐的方法；④老年人吃完饭后还要求进食时，应采取分散老年人注意力的方法。比如，一起出去散步，设计喝茶时间等。

## 二、排泄

排泄过程是维持健康和生命的必要条件，而排泄行为的自立则是保持人类尊严和社会自立的重要条件。但老年人随着年龄的不断增长，机体调节功能逐渐减退，自理能力降低，或者因疾病导致排泄功能的异常，出现尿急、尿频、尿潴留、腹泻、便秘，甚至大小便失禁等现象。排泄问题可以说是机体老化过程中无法避免的，常对老年人的身心健康、生活质量产生极大的影响。因此，排泄是老年人日常生活护理的重要内容（老年人排泄的护理措施详见第六章相关内容）。

知识链接

**反流性食管炎的病理改变**

有反流性食管炎的胃食管反流病患者，内镜下食管黏膜损害表现为充血水肿、糜烂、溃疡、瘢痕狭窄，病变主要在食管下段，其病理组织学改变为：①复层鳞状上皮细胞增生；②黏膜固有层乳头向上皮腔面延长；③固有层内中性粒细胞浸润；④糜烂溃疡；⑤胃食管连接处以上出现Barrett食管改变。

# 第四节　老年人的清洁与舒适

皮肤是人体最大的器官，有其特殊的生理功能。经过几十年的外界刺激，人体的皮肤逐渐老化，生理功能和抵抗力下降，皮肤疾病也逐渐增多。因此老年人要保持皮肤清洁，讲究衣着卫生，做好皮肤护理。

## 一、皮肤清洁

### （一）老年人皮肤及其附属器官的改变

1. 皮肤　老年人皮层变薄，表皮更换率从31～90岁减少达30%～50%。由于表皮和真皮间的接触面积大大减少，严重影响表皮的营养供应，使表皮的机械性屏障和免疫功能受损。

2. 附属器官

（1）腺体：汗腺数量减少、汗液分泌减少，皮肤血管减少，使皮肤的排泄功能和调节体温的功能下降；皮脂腺萎缩，皮脂分泌减少使皮肤表面干燥、出现皮屑脱落。

（2）神经：对外部环境的感受器减少，对冷、热、痛等不良刺激感觉反应迟钝。

（3）毛发和指、趾甲：毛发生长周期缩短，再生能力下降，头发变稀少、灰白。指、趾甲的生长变缓、变厚，无光泽，易受真菌感染。

（4）血液循环：皮下毛细血管减少，血流减缓，血供减少，皮肤损伤后的修复时间延长。

（5）脂肪组织：皮下脂肪减少、皱缩增加，结缔组织间隔萎缩，形成皱纹。

### （二）老年人的皮肤护理

1. 合理营养　老年人除生理活动需要的营养外，应根据老年人的皮肤干燥、易破损、皲裂的特点，适当调整饮食，多进食蔬菜和水果。

（1）多摄取维生素 A：应多选食黄色、橘色和红色蔬菜、水果，从中摄取维生素 A 来代替胡萝卜素。也可适当增加动物肝脏、鸡蛋的摄入。

（2）补充 B 族维生素：皮肤黏膜破溃、糜烂的老年人，应多食豆类等含 B 族维生素的食物。

（3）避免刺激性食品：有皮肤瘙痒症的老年人，予以对症治疗，应避免酒、葱、蒜、姜、辣椒等有刺激性的食品。

（4）补充维生素 D 促进钙吸收：老年人由于消化系统功能下降，对钙的吸收、利用下降，易发生骨质疏松，因而应从饮食上调节，宜选食蛋类、奶类和适量的动物肝脏，以补充维生素 D 促进老年人对钙的吸收。

（5）增加富含胶原蛋白的食物：冬令季节，老年人的皮肤尤其干燥，容易皲裂，可适当增加含胶原蛋白丰富的猪蹄、猪皮、木耳、鸡翅、鱼皮等食品。

2. 良好环境　不利的环境可引起老年人皮肤损伤，应注重环境的调节，保持室内空气新鲜，适宜的温、湿度，室外活动应选择风和日丽的天气，并做好适当的防护措施。

3. 皮肤的清洁　老年人沐浴应注意以下几点。

（1）定期洗浴：冬季每周沐浴 2 次，夏季每天 1 次。关注腋下、肛门、外阴和乳房下等皱褶部位，用温水清洗。

（2）干燥季节浴后，应涂搽护肤品：在冬季，有手、足皲裂的老年人可在沐浴后涂上护手、护足霜，再穿戴上棉质手套、袜子一晚上或 1 ~ 2 h，可有效改善皲裂状况；皮肤瘙痒时，应避免过频地洗澡，尽量避免搔抓或烫洗等强刺激，以免皮肤破损而诱发感染。

（3）选择合适的清洁用品：浴用的毛巾应柔软，防损伤皮肤。老年人皮肤干燥、萎缩变薄，用尼龙巾搓洗易损伤皮肤，引起毛囊炎、疖肿等感染性皮肤病。宜用弱酸性硼酸皂、羊脂香皂，避免使用碱性肥皂。

（4）洗澡时间不宜过长：长时间把全身浸泡在热水中会引起全身体表皮肤的血管扩张，皮肤血流量增多，使血液分布集中在体表，而脑组织的血流量相对减少，会引起头晕、目眩、胸闷晕厥等意外，尤其患有动脉血管硬化的老年人。沐浴时间以不超过 20 min 为宜。

（5）饭后不宜立即洗澡：饭后胃肠黏膜血管扩张，血液分布集中在内脏胃肠，而脑组织血流相对减少，老年人此时往往会有倦怠欲睡感，加上表皮血管扩张，若此时立即洗澡，会加重脑组织的供血不足，从而发生晕厥，所以老年人应在饭后 1 h 后洗澡为宜，并应在洗热澡前喝一杯温开水。

（6）洗澡水不宜过热：老年人用热水淋浴，水温要适宜，建议沐浴的室温调节在 22 ~ 26℃，水温 40 ~ 45℃。有些老年人因为皮肤痒，往往用过热的水烫洗皮肤来止痒，这样会加重皮肤干燥，甚至诱发老年红皮病的发生。

（7）家中洗澡不宜锁住浴室门：老年人手脚不灵活，行动笨拙，在浴室洗澡时容易摔倒或晕厥，锁住浴室的门，发生意外不能及时得到救助。

（8）不宜空腹洗澡：用浴池时全身在热水中，因体表血管扩张，血液循环加速，体内新陈代谢增加、老年人在空腹尤其是饥饿时洗澡，会引起出汗过多、血糖及血压降低，表现为头晕、心慌、四肢软弱无力等现象。

（9）患慢性病的老年人不宜单独洗澡：患高血压、心脏病、糖尿病的老年人，洗澡时容易生意外、最好由专人陪护洗澡。

4. 头发护理　老年人发质较脆弱，稀松易脱落，每日用木质或牛角梳梳理头发，每日 3 次，每次不少于 30 下，可刺激头皮血液循环。根据自身特点定期洗发，干性头发可每周清洗 1 次，油性头发则可每周清洗 2 次。有条件者可根据自身头皮性质选择合适的洗发、护发用品。如皮脂分泌较多者可用温水或中性肥皂洗头，头皮和头发干燥者洗发次数不宜过于频繁，可用含脂皂清洗。对卧床不起的老年人可给予床上洗发。

5. 足部护理　老年人足部注意保暖与清洁，鞋子大小适宜。每晚用热水浸泡双足，以促进血液循环及睡眠。每晚热水泡双足后用磨石板去除过厚的角化层，再涂护足霜，避免足部皲裂。定期修剪趾甲，视力欠佳者可用带放大镜的指甲剪。有糖尿病的老人更要加强足部护理。

## 二、衣着卫生

得体的穿着有利于增进老年人社交信心，因此，老年人衣着以舒适、端庄、合体为原则。

1. 着装的社会性　尊重老年人习惯的基础上，注意服装款式要适合老年人参与社交活动；应鼓励老年人穿色彩明快的衣服，或根据个性选择色彩柔和的色调。

2. 布料的质地好　老年人的服装面料最好具有柔软、光滑、吸湿性能强、通气性好的特点，以纯棉、麻、丝织品为首选，尤其是内衣。

3. 容易穿脱的服装款式　款式要符合容易穿脱、不妨碍活动、宽松、便于变换体位的特点。衣服纽扣不宜过小，方便系扣。

4. 注意衣着的安全性与舒适　①衣服的大小要合适，避免衣服过小或过大，以免影响血液循环或产生安全隐患；②老年人血液循环较差，要注意下肢保暖。鞋的质地应松、软、舒适，冬鞋保暖性能要好；袜子应选择棉质的松口袜；③内衣裤、袜子要及时更换，尽量在日光下曝晒，利用紫外线的杀菌作用；④帽子可起到保暖及防暑作用，夏季可用大檐帽遮阳，冬季宜戴毛织帽以防体温从头部流失。

# 第五节　老年人的安全保护

老年人的安全保护主要以老年人周边环境为出发点，从老年人的衣着、床单位、室内、室外等方面尽量去除妨碍生活行为的因素，或调整环境使其能补偿机体缺损的功能，促进生活质量的提高。

## 一、家庭安全保护

### （一）居室环境调整及安排

国内外研究均已表明老年人的居室环境安排对健康和长寿有一定的影响。据国外统计，在自己家中或居室内发生意外死亡的人数要比交通事故造成的死亡人数多，特别是高龄的意外有 90% 是与居住环境引起的摔倒、跌伤、坠落等有关，其中在卫生间中发生率最高。因此老年人的居室环境应从"健康、安全、便利、整洁"四个方面进行考虑。

1. **房屋**　老年人应有自己的居室，且有良好的朝向和宽阔的空间，采光好，居室房门须适当加宽，便于轮椅进出，满足护理需求，保证急救需要，担架能够方便进出，不设置门槛，地面无高度差；门窗、墙壁隔音要好，以免外界噪声给人体造成不良影响，噪声强度以30~40 dB为宜，噪声强度达60 dB以上时能使人感觉喧闹，并出现头晕、头痛、耳鸣等反应。为使老年人心情愉快，居室采用淡雅、偏暖色调，避免采用带有刺激性的对比强烈的色调。居室结构安排合理，有卧室、书房、盥洗室、厨房，方便老年人的出入。居室内不宜有太多的楼梯、障碍物。

2. **室内设备**　老年人室内陈设应符合简洁大方、便于活动的特点，各个房间之间保持平坦、防滑、无障碍，方便行走或使用轮椅。地面应使用防滑材料，最好选择木质地板。门口地面不要有门槛。家具的转角处尽量用弧形，以免碰伤老年人；在房屋的出入口及走廊处要注意使用扶手、改造台阶、使用拐杖、增加照明等措施，以防跌倒等意外的发生。

3. **床单位**　床铺应软硬适中，基本上保持脊柱的正常生理弯曲。一般以木板床加松软适中的棉垫为宜，最好不用偏软的弹簧床、席梦思或海绵垫。床的高度要方便老年人站起、坐下，一般不超过30~35 cm，以坐下时，双脚能平稳着地为宜。配备床头柜或床旁桌，便于老年人卧床时饮水或取物，床头分别设置可调光的照明设备。必要时，床旁安装扶手，以方便老年人站起时抓握。对高龄老人或意识障碍的老年人，床旁应设床档。床位安排要考虑老年人身体状况和日常生活能力，一般老年人较喜欢靠窗边的位置，不宜安排在有对流风的通道上。老年人的床铺应保持清洁、干燥、平整、柔软、舒适。对长期卧床生活尚能部分自理的老年人，可选用带有轮子的床上桌，以供老年人梳洗、用餐、阅读、写作之用。被褥的选择以轻暖易于洗涤的棉织品为宜。床铺应每天整理，每周定期更换清洁的被套和床单。如有大小便失禁，应随时更换被单。

4. **卫生间**　老年人使用频率较高而又容易发生意外的地方是卫生间，设计应考虑不同老年人的需要。老年人膀胱容积小，容易出现尿频、尿急，因此卫生间的位置最好在卧室附近，且两者之间的地面不要有台阶或其他障碍物，两侧墙壁最好能设扶手以防跌倒；卫生间的门最好设为内外均可开，以便发生意外时利于救护；沐浴设备要求方便、卫生，地面及浴盆内应放置防滑垫，下水道排水通畅，地面无潮湿、无积水、防滑；安装坐式便器，旁边装有扶手、呼叫器，需要时可呼叫帮助；因老年人夜尿多，因此夜间应有适当的照明设备；卫生用品放置在老年人方便易取的地方。卫生间的洁具色彩以淡色为佳，不仅在视觉上给人以干净的感觉，而且有利于及时观察和发现老年人排泄物中的病兆。

5. **温湿度及照明**　老年人体温调节功能较差，保持合适的温、湿度非常重要。冬季室温一般为22~24℃，湿度为50%~60%，温度、湿度过高或过低，都会使老年人不适。房间里最好配备温、湿度显示器，以便于观察并加以调整。上午或傍晚应开窗通风，每次30 min，以保持居室内空气新鲜。

居室内的照明，白天采用自然光照，但阳光不要直射老年人的眼睛，以免引起眩晕，午睡时用窗帘或百叶窗遮挡光线；使用人工光源时，亮度要能调节，以适应老年人的不同需要。居室内的走廊、卫生间、楼梯及拐角等暗处要经常保持一定的亮度，防止老年人因视力下降而跌倒。阅读时可用床头灯或壁灯。夜间睡眠时，可根据老年人的生活习惯用地灯或壁灯，有利于睡眠。

### (二) 老年人日常生活起居安全保护

由于老年人生理功能逐渐减退，全身肌力减弱，关节活动欠灵活，视觉、听觉也有所减退，因而较易发生意外，所以老年人在日常生活起居中要采取必要的安全措施。

1. **起居动作要轻缓**　老年人在突然、快速改变体位时常会发生头晕、眼花甚至跌倒的情况，因此老年人要注意：

（1）起床、下床时动作要缓慢，由卧位到坐位后要停一会儿，再由坐位到站立。

（2）改变体位动作要缓慢，久坐后应在原地站立一会再走；由蹲位到站立时，也应缓慢站起来，等一会再走。尽量少做低头弯腰的动作。

（3）不宜长时间站立，更换衣物、鞋袜时最好采取坐位，必须保证不单腿站立。

2. 行走时给予必要的帮助　年老体弱、高龄老年人行走时可用拐杖辅助，拐杖着地的一端最好带有橡皮头以防地滑。必要时予以搀扶或老年人自己扶着室内的墙壁、桌椅向前走。行走的时间不能太长，一旦感到疲倦应及时休息。

3. 出行时要有人陪同　老年人经常到户外活动是非常有益于身心健康的。

但是要合理安排外出的时间，雨雪天、大雾大风寒冷天气，高温炎热的天气不宜外出。外出时最好有人陪同或者结伴而行，要注意交通安全，出行前做好充分的准备，避免独自一人外出。

4. 日常生活起居安全指导　多对老年人做健康指导，使其了解自身的健康状况和能力。指导老年人要注意：

（1）尽量不穿塑料底和高跟鞋以防滑倒，尽量减少爬高爬低。

（2）做家务劳动时，动作要缓慢，不急躁，避免意外情况发生。

（3）常用物品要固定放置，不要经常随便移动位置，以便于取用。

（4）使用热水袋、热敷、烤灯时严格掌握温度和时间，以防烫伤。

（5）对吸烟的老年人劝其戒烟，尤其防止床上吸烟，以防火灾。

### （三）老年人家庭安全管理

老化的生理性和病理性改变所造成的不安全因素，严重威胁老年人的健康，甚至生命。家庭生活中老年人常见的安全问题有：跌倒、误吸、烫伤、坠床、错用药、心理伤害等，应注意预防，采取有效措施，保证老年人安全。

1. 防坠床　详细评估，发现有坠床危险的老人在其睡眠期间应专人守护或定时巡查，一旦发现老年人靠近床沿时要及时护挡并协助其移回床中间，意识有障碍者应使用床档。

2. 防烫伤　老年人感觉迟钝，对冷热感觉不灵敏，使用热水袋、热敷、家庭沐浴时，应严格掌握温度及时间，注意观察以防烫伤。

3. 防误咽　误咽可引起吸入性肺炎或窒息。老年人进食和服药时应尽量采取坐位或半坐卧位，速度要慢，集中注意力，不要边吃边讲话。卧床喂食时，应适当抬高头部并偏向一侧。

4. 防交叉感染　老年人免疫功能低下，对疾病的抵抗力减弱，应预防感染新的疾病。因此不宜多会客，必要时可"谢绝会客"。老年患者之间尽量避免互相走访，以防造成交叉感染。

### 二、社区安全保护

社区是老年人生活和活动的主要场所，老年人的预防、保健、治疗、康复等照护都在社区进行，因此，社区也是老年人的主要安全防护场所之一。

（1）社区内配套建设应完善，如医院、商店、餐馆、银行、交通、车站、邮局、公园齐全，以方便老年人生活。

（2）社区应提供医疗保健、家务照顾等服务。可培训一批志愿者和政府买单的家政服务员，在为老年人服务的同时，对老年人出行安全、居家安全等方面进行指导和干预；适当购置一些康复训练器材，指导老年人康复训练，增强抵御疾病的能力；对独居、虚弱的老年人应建立完善的急救情报系统，可为老年人佩戴按钮式无线发讯器（安全铃），以方便其在疾病或意外发生时只要轻轻一按就能得到及时救助。

（3）加强社区老年人的安全教育：老年人由于身体各器官功能衰退，机体调节能力逐步降低，日常生活自理能力逐渐下降，如动作不协调、行动不稳、易发生跌倒等危险。社区护理人员应根据老年人的需求，做好安全教育，进行安全指导。同时，做好老年人照顾者的安全知识培训，防止各种不安全事件的发生，确保社区及家庭老年人的安全。

（4）营造安全的社区环境：社区内宜采用人车分流，道路宽阔并设置路灯，有台阶的地方设置明显标志，以防老年人视力减退而导致跌倒。避免噪声和空气的污染，为老年人营造一个整洁、舒适、安全、健康的社区生活环境。

（5）建立良好的邻里关系：如果社区邻里之间关系陌生，往往老年人在面临意外事件时得不到救助。社区的老年人之间应相互交流，多沟通，互通信息、互相关心，有困互助、加强了解，建立良好的邻里关系。

# 本章小结

（1）老年人安全用药的原则包括：受益原则、五种药物原则、小剂量、个体化给药原则、择时原则遵医嘱给药、密切关注用药反应原则。

（2）老年人良好休息的先决条件包括：①充足的睡眠；②生理上的舒适；③心理上的放松。

（3）老年人的运动处方应从：①运动种类、时间、场地；②运动时间及频率；③运动强度；④运动监护四方面综合考虑。

（4）老年人的饮食在热能、蛋白质、脂肪、糖类、维生素和膳食纤维、钙与微量元素、水和电解质等营养素方面对比年轻人有不同的要求。

（5）老年人的饮食原则应从注重营养搭配合理、进软食及易消化食物、遵守饮食注意事项、养成良好饮食习惯、严格饮食卫生五方面注意。

（6）老年人的皮肤护理应从合理营养、良好环境、皮肤的清洁、头发护理、足部护理等五方面根据老年人的皮肤老化特点进行。

（7）老年人的着装应从着装的社会性、布料的质地、容易穿脱的服装款式、注意衣着的安全性与舒适性四方面进行。

（8）老年人的居室环境应从"健康、安全、便利、整洁"四个方面进行考虑。

（9）老年人家庭安全管理应注意防坠床、防烫伤、防误咽、防交叉感染。

## 学与思

1. 关于老年人用药原则的描述，正确的是（　　）。

A. 老年人患病种类较多，选用药物的种类不需控制

B. 60岁以上老年人可以服用和成年人相同的剂量

C. 根据老人的作息时间方便来选择给药时间

D. 在医生指导下，合理使用保健药物

E. 为减少老人用药次数而加大用药剂量

2. 中国药典规定老年人用药量为成人量的（　　）。

A. 3/4　　　　　　　　　　　　　　B. 1/4

C. 2/4　　　　　　　　　　　　　　D. 1/3

E. 2/3

3. 大便失禁老年患者的饮食护理中错误的是( )。

A. 进食营养丰富，易消化、吸收、少渣少油的食物

B. 纠正或控制进食有轻泻作用的饮食

C. 严重者应禁食，提供足量的水分

D. 饮食中有充足的膳食纤维

E. 重度腹泻者要禁食

4. 冬季老年人适宜的居室温度应为( )。

A. 18~20℃　　　　　　　　　　　　B. 20~22℃

C. 22~24℃　　　　　　　　　　　　D. 24~26℃

E. 26~28℃

5. 饮食与营养对维持老年人的健康非常重要，对其营养特点的描述中，错误的是( )。

A. 早餐吃好，中餐吃饱，晚餐吃少　　B. 食物的温度要适宜

C. 适当增加热量的摄入，防止营养不良　　D. 食物加工应细、软、松

E. 少量多餐，低脂、低糖、低盐

6. 老年人每日蛋白质的摄入量为( )。

A. 0~0.5 g/kg　　　　　　　　　　B. 0.5~1.0 g/kg

C. 1.0~1.2 g/kg　　　　　　　　　　D. 1.2~1.5 g/kg

E. 1.5~2.0 g/kg

7. 护理老年人冬季沐浴，错误的是( )。

A. 居室温度以 22~26 ℃，湿度 50%~60% 为宜

B. 选用沐浴露或碱性肥皂

C. 洗澡水温选择 40~45 ℃

D. 冬季洗澡最好每周沐浴 2 次

E. 有皮肤瘙痒时，原则选择润肤止痒剂

8. 关于老年人的衣着，错误的是( )。

A. 应避免穿过长的裙子或裤子

B. 老年人的服装选择，首先必须考虑实用性

C. 做饭时的衣服应避免袖口过宽

D. 老年人参加社会活动的机会很少，因此不需注意其衣着的社会性

E. 寒冷时节要特别注意衣着的保暖功效

9. 老年人室内设备的陈设，错误的是( )。

A. 应符合简洁大方、便于活动的特点

B. 最好不要选择木质地板

C. 各个房间之间保持平坦、防滑、无障碍

D. 家具的转角处尽量用弧形

E. 门口地面不要有门槛

10. 老年人的生活环境应该考虑的是( )。

A. 健康、安全、便利、整洁　　　　　B. 室内外、衣着、床、床单位

C. 环境、情绪、住室、卫生　　　　　D. 环境、饮食、室内、室外

E. 清洁、卫生、方便、情绪

11. 指导偏瘫老年患者脱、穿衣训练的方法正确的是( )。

A. 先脱患肢，先穿健肢　　　　　　　　B. 先脱患肢，先穿患肢

C. 先脱健肢，先穿健肢　　　　　　　　D. 先脱健肢，先穿患肢

E. 脱、穿顺序没有严格要求

12. 老年人在用药期间，一旦出现新的症状，最简单、有效的干预措施是(　　)。

A. 增加药物剂量　　　　　　　　　　　B. 减少药物剂量

C. 暂停用药　　　　　　　　　　　　　D. 密切观察新症状

E. 调整用药时间

13. 老年人的营养需求中，碳水化合物供给能量应占总热能的(　　)。

A. 70% ~ 80%　　　　　　　　　　　B. 55% ~ 60%

C. 60% ~ 70%　　　　　　　　　　　D. 40% ~ 50%

E. 30% ~ 40%

14. 有关老年人夜尿防治措施，错误的是(　　)。

A. 为减少夜尿的发生，白天尽可能少喝水

B. 夜尿较多者，可在床边备有便器方便老年人使用

C. 指导其睡前尽量排空膀胱

D. 卧室设有夜间照明设施，便于如厕

E. 老年人晚餐后，不要饮用咖啡

(15 ~ 16 题共用题干)

李大爷今年75岁，高血压15年，一直使用降压药治疗，请你作为一名社区护士对其用药进行合理指导。

15. 降压速度不宜过快，适度为(　　)。

A. 收缩压下降速度 0 ~ 5 mmHg/d，舒张压下降速度 0 ~ 5 mmHg/d

B. 收缩压下降速度 5 ~ 10 mmHg/d，舒张压下降速度 5 ~ 10 mmHg/d

C. 收缩压在 140 ~ 150 mmHg，舒张压 < 90 mmHg，但不低于 65 ~ 70 mmHg

D. 收缩压下降速度 20 ~ 40 mmHg/d，舒张压下降速度 20 ~ 30 mmHg/d

E. 收缩压下降速度 30 ~ 40 mmHg/d，舒张压下降速度 30 ~ 40 mmHg/d

16. 服药时间错误的是(　　)。

A. 睡前　　　　　　　　　　　　　　　B. 7：00

C. 15：00　　　　　　　　　　　　　　D. 19：00

E. 监测 24 h 动态血压来确定

(17 ~ 19 题共用题干)

张大爷今年70岁，身体强健，平素喜爱运动，尤其喜爱打门球、游泳、慢跑，请你作为一名社区护士对其运动进行合理指导。

17. 张大爷运动后最宜心率应为(　　)。

A. 80 次/min　　　　　　　　　　　　B. 90 次/min

C. 110 次/min　　　　　　　　　　　　D. 100 次/min

E. 120 次/min

18. 运动时计算心率方法正确的是(　　)。

A. 30 s 心率乘以 2　　　　　　　　　　B. 10 s 心率乘以 6

C. 5 s 心率乘以 12　　　　　　　　　　D. 20 s 心率乘以 3

E. 直接测量 1min

19. 张大爷运动后( )心率恢复到运动前水平提示运动适宜。

A. 3 min

B. 3～5 min

C. 5～7 min

D. 7～10 min

E. 10 min 以上

参考答案:

1. D  2. A  3. D  4. C  5. C  6. C  7. B  8. D  9. B  10. A  11. D  12. C  13. B  14. A  15. C

16. A  17. D  18. B  19. B

# 第六章　老年人的常见躯体健康问题与护理

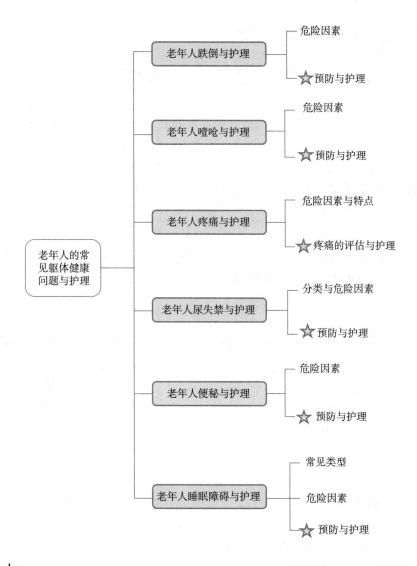

 **学习目标**

1. 掌握老年人跌倒、便秘、尿失禁的护理；老年人噎呛的预防和护理。

2. 熟悉引起老年人跌倒、便秘、尿失禁的相关因素；老年人睡眠障碍的常见原因、类型与护理。

3. 学会对老年人疼痛进行评估；指导老年尿失禁患者进行盆底肌和膀胱功能锻炼；能正确地按摩腹部促进老年便秘患者排便；学会对老年睡眠障碍患者进行护理指导。

 **课程导入**

赵奶奶今年70岁，是退休的小学教师，身体肥胖，患有高血压病史10年。早晨上台阶时摔倒，不能站立和行走，家人送其入院。赵奶奶的儿子跟责任护士小王说：赵奶奶长期服用2种降压药，近半年来视力明显减退，记忆力下降，反应迟钝，曾有两次外出到附近活动时找不到自己的家门；2个月前在自家门前扫地时跌倒过一次，邻居发现后扶起，未发现明显外伤；今天是第二次跌倒，没想到会这么严重。

请问：

1. 判断赵奶奶发生了什么情况？

2. 列举赵奶奶发生跌倒的危险因素。

3. 责任护士小王该如何对赵奶奶进行健康指导？

# 第一节　老年人跌倒与护理

跌倒（fall）是指人体的任何部位（不包括双脚）意外触及地面或比原位置更低的地方。我国 65 岁以上的社区老年居民，男性 21% ~ 23% 曾跌倒过，女性为 43% ~ 44%。骨折（尤其是髋部骨折）和颅脑损伤是老年跌倒后致残的重要原因。跌倒是老年人最常见也最严重的问题之一，是老年人的首位伤害死因。因此，掌握导致老年跌倒的危险因素，并对此进行干预性护理，是老年护理学的重要内容。

## 一、危险因素

人体姿势的稳定性依赖于感觉器官、中枢神经系统和骨骼肌肉功能的协调统一，其中任一环节的任一因素受到影响，都会导致机体失去平衡而跌倒。

### （一）年龄因素

随着年龄的增长，视觉的分辨率、视觉的空间/深度感、视敏度都会急剧下降，老年性传导性听力损失、老年性耳聋、前庭功能和本体感觉的退行性减退都会导致平衡功能的降低。中枢神经的退行性变化影响了智力、肌力、肌张力、感觉、反应能力及反应时间、平衡能力、步态及协同运动能力，导致跌倒的危险性增加。骨骼肌肉系统的损害和退化会影响老年人的活动能力和步态的敏捷性、力量和耐受性，是引发老年人跌倒的常见原因。

### （二）疾病因素

1. 神经系统疾病　脑血管意外、帕金森病、脊椎病、小脑疾病、前庭疾病、外周神经系统病变。

2. 心血管疾病　直立性低血压、脑梗死、小血管的缺血性病变等。

3. 影响视力的眼部疾病　白内障、偏盲、青光眼、黄斑变性。

4. 心理及认知因素　痴呆、抑郁症。

5. 其他　昏厥、眩晕、足部疾病等都会导致神经反射时间延长和步态紊乱；感染、肺炎及其他呼吸道疾病等均会导致机体的稳定能力暂时受损。

### （三）药物及其副作用

可能引起跌倒的药物很多，如抗抑郁药、镇静催眠药、抗惊厥药、抗高血压药、血管扩张药、降糖药等。其中，治疗精神病类药物特别是抗抑郁药引起跌倒的危险性最大。

### （四）心理因素

人对环境、步态及平衡的控制能力与其精神状态和认知能力有关。害怕跌倒的心理使活动减少，肌力下降,紧张影响步态和平衡能力,形成"跌倒－沮丧害怕－再次跌倒"的恶性循环。

### (五)环境危险因素

衰老和疾病使老年人对周围环境的适应能力下降。老年人跌倒多发生于室内,户外环境的危险因素对于能独自活动的老年人危险性更大。户外公共设施不当;过强或过暗的灯光;路面不平坦、杂乱,路边分界不清;地板过滑、地毯破损;通道过窄,有障碍物;家具摆放不当,床、桌、椅的过高或过低;楼梯、台阶没有扶栏,卫生间无扶手;穿拖鞋和不合适的鞋、裤;独居等都是老年跌倒的危险因素。

## 二、预防与护理

对于老年跌倒要有足够的重视,应立足于预防。预防的目的是在于不妨碍老年人日常活动和自主功能的条件下,尽量减少跌倒发生的危险性。

### (一)确立高风险人群,加强预防性措施

正确评估老年人的活动能力、跌倒史、身体健康隐患、精神健康水平、听力和视力以及生活环境等存在的危险因素,并采取预防措施。应用跌倒危险因素评估表,筛选高危老年人并做出标记,以便采取更完善的防护措施,有效预防跌倒。

### (二)适度的锻炼和平衡能力的训练

规律的体育锻炼能加强肌力,改善肢体的柔韧性、灵活性,提高平衡能力,增强步态稳定性,减少反应时间,从而减少跌倒的发生。老年人可以结合个人兴趣及活动能力采取不同的运动,如散步、慢跑、广场舞及太极拳等。

进行平衡能力的训练,训练老年人立位静止与动态平衡,如坐位平衡训练、立位平衡训练、从椅子起立－坐下的训练。

### (三)创造安全的生活环境

1. 行走无障碍 老年人的生活环境尽量避免地面高低不平,室内无台阶或门槛,过道通畅,不堆放杂物。居室内的走廊、卫生间、楼梯、拐角等暗处应保持一定亮度,以免老年人因视力障碍而跌倒。家具无棱角,避免用浅色家具,尤其是玻璃或者镜面家具。

2. 易于站起 老年人的座椅高度应利于站起,沙发不过于凹陷、松软或过低;卫生间用坐便椅,有扶杆;床铺最好用棕垫,高低适当。

3. 有防滑设施 老年人居室内地面应使用防滑材料,最好选择木质地板;门口地面最好不要有门槛。浴室的地面及浴盆内应放置防滑垫;浴室及厕所内设有扶手;沐浴时有穿脱衣服的坐椅;浴室及厕所的门最好向外开,以便于发生意外时利于救护。

### (四)防治引起跌倒的疾病,合理用药

有效控制慢性病是预防跌倒的重要措施。在治疗时尽可能使用最低药物剂量,降低老年人的多种药物联合使用率,注意药物联合使用的不良反应。凡是能够引起跌倒的药物,老年人应禁用或慎用,以避免药源性跌倒的发生。对老年人的用药情况定期复查,及时停服不必要的药物。治疗视力问题(如白内障)、直立性低血压、补充钙剂和维生素 D。

1. 预防某些疾病致头晕目眩的跌倒 及时治疗患有高血压、冠心病、糖尿病、直立性低血压的老年人,询问晕厥史,帮助老年人分析可能的危险因素及发病的前驱症状,掌握发病规律,采取相应的护理

措施。慎用药物，对于服用镇静安眠药、降血糖、降血压、利尿药物的老年人，要注意多观察用药后反应。

2. 预防因平衡功能障碍、听觉视觉障碍所致的跌倒　平衡功能障碍的老年人进行步态锻炼，行走可以辅助使用器具：拐杖、助步器、轮椅等。拐杖的使用不当是引起跌倒的原因之一。选择合适长度的拐杖，以行走时能直立并可以使劲为标准，底部要安装防滑垫。轮椅的高度要合适，并有良好的刹车系统，便于操作。跌倒高危人群的日常生活和外出一定要有人陪同。

（五）进行切实有效的健康教育

通过健康教育，让老年人了解跌倒的后果、危险因素和预防措施，使老年人在日常生活中做好自我防护，避免跌倒。对于有跌倒史的老年人，帮助其分析发生跌倒的相关因素，给予充分的指导、安慰和支持，鼓励老年人适当运动并参与社交活动。

1. 自身防护措施

（1）老年人在变换体位时，动作不宜过快，以免发生直立性低血压；在行走时，速度也不宜过快，迈步前一定要先站稳。上下楼梯要扶扶手。生活起居做到3个30 s（醒后30 s再起床，起床后30 s再站立，站立30 s后再行走）。

（2）老年人洗浴时，时间不宜过长（一般不超过20 min），温度不宜过高（一般水温以40~45 ℃为宜），提倡坐式淋浴。晚上尽量在床旁使用便器小便。衣着合体，鞋子合脚。

（3）老年人外出时，尽量避开拥挤时段，同时一定要严格遵守交通规则。

（4）配置适合的辅助器械，如助步器、佩戴眼镜、助听器等。

2. 讲解药物与跌倒之间的关系　帮助老年人正确用药，减少跌倒发生。

（六）老年人跌倒的急救

1. 自我救护　教会老年人在无人帮助的情况下，安全起身，避免长躺。跌倒后，应弯曲双腿，挪动臀部到铺有毯子或垫子的椅子或床铺旁，然后使自己较舒适地平躺，盖好毯子，保持体温，并寻求帮助。若找不到帮助，在休息片刻后，尽力使自己向椅子方向翻转身体，双手支撑地面，抬臀、弯膝；然后尽力使自己面向椅子跪立，双手扶住椅面，以椅子为支撑尽力站起来。再休息片刻，然后打电话寻求帮助。

2. 临床救护

（1）检查确认伤情　初步判断跌倒老人的呼吸、心跳情况，检查局部有无疼痛、红肿、外伤和骨折。如心搏骤停，就地进行抢救，口对口人工呼吸、胸外按摩，并打急救电话。

（2）正确搬运　如骨骼受损，应把关节处在功能位置，平卧于硬板上，送医院检查。

（3）有外伤、出血立即止血包扎。

（4）协助休息，继续观察。

（5）查找危险因素，制定防治措施方案。

（6）对意识不清的老人要特别注意　解开衣领安置老年人于健侧卧位，防止胃内容物反流引起窒息而死亡，并限制活动，与急救中心联系。

# 第二节　老年人噎呛与护理

噎呛（choke）是指食物堵塞咽喉部或卡在食管狭窄处，甚至误入气管，引起呛咳、呼吸困难，伴面色苍白或发绀等一系列临床表现。食物团块完全堵塞声门或气管引起的窒息者为噎食；食物卡在喉部或隆突咳嗽刺激性感受器的部位，或食物进入气管刺激支气管纤维感受器，引起咳嗽反射把食物喷出者为呛咳。两者可同时出现，也可独立出现。常表现为老年人突然不能说话，面部涨红，表情痛苦，呼吸困难，口唇发绀，用手指向咽喉部，或窒息倒地，不及时救治可能会导致窒息性死亡。65 岁以上的老年人发生噎呛较多，且随着年龄增加而风险增高，约75%的噎呛致死率发生在老年期。

## 一、危险因素

### （一）生理因素

随着年龄的增加，老年人的咽喉黏膜、肌肉退行性变化或神经通路障碍，协调功能不良，减弱了防止异物进入气道的反射性动作，容易发生噎呛。

老年人牙齿脱落，影响食物嚼碎，食管黏膜萎缩，蠕动能力下降，进食时容易发生噎呛。

### （二）疾病因素

1. 上消化道器质性和功能性改变　上消化道肿瘤如食管肿瘤、胃癌等，食物在口咽部因食道梗阻或吞咽动作失调而发生噎呛。

2. 其他系统性疾病　任何引起吞咽困难，咽喉部反射、肌群活动协作不良的疾病；脑血管疾病、阿尔茨海默病老年人噎呛的发生率最高；意识障碍、精神病老年人均属于发生噎呛的高危人群。

### （三）其他因素

1. 食物　容易引起老年人噎呛的食物有：不易咀嚼的食物（如鸡蛋、排骨、干硬的馒头等）；黏稠的食物（汤圆、蛋糕、果冻、芝麻糊、粽子等）；稀薄液体（水或汤等）。

2. 进食体位及方法不当　长期卧床的老年人，进食时体位过低；老年人进食过快，咀嚼不充分；鼻饲的体位及鼻饲方法不正确都能导致噎呛。

3. 陪护人员缺乏护理知识　陪护人员对发生噎呛的严重性认识不足，预防噎呛发生的知识不足。

## 二、预防与护理

### （一）正确评估老年人，对噎呛高危人群重点防范

洼田饮水试验是临床上常用的吞咽功能/吞咽障碍程度评估法：让患者端坐，在5 s内喝下30 ml温开水，观察所需时间及呛咳情况。Ⅰ级：能顺利一次吞下；Ⅱ级：分两次以上，能不呛咳咽下；Ⅲ级（轻度）：一次咽下，但有呛咳；Ⅳ级（中度）：分两次咽下，有呛咳；Ⅴ级（重度）：全量咽下困难，频繁呛咳。噎呛风险预测：正常：Ⅰ级5 s之内饮完；可疑：Ⅰ级5 s以上饮完或Ⅱ级；危险：Ⅲ～Ⅴ级：发生噎呛风险递增。对高危人群重点防范，做好标识，严密观察，并与家属沟通、配合，做到早预防、早发现、早处理。

### （二）预防老年人噎呛的措施

预防噎呛，除了及时治疗各种诱因疾病之外，还应配合以下的护理措施。

1. 饮食管理　老年人进食原则是做到"四宜"：食物宜软、进食宜慢、饮酒宜少、心宜平静。进食时应集中注意力，勿说笑，以防误吸和噎呛。对于需要喂食的老年人，不可催促，需要耐心地喂食。

（1）选择合适的食物：老年人特别是吞咽困难者，以半流食物为宜，如粥、蛋羹、菜泥、面糊、烂

面等，小口进食。避免进食黏性较大的年糕、汤圆、粽子等；避免易引起咀嚼及吞咽困难的干硬食物，如饼干、肉干等；避免容易引起呛咳的汤、水类食物，水混在半流质的食物中给予，以减少噎呛的可能。

（2）科学的进食体位：尽量采取坐位或半卧位。如病情不允许抬高床头时，可采取患侧卧位。偏瘫老年人患侧肩部用枕垫起，食物从老年人健侧咽部送入，减少逆流及噎呛。

2. 口腔护理　进食后予温水漱口或消毒棉球轻拭以清除口腔内食物残渣，避免残留的食物引起噎呛及口腔感染。

3. 健康教育

（1）加强安全教育：对老年人及陪护人员进行饮食安全教育，讲解发生噎呛的危险性及表现。要求陪护相对固定，尽量做到护士、陪护对预防噎呛的无缝配合，一旦发生噎呛和窒息，能及时发现和呼救，以挽救老年人的生命。

（2）喂食技巧：喂饭时，每勺饭量不要太多，速度不要太快，动作要轻，要给老人充足的时间进行咀嚼和吞咽；对一些口唇不能紧闭、颊肌收缩无力的老年人，护士应将调拌后的食物直接放入舌根附近，等待咽下后再喂下一口；吞咽困难的老年人还可用鼻饲法；大喊大叫或嗜睡老人暂不喂食，等其安静或清醒后再喂。鼓励老人进食时要细嚼慢咽，出现恶心、呕吐反应时，要暂停进食。喂食时注意观察老年人的表情，发生噎呛时及时处理。

4. 康复训练　神志清楚的老年人可以进行口腔周围肌肉功能训练（如练习鼓腮、空吞、咽唾沫、伸舌、咀嚼口香糖）和口腔、颜面肌及颈部屈肌的肌力强化训练。①咽部冷刺激，用冰冻棉签刺激咽部、舌根部，嘱患者轻吞咽；②空吞咽，每日 3 次，三餐前，每次 20 min；③舌运动操，做舌水平、后缩运动，反复 30 次。舌侧方运动，把舌体向左右口角来回摆动 30 次，再把舌头向口腔顶部做上翘、伸平 30 次。用勺子或压舌板给予阻力，使之做抵抗运动；④唇运动体操，包括张大嘴、微笑露齿，反复发"八、八、拍、拍"声，吹气，这些可预防唇的僵硬和保持唇的最佳生理外形，防止口腔的液体和食物外流。每个动作保持唇位置持续 5～10 s，每日 2 次；⑤咳嗽训练，努力咳嗽，建立排除气管异物防御反射，预防肺炎。重度吞咽障碍者，宜给予鼻饲，并间接摄食训练 1～2 周后，评估吞咽功能好转至 Ⅳ 级后，可尝试经口进食。

### （三）噎呛的急救

发生噎呛会导致窒息，需要紧急处理。海姆利克急救法是美国学者海姆利克发明的一种简便易行、人人都能掌握的急救方法，具体操作方法详见实训章节。

# 第三节　老年人疼痛与护理

疼痛是一种令人苦恼和痛苦的感觉，这种感觉大多是由局部特定的神经末梢刺激所引起。疼痛是老年人最为常见的症状之一。研究显示，71% 的老年人有疼痛，其中 75% 的老年人又因疼痛导致功能障碍。疼痛严重影响了老年人的生活质量。因此，护理人员学习掌握疼痛的有关知识十分重要。

## 一、危险因素与特点

### （一）危险因素

国际疼痛协会（IASP）把疼痛定义为：一种令人不快的感觉和情绪上的感受，伴随着现有的或潜在的组织损伤。疼痛是机体对有害刺激的一种保护性防御反应。在 2002 年第十届世界疼痛大会，疼痛被列为第五生命体征，与体温、脉搏、呼吸、血压一样具有重要的意义。疼痛是老年人常见的护理问题，据统计大约有 2/3 的 65 岁以上的老年人承受着慢性疼痛，严重影响了老年人的生活质量引起老年人疼痛的常见危险因素有：

（1）肌肉骨骼疾病（最常见的病因，尤其是因为骨关节的长期劳损和老年内分泌失调引起的骨关节炎）。

（2）神经或病理性疼痛：如老年疾病造成的体内某些管腔堵塞，组织缺血、缺氧、空腔脏器过度扩张，平滑肌痉挛或过度收缩，局部炎性浸润等。

（3）癌症。

## （二）老年人疼痛的主要特点

（1）老年人同时患有多种疾病，起病慢，表现不典型，变化快，并发症多。
（2）有的老年人对疼痛不敏感，主诉少。
（3）老年人疼痛的病因中，不可治愈的疾病较多见。
（4）老年人对治疗疼痛的药物不良反应更敏感。
（5）老年人对疼痛的感知易受外界因素的影响，疼痛水平波动较大。
（6）老年人认知障碍发生率高，影响评估的准确性。

## 二、疼痛的评估与护理

### （一）疼痛的评估

评估是老年疼痛护理关键的第一步，积极准确的评估不仅有助于识别疼痛的存在，更有助于对疼痛治疗效果的评价。老年人的主诉是评估疼痛的最主要依据，不仅要评估疼痛的部位、程度、性质和行为，还要从心理、经济、文化和社会因素等多方面进行全面评估。

1. 评估内容
（1）疼痛的部位和性质，疼痛有无转移或放射。
（2）疼痛的程度。
（3）老年人的表情、体位、行为有无改变。
（4）疼痛开始的时间、频率和持续时间。
（5）疼痛的原因或者诱因：了解可能是由于老年人的心理、性格、习惯因素引起的原因，了解老年人经历的疼痛以及减轻疼痛的方法。
（6）了解老年人的文化程度和文化背景等。

2. 判断疼痛程度的常用方法　最常用的方法有语言描述量表（VRS）、数字评定量表（NRS）、视觉模拟评分表（VAS）和 Wong - Baker 面部表情量表。根据每位老年人的具体情况选择合适的量表进行评估，可以最大限度地降低错误率。

（1）语言描述量表（VRS）：按疼痛程度分为 0 ~ 6 级，分别表示无痛、轻度痛、中度痛、重度痛、强烈痛、非常痛，是老年人最容易使用且最能描述疼痛的方法，有较好的信度和效度，但是精确度不够。

0 级　无疼痛。
1 级　轻度疼痛：可忍受，能正常生活睡眠。
2 级　中度疼痛：轻微干扰睡眠，需要用镇痛剂。

3 级　重度疼痛：干扰睡眠，需要用镇痛剂。

4 级　剧烈疼痛：干扰睡眠较重，伴有其他症状。

5 级　无法忍受：严重干扰睡眠，伴有其他症状或被动体位。

（2）数字评定量表（NRS）：要求老年人从 0～10 中选择代表他们疼痛的数字，0 表示无痛，10 表示最痛（图 6-1）。对认知完整的老年人来说是首选。

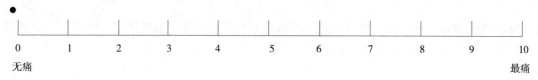

**图 6-1　数字评定量表**

（3）视觉模拟评分（VAS）：一条 10cm 的直线，一端是 0，表示无痛，另一端是 10，表示剧痛，老年人可以指出最能代表自己疼痛强度的一点（图 6-2）。更适用于年轻人，对认知障碍的老年人不适用。

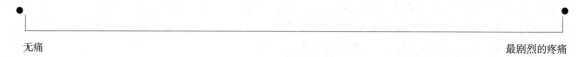

**图 6-2　视觉模拟评分**

（4）Wong - Baker 面部表情量表（FRS）：用 6 张不同的表情来表示无痛到剧痛的程度（图 6-3），此方法适合任何年龄层，也适用于对语言和表达能力受损的老年人，在临床普遍应用。

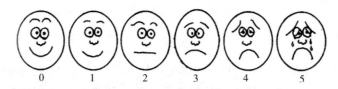

**图 6-3　不同程度疼痛的面部表情**

3. 认知障碍的老年人疼痛评估　抑郁、痴呆的老年人认知能力受到损害，对他们的疼痛评估有一定的困难。但是，即使存在认知障碍的老年人，也会通过某种特定的方式来表达自己的疼痛感受。可以选一些"特定的"行为活动作为评价老年人疼痛评估的指标，如反射性行为（叹气、呻吟），自发反应（跛行、抚摸疼痛处），功能限制和障碍（静止不动、过多躺卧）等。

对存在认知障碍的老年人进行疼痛评估时，需注意以下内容：①全面评估可能导致疼痛的各种生理、病理因素；②对疼痛的确认比认知障碍的确认更重要；③可以从家属处获取病史资料；④观察日常活动；⑤观察是否有某些特定行为表现；⑥选择合适的疼痛评估工具；⑦由同一护士使用同一方法对其进行疼痛评估；⑧注意观察止痛药的反应。

（二）止痛的方法

1. 药物止痛　药物治疗是疼痛治疗的最基本、最常用的方法。临床上把常用的镇痛药分为三大类：阿片类药、非阿片类药和辅助镇痛药。医生根据疼痛的病因、性质、部位、程度及对镇痛药的反应来选择用药。护士应掌握药物的药理作用、用法、不良反应等，对老年人做出正确的指导，提高用药的依从性和准确性。

（1）阿片类镇痛药：又称麻醉性镇痛药，是公认的治疗中、重度疼痛和慢性疼痛的首选药，对神经病变引起的慢性疼痛基本无效。阿片类药物的主要副作用有便秘、呕吐、恶心、镇静和呼吸抑制等，长期使用可能发生身体依赖或耐受，但成瘾极少。

（2）非阿片类镇痛药：主要是指解热镇痛抗炎药，多用于缓解轻至中度疼痛及阿片类药物的补充。这类药仅有中等程度的镇痛作用，单独使用时有天花板效应（镇痛作用有一个最高极限）。临床常用的有对乙酰氨基酚、阿司匹林等。

（3）辅助镇痛药：主要用于增强阿片类药物的镇痛效果，治疗使疼痛加剧的并发症，并对某些类型的疼痛有独立的镇痛作用。如糖皮质激素对部分癌性疼痛综合征有效，三环类抗抑郁药对神经性疼痛有效。

（4）抗惊厥药：用于治疗神经源性疼痛，特别是撕裂性疼痛和烧灼样疼痛。常用药物有苯妥英钠、卡马西平、加巴喷丁等。

（5）外用药：辣椒素广泛用于关节炎、带状疱疹、乳房切除术后的疼痛和糖尿病引起的周围神经病变等。用药初期，疼痛可能增加，此后疼痛和皮肤过敏会逐渐减弱。用药后避免接触涂药部位。

2. 非药物止痛 非药物治疗包括物理治疗和心理治疗以及一些辅助治疗措施。非药物治疗联合药物治疗可以减轻药物治疗的副作用，但不能替代药物治疗。

（1）物理治疗：包括体育锻炼、热敷、冷敷、按摩、振动按摩法、经皮神经电刺激疗法（TENS）等。

（2）心理治疗：包括认知行为疗法、放松疗法、疾病相关教育、社会支持疗法等。

### （三）老年人疼痛的护理要点

（1）疼痛时，耐心倾听老年人主诉并评估疼痛的部位、性质、强度。解释疼痛的原因及疼痛可能持续的时间。

（2）松开老年人的衣服，协助其处于最舒适的体位，尽量不移动疼痛部位。疼痛部位避免受压，可以轻轻抚摸疼痛部位，以减轻肌肉紧张。

（3）遵医嘱使用镇痛剂并观察用药的反应及效果。

（4）解释药物成瘾的相关知识。

（5）创造良好的环境，减少噪声干扰。

（6）可以通过听音乐、谈话、阅读书报等方式转移老年人对疼痛的注意力。

（7）宜清淡易消化食物，禁烟酒。

（8）做好健康教育，提高老年人的自控能力。

# 第四节 老年人尿失禁与护理

尿失禁（urinary incontinence，UI）是指尿道括约肌不能控制膀胱排尿，在不排尿的情况下，尿液自尿道不自主地流出。在我国，60 岁以上女性尿失禁发生率达到 55.3%。长期的尿失禁会引起反复的泌尿道感染，最常见的并发症是会阴部、骶尾部皮炎及压疮，不仅给老年人身体带来痛苦，也给老年人心理带来困窘，甚至恐惧，严重影响了老年人的生活质量。

### 一、分类与危险因素

（一）根据发生的原因可以分为压力性尿失禁、神经性尿失禁、继发性尿失禁和功能性尿失禁。

1. 压力性尿失禁 腹内压升高的不自主排尿。常见原因为盆底肌的肌肉松弛、固有括约肌功能不全，导致尿道阻力不足以防止尿液流出。常见于女性，尤其是肥胖或生育过多妇女。

2. 神经性尿失禁　老年人患有脑占位性病变和脑卒中等疾病时，导致排尿的高级皮层中枢受损，排尿失去控制而发生尿失禁。

3. 继发性尿失禁　继发于其他疾病和药物的副作用。如泌尿系感染、阴道炎、前列腺肥大、膀胱结石、平滑肌松弛剂、利尿剂等都可引起尿失禁。

4. 功能性尿失禁　老年人因为身体虚弱、活动受限、智力障碍、精神抑郁等引起尿失禁。

（二）根据尿失禁的临床表现可以分为充溢性尿失禁、急迫性尿失禁、无阻力性尿失禁、反射性尿失禁、压力性尿失禁。老年人常同时有多种尿失禁表现。

1. 充溢性尿失禁　与逼尿肌无力和（或）膀胱出口梗阻有关，男性老年人多见，常见病因有良性前列腺增生、前列腺癌和尿道狭窄。

2. 急迫性尿失禁　主要表现为不能控制的尿频、尿急、夜尿增多，与逼尿肌不自主收缩或过度活动有关。发生原因可能与年龄相关或继发于神经系统疾病（如卒中、脊髓损伤等）、局部膀胱刺激（结石、炎症、肿瘤）及特发性逼尿肌过度活动。

3. 无阻力性尿失禁　是因为尿道阻力完全丧失，膀胱内不能储存尿液，老年人站立时尿液全部从尿道流出。

4. 反射性尿失禁　指因神经性疾病产生的逼尿肌反射亢进作为主要动力引起的尿失禁。是老年退行性变化、脊髓损伤、肿瘤或感染引起对反射弧水平以上的冲动的传输障碍。

## 二、预防与护理

### （一）正确评估

1. 了解病情　老年人是否患有泌尿系感染、前列腺增生、尿道狭窄、脑动脉硬化、脑卒中等疾病；是否在咳嗽、打喷嚏或大笑时有尿液滴出；是否有尿道手术史或外伤史；女性老年人有无阴道手术史及分娩史等。

2. 会阴部皮肤情况　会阴部皮肤经常潮湿会引起局部皮肤红肿、破溃。

3. 心理－社会状况　长期的尿失禁发出的异味让老年人产生害羞、自卑、孤独、自我厌恶，而不愿和他人交往，甚至会出现自杀行为。

### （二）心理护理

由于尿液异味的困窘和自尊心受损，妨碍了尿失禁老年人参与社交活动，情绪低落、焦虑、固执，极度困扰着老年人的生活。对此护士应做到尊重理解老年人，注意保护老年人的个人隐私，用良好的护理语言和行为激起老年人对康复的信心，并在适当的时候给予鼓励和支持。护士还要和老年人家属沟通，让老年人得到更多的理解和支持。对有一定自理能力的老年人，给予简便、易穿脱的衣裤，并教会其使用便器以增加老年人自我护理的能力与信心。

### （三）防治措施

1. 适当参加各种锻炼活动　老年人身体许可时，可坚持每日做仰卧起坐，以增加腹肌和盆腔肌肉的弹性，以利于排尿。

2. 及时排尿，不憋尿　老年人在外出旅行或参加活动时，应注意及时排尿。

3. 适量饮水　老年人一方面应保证每日饮水充足，不能因为恐惧尿失禁而大量减少饮水量；另一方面，在排尿不便时（如夜间睡觉前），应适量控制饮水。

4. 积极治疗泌尿系统炎症　老年人发生泌尿系统炎症时，应积极治疗，避免因炎症引起的急迫性尿失禁。

5. 注意保持皮肤清洁、干爽　使用失禁护垫、纸尿裤是最普遍且安全的方法。老年人在发生尿失禁时，应及时更换衣服，清洁会阴部皮肤。家庭成员应注意关心、体贴、安慰老年人，尽量减少老年人的窘迫感。

### （四）行为干预疗法

主要包括盆底肌训练、膀胱训练、排尿习惯训练等。

1. 盆底肌训练　通过训练骨盆底部肌肉的肌力、耐力及反应力，起到增强盆底肌的支持功能，对于改善压力性尿失禁、混合性尿失禁老年人有效。具体方法：收缩会阴（即练习解小便中途憋住尿，再解出来）10 s，放松 10 s，每组重复 10 次，每天 5 组，分次进行。

2. 膀胱训练　适用于神志清楚、有尿感的老年人，可用于急迫性尿失禁。开始每隔 30 ~ 60 min 排尿 1 次，慢慢延长间隔时间。有留置导尿管的老年人，可以夹闭导管，老年人有尿意时开放导尿管 10 ~ 15 min，逐渐延长两次排尿的间隔时间。

3. 排尿习惯训练　用于对排尿有认知障碍的老年人。护士根据老年人的实际情况制定排尿计划，例如睡前、醒来、餐后，老年人无论有无尿意，此时都去排空膀胱，养成一定的排尿习惯。

### （五）药物治疗

针对病因进行治疗。发现尿路感染按医嘱给予抗感染药物治疗；更年期女性采用雌激素替代疗法；肾上腺素受体激动剂可治疗老年压力性尿失禁。

 **知识链接**

**现代尿失禁手术方法**

现代学者对尿失禁的机制从腹压传递障碍、膀胱顺应性改变、逼尿肌功能受损、尿道括约肌结构及功能异常、神经系统障碍等几个层面做了大量研究，提出了诸如膀胱过度活动、膀胱尿道的黏弹性、盆底功能障碍、尿道中段悬吊理论等新理念，开发了一系列新的手术治疗方法：①经阴道前壁韧带筋膜吊带术；②经阴道无张力尿道中段悬吊术；③经闭孔阴道尿道中段吊带术；④经阴道尿道 – 耻骨悬吊术；⑤内镜下注射胶原物；⑥射频治疗尿失禁；⑦急迫性尿失禁的微创式骶神经调控术；⑧人工尿道括约肌术；⑨尿道球部/阴茎海绵体间置术等。

## 第五节　老年人便秘与护理

便秘（constipation）是指排便的次数减少，一周内排便次数少于 3 次，且失去规律性，大便干硬，导致排便困难，每次排便时间较长，可长达 30min 以上。老年人由于胃肠蠕动减慢，常出现便秘，70 岁以上的老年人发生便秘的占 25% ~ 30%，长期卧床老年人可高达 80%。老年人因为便秘而屏气用力排便，造成心脑血管疾病发作，诱发心绞痛、心肌梗死发作、脑出血，是导致猝死的重要诱因之一。

### 一、危险因素

#### （一）生理因素

老年人的生理功能退行性变化，消化功能减退，胃酸和消化酶分泌减少，胃肠松弛无力，肠蠕动减慢，排便动力减弱，导致排便困难而便秘。

### （二）病理因素

1. 胃肠道梗阻或蠕动异常  导致消化道狭窄或梗阻、肠道神经或肌肉功能异常的疾病，都能引起便秘。如结肠肿瘤、直肠肿瘤、截瘫等。
2. 神经性疾病  如脊髓病变、帕金森病、痴呆症、脑血管意外等。
3. 内分泌疾病  甲状腺功能减退症等。
4. 其他  低血钾、肺气肿、膈肌麻痹等。

### （三）药物因素

老年人常患有多种疾病，需长期服药，出现药物性便秘；长期应用缓泻剂使肠道敏感性减弱，便意阈值升高，导致意识性的抑制排便。

### （四）精神因素

精神紧张、心情抑郁、神经衰弱的老年人多数有便秘，是由于神经调节功能紊乱而引起。

### （五）饮食因素

牙齿的脱落使老年人进食量减少、过于精细，体内长期缺乏含纤维的食物，肠蠕动、排便反射减弱；饮食饮水量过少致大便干硬，难以排出。

### （六）排便习惯改变或不良

没有养成定时排便的习惯；因为环境的改变而刻意控制排便，导致便秘；长期卧床的老年人使用便盆，排便的习惯改变，需要更大的腹压，增加排便的困难。

## 二、预防与护理

### （一）正确评估

评估既往与现在的排便状况，了解大便的次数及间隔时间、排便难易程度及所需时间、腹部饱胀感、残便感，有无肛裂、出血等，以及便秘发生的时间，有无伴随症状和用药情况。评估引起便秘的危险因素。对老年便秘高危人群，早发现、早预防、早治疗。

### （二）心理护理

在压力大、焦急状态、精神创伤、恐病心理、过度精神疲劳、紧张失眠等情况下容易发生便秘。有的老年人过分注意排便次数，偶尔未按规律排便即焦虑、急躁，甚至抑郁，从而加重了便秘。我们应该向老年人解释进入老年期是一个自然的生理过程，对某些习惯改变，不必过分紧张，保持乐观情绪。对功能性便秘的老年人，解释排便机制，强调"自我暗示法"，避免抑制便意。对已有依赖服泻药习惯的老年人，应尽量减少服药，至最终停药。要树立信心，配合医生共同制定治疗方案，直到完全治愈。

### （三）培养良好的饮食习惯

饮食要规律，荤素搭配，粗细搭配，多摄入富含纤维素的蔬菜、水果和具有润肠作用的食物。饮水要充足，养成清晨空腹饮一杯淡盐水或蜂蜜水的习惯。

## （四）重建良好的排便习惯

养成定时排便的习惯，指导老年人选择适合自身排便的时间，老年人最适宜的排便时间是每日早餐后，因为餐后胃肠活动最活跃、对刺激最敏感。不论是否有便意，都按时如厕，努力进行排便。有便意时及时排便。便时不要进行看书、读报等与排便无关的活动。

## （五）提供良好的排便环境

便秘的老年人更需要安全、舒适、隐蔽的环境和充足的时间来排便。注意尊重老年人的隐私，进行必要的遮挡。不要催促老年人排便，以免加重其焦虑和紧张情绪。选择安全舒适的排便姿势，一般以坐式为佳，指导老人坐式排便时身体向前倾，有利于增加腹压，促进排便。体弱的老年人可以使用坐便椅。

## （六）每日适当活动、运动

选择适合自己的运动方式，每天坚持锻炼 30~60 min，做些增强腰、腹及盆腔肌张力的活动如散步、打太极拳等。卧床老年人在床上进行肢体活动和腹式呼吸，增加腹肌的肌力帮助排便。卧床或坐轮椅的老年人可通过转动身体、挥动手臂等方式进行锻炼。

## （七）腹部环形按摩

老年人排尿后取屈膝仰卧位，放松腹肌，用自己双手示、中、无名指重叠沿结肠走向由右向左顺时针按摩腹部，轻重快慢以舒适为宜，每日数次，每次 10 min 左右。在按摩同时可做肛门收缩动作，排便时也可进行腹部环形按摩。

## （八）通便

灌肠通便和人工取便法，详见《基础护理学》。

## （九）药物治疗

由原发病导致的便秘应积极治疗原发病，而饮食与行为调整无效的慢性便秘，则应用药物治疗。可根据老人的实际情况选用温和的渗透性泻药（乳果糖、聚乙二醇）、容积性泻药（甲基纤维素）、润滑性泻药（液状石蜡）。指导老年人药物使用的注意事项：①容积性泻药服药时须饮水 250 ml；润滑性泻药不宜长期服用，以免影响脂溶性维生素的吸收；渗透性泻药服用后会引起腹胀等不适感，使用一段时间后会逐步适应；②避免药物不良反应性便秘。在使用药物导致便秘时，应及时请医师调整药物。

# 第六节　老年人睡眠障碍与护理

人们每天需要睡眠的时长可随年龄、性格、个体的健康状况、劳动强度、营养条件、工作环境的不同而有所差异。并随着年龄的增长而逐渐减少，老年人因新陈代谢率降低，体力活动减少，所需睡眠时间也随之减少，特别是连续性睡眠的时间缩短。他们在白天休息时易进入浅睡眠状态，由于睡眠质量不佳，不能有效地消除疲劳、恢复体力。老年人每天至少应保证 8 h 的睡眠时间，中午还应有 1 h 左右的午睡，老年人因为睡眠周期的改变、疾病疼痛、环境变化等诸多因素，睡眠质量多数不良，如入睡困难、早醒等。

## 一、常见类型

1. **失眠** 是老年人最常见的睡眠障碍，表现为入睡和维持睡眠困难，睡眠时间缩短，多梦，白天疲乏，头晕头胀，易激怒，等。通常由心理、慢性疾病、药物或酒精依赖等引起。

2. **睡眠量过多** 由各种脑病、内分泌障碍、代谢异常引起的嗜睡状态或昏睡。

3. **睡眠中的发作性异常** 指在睡眠中出现一些异常行为，如梦游症、梦呓、夜惊、梦魇、磨牙、不自主笑、肌肉或肢体不自主跳动等。这些发作性异常行为不是在整夜睡眠中出现，而多是发生在一定的睡眠时期。

4. **睡眠呼吸障碍** 部分老年人睡眠后还伴有呼吸障碍，多见50岁以上人群，男性多于女性。睡眠呼吸暂停综合征（SAS）在老年人群中的发病率较高37.5%，尤其是阻塞性睡眠呼吸暂停综合征（OSA），与夜间猝死密切相关。

## 二、危险因素

### （一）生理因素

随着年龄的增长，老年人的睡眠模式也发生了改变，出现睡眠时相提前（早睡、早醒）或多相性睡眠模式（夜间睡眠减少，白天瞌睡增多）。

### （二）躯体疾病因素

临床观察显示80%的老年人因基础疾病本身的症状和体征导致睡眠障碍。呼吸困难是导致夜间睡眠质量差的主要决定因素。躯体疾病引起的疼痛、咳嗽气喘、尿频尿急、活动受限以及心脑血管疾病、内分泌系统疾病、呼吸系统疾病等都可导致睡眠障碍。

### （三）心理－社会因素

老年人因社会角色改变、思维固执、家庭角色改变、慢性疾病折磨、丧偶等因素，不愿参加社交活动，不愿与人交流沟通，性格内向、固执，常出现失落感、孤独感、易怒、多疑、忧郁等心理，影响睡眠质量。

### （四）精神、神经因素

精神负担过重、焦虑、抑郁、神经系统疾病（帕金森病、痴呆、脑卒中等）也导致老年人睡眠质量下降。

### （五）药物因素

老年人的不合理用药或药物的副作用影响睡眠。如降压药、改善脑代谢等药物可提高交感神经系统的兴奋性；睡前服用利尿药增加夜尿频率影响睡眠；长期服用单一的镇静、催眠药会产生依赖，出现顽固性睡眠障碍。

### （六）环境因素

老年人对环境变化的敏感导致睡眠障碍。如住院老年人生活环境、生活习惯的改变，陌生的人际关系等都是导致老年睡眠障碍的环境因素。

（七）睡眠习惯因素

不良的睡眠习惯可破坏睡眠觉醒节律，是引起失眠的原因。老年人常见的不良睡眠习惯有：每天睡眠时间无规律、白天躺床上时间过长或午睡时间过长、白天瞌睡多、睡前饮用含咖啡因的饮料、吸烟、饮酒等。

## 三、预防与护理

（一）保持生活规律

老年人应养成早睡早起、午睡的习惯。白天睡眠时间不宜过长，以 1 h 左右为宜。白天避免非睡眠时卧床，夜间固定就寝时间，保证夜间睡眠质量。提醒老年人睡前排尿，以防夜尿增多而干扰睡眠。

（二）劳逸结合

老年人白天适当进行体力活动或于睡前活动半小时可帮助睡眠。

（三）保持睡眠前情绪安定

不看刺激性电视或小说、不过度思虑和用脑过度，避免由于身心强烈刺激而影响睡眠。

（四）适宜的睡眠环境

睡眠环境应安静，空气新鲜，温度及湿度适宜，光线适合。老年人卧室应备一盏夜灯，必要时备床旁便器。

（五）饮食

老年人晚餐应避免吃得过饱、过油腻；睡前避免饮用浓茶、咖啡、可乐、酒和大量水分；避免摄入大量不易消化、吸收的食物；不吸烟、不喝酒；晚餐时间最少在睡前 2 h，晚餐清淡少量，以避免消化器官负担过重，既影响消化，又影响睡眠。

（六）睡前温水洗脚

一方面可促进全身的血液循环，使足部血管缓慢扩张，血流增加，从而减少供给头部的血流，使大脑皮层的兴奋性降低，便于抑制过程的扩散，起到催眠作用；另一方面可以保持脚部皮肤的清洁卫生，减少脚病发生，减轻下肢水肿，使全身感到舒适，睡得安稳。

（七）正确的睡眠姿势

睡眠的姿势应以自然、舒适、放松，不影响睡眠为原则，良好的睡眠姿势应取右侧卧位，上下肢呈半屈曲状，这样不仅可使机体大部分肌肉处于松弛状态，而且有利于心脏排血并减轻负担和促进胃的排空。但是睡眠后，体位常不自主地变换，对避免身体某些组织过度受压而影响血液供应是有益的。

（八）舒适的睡眠用品

选择高度合适的床，睡床应软硬适中，如在木板床上面铺柔软并有适当厚度的褥子或床垫等。睡床应能保持脊柱的生理正常状态，选择适宜高度的枕头，高度稍低于从肩膀到同侧颈部的距离，一般以 8～15cm 为宜，枕头过低头部会向下垂，使颈部肌肉紧张；枕头过高，也会使颈部与躯干产生一定角度，既影响睡眠，又易使颈部肌肉劳损。枕头软硬度要适中，过硬易引起头皮麻木，过软难以保证枕头与身体的平衡影响睡眠。枕芯以木棉、棉花为好，选择舒适、清洁、轻软的床单和被褥，可减少或避免对皮肤的刺激，有助于促进睡眠。

### （九）合理使用镇静药物

老年人应尽量避免选用药物来帮助入睡，因为镇静催眠药有许多不良反应，长期使用易产生依赖性，有抑制呼吸、降低血压、影响意识等不良反应，必要时在医师指导下根据病情选用，切勿自行服用药物。

### （十）老年人睡眠应注意的问题

老年人由于各器官功能逐渐衰退，机体代谢减慢，有些老年人机体患有心血管、呼吸系统等疾病，睡眠后易出现意外危险。因此，老年人睡眠护理时要注意以下几点。

1. 防止心血管疾病发生意外　老年人易患脑血栓、心肌梗死、心绞痛等心血管系统疾病，并且老年人感觉迟钝，临床症状不典型，因此，老年人睡眠时要注意观察呼吸，若出现呼吸异常或者该醒未醒时，要警惕有无意外发生。

2. 防止外环境带来安全隐患　由于老年人肾功能衰退、前列腺增生，引起夜间尿量增多。夜间起床时，往往由于意识混乱、定向障碍、步履蹒跚而发生碰伤、跌倒等意外。因此，去卫生间的路上要有照明设施，以保证老年人起夜安全。对于行动不便的老年人，要在床旁放置便器。

# 本章小结

（1）老年人常见的躯体健康问题包括跌倒、噎呛、疼痛、尿失禁、便秘、睡眠障碍等。

（2）老年人跌倒应充分评估跌倒的危险因素，从确立高风险人群、加强预防性措施、适度的锻炼和平衡能力的训练、创造安全的生活环境、防治引起跌倒的疾病，合理用药等方面进行防护。

（3）老年人噎呛应充分评估噎呛的危险因素，从饮食管理、口腔护理、健康教育、康复训练等方面进行防护。

（4）老年人疼痛应从疼痛的部位和性质、疼痛有无转移或放射、疼痛的程度等方面进行评估，评估老人疼痛的程度可以通过语言描述量表（VRS）、数字评定量表（NRS）、视觉模拟评分（VAS）、Wong－Baker面部表情量表（FRS）等方法进行评估，止痛的方法包括药物止痛和非药物止痛。

（5）老年人尿失禁根据发生的原因可以分为压力性尿失禁、神经性尿失禁、继发性尿失禁和功能性尿失禁，根据尿失禁的临床表现可以分为充溢性尿失禁、急迫性尿失禁、无阻力性尿失禁、反射性尿失禁、压力性尿失禁。应从心理护理、皮肤护理、行为干预、药物治疗等方面进行防治。

（6）老年人便秘的原因包括生理、病理、饮食、精神、药物、排便习惯等多方面，便秘的防治措施包括排便习惯养成、生活方式调节、药物、心理、环境、按摩等多方面。

（7）老年人睡眠障碍的类型包括失眠、睡眠量过多、睡眠中的发作性异常以及睡眠呼吸障碍等，应充分评估造成睡眠障碍的原因，从生活方式的调节、睡眠环境、催眠药物、心理等多方面进行护理。

**学与思**

1. 跌倒的预防不包括( )。

A. 居室地面防滑      B. 合理用药

C. 不过量饮酒      D. 平衡功能差的老人使用助步器

E. 快速转换体位

2. 老年人跌倒的危险因素中错误的是( )。

A. 神经系统及运动系统的老化      B. 各种急、慢性疾病

C. 应用呼吸兴奋剂      D. 地面光滑

E. 身体虚弱

3. 预防老年人噎呛的措施，不正确的是( )。

A. 食物宜软、进食宜慢、饮酒宜少、心宜平静

B. 进食体位尽量采取坐位或半卧位

C. 大喊大叫或嗜睡老年人暂不喂食

D. 要细嚼慢咽，出现恶心、呕吐反应时，可以继续喂食

E. 进食后予温水漱口或消毒棉球轻拭以清除口腔内食物残渣

4. 老年人疼痛评估的最重要依据是( )。

A. 原发病严重度      B. 判断疼痛程度量表

C. 疼痛行为      D. 家属的报告

E. 老年人的主诉

5. 判断老年人疼痛程度的常用方法不包括( )。

A. 语言描述量表      B. 数字评定量表

C. 肌张力评定表      D. 视觉模拟评分表

E. 面部表情量表

6. 预防老年人便秘培养良好的饮食习惯不包括( )。

A. 饮足量的水      B. 用小米、薯类、玉米等杂粮

C. 食用精制面粉和糖      D. 不偏食，避免进食过少

E. 食物宜切细煮软，少食多餐

7. 关于老年人尿失禁的护理的描述中，错误的是( )。

A. 加强皮肤护理，预防褥疮      B. 控制老年人饮水，减少尿量

C. 根据情况留置导尿      D. 使用失禁护垫、纸尿裤

E. 盆底肌训练

8. 老年人最常见的睡眠障碍类型是( )。

A. 失眠      B. 睡眠过多

C. 睡眠呼吸暂停综合征      D. 梦游症

E. 阻塞性睡眠呼吸暂停综合征

(9~10题共用题干)

王大爷，69岁，傍晚回家上台阶时跌扑在地，不能站立和行走，神志清楚，自觉膝关节疼痛难忍，送往医院。平素视力不好，最近未服用药物，患类风湿性关节炎20年，颈椎病5年，曾跌倒过1次。

9. 导致王大爷跌倒最不可能的因素是( )。

A. 台阶过高　　　　　B. 有跌倒史　　　　　C. 颈椎病　　　　　D. 用药不当

E. 视力差

10. 对王大爷进行护理时，不适宜的是( )。

A. 指导老人尽量减少活动，以防再次跌倒

B. 安慰鼓励老人，减少老人对跌倒的恐惧感

C. 必要时，鼓励老人使用拐杖

D. 协助医生确定老人损伤情况，积极治疗颈椎病和类风湿性关节炎

E. 指导其家属改善老人的居住环境

参考答案：

1. E　2. C　3. D　4. E　5. C　6. C　7. B　8. A　9. D　10. A

# 第七章　老年人的常见疾病与护理

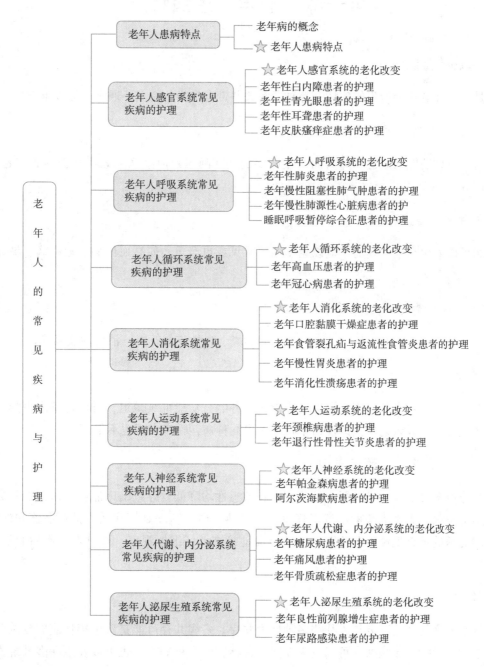

老年人患病特点 ——— 老年病的概念
　　　　　　　　 ——— ☆老年人患病特点

老年人感官系统常见疾病的护理 ——— ☆老年人感官系统的老化改变
　　　　　　　　　　　　　　　 ——— 老年性白内障患者的护理
　　　　　　　　　　　　　　　 ——— 老年性青光眼患者的护理
　　　　　　　　　　　　　　　 ——— 老年性耳聋患者的护理
　　　　　　　　　　　　　　　 ——— 老年皮肤瘙痒症患者的护理

老年人呼吸系统常见疾病的护理 ——— ☆老年人呼吸系统的老化改变
　　　　　　　　　　　　　　 ——— 老年性肺炎患者的护理
　　　　　　　　　　　　　　 ——— 老年慢性阻塞性肺气肿患者的护理
　　　　　　　　　　　　　　 ——— 老年慢性肺源性心脏病患者的护
　　　　　　　　　　　　　　 ——— 睡眠呼吸暂停综合征患者的护理

老年人循环系统常见疾病的护理 ——— ☆老年人循环系统的老化改变
　　　　　　　　　　　　　　 ——— 老年高血压患者的护理
　　　　　　　　　　　　　　 ——— 老年冠心病患者的护理

老年人消化系统常见疾病的护理 ——— ☆老年人消化系统的老化改变
　　　　　　　　　　　　　　 ——— 老年口腔黏膜干燥症患者的护理
　　　　　　　　　　　　　　 ——— 老年食管裂孔疝与返流性食管炎患者的护理
　　　　　　　　　　　　　　 ——— 老年慢性胃炎患者的护理
　　　　　　　　　　　　　　 ——— 老年消化性溃疡患者的护理

老年人运动系统常见疾病的护理 ——— ☆老年人运动系统的老化改变
　　　　　　　　　　　　　　 ——— 老年颈椎病患者的护理
　　　　　　　　　　　　　　 ——— 老年退行性骨性关节炎患者的护理

老年人神经系统常见疾病的护理 ——— ☆老年人神经系统的老化改变
　　　　　　　　　　　　　　 ——— 老年帕金森病患者的护理
　　　　　　　　　　　　　　 ——— 阿尔茨海默病患者的护理

老年人代谢、内分泌系统常见疾病的护理 ——— ☆老年人代谢、内分泌系统的老化改变
　　　　　　　　　　　　　　　　　　 ——— 老年糖尿病患者的护理
　　　　　　　　　　　　　　　　　　 ——— 老年痛风患者的护理
　　　　　　　　　　　　　　　　　　 ——— 老年骨质疏松症患者的护理

老年人泌尿生殖系统常见疾病的护理 ——— ☆老年人泌尿生殖系统的老化改变
　　　　　　　　　　　　　　　　 ——— 老年良性前列腺增生症患者的护理
　　　　　　　　　　　　　　　　 ——— 老年尿路感染患者的护理

## 学习目标

1. 掌握老年人患病的特点；老年人常见疾病的躯体表现；老年人常见疾病的护理措施；老年人常见疾病的健康指导。

2. 熟悉老年病的概念；老年人各系统的老化改变；老年人常见疾病的护理诊断；老年人常见疾病常

用辅助检查。

3. 了解老年人常见疾病的健康评估。

4. 学会按护理程序对老年人常见病患者实施整体护理。

5. 能熟练应用专业知识对老年人各系统常见疾病进行健康指导。

# 第一节　老年人患病特点

## 一、老年病的概念

老年病是指人在老年期所患的疾病，与衰老有关并带有自身的特点。通常分为以下三类。

### （一）老年人特有的疾病

老年人由于机体功能的衰退和障碍而产生的疾病，如阿尔茨海默病、老年性精神病、老年性耳聋、更年期综合征等。

### （二）老年人常见的疾病

这类疾病可以发生在老年期前，但以老年期更常见或更严重。如高血压病、冠心病、糖尿病、恶性肿瘤等。

### （三）老年人与青中年发病率相似的疾病

这类疾病在各年龄层均有发生，如：肺炎、胆囊炎、急性支气管炎、消化性溃疡等。

## 二、老年人患病特点

随着年龄增长，老年人的组织结构进一步老化，各器官功能继续减退，身体抵抗力下降，活动能力降低，协同功能丧失，导致老年人即使与中青年人患同种病，临床表现也不尽相同。

### （一）临床症状及体征的不典型

老年人常患有多种疾病，且各器官的反应性和敏感性均降低，导致临床症状及体征的不典型。如老年人患重症肺炎可以仅表现为咳嗽或意识障碍而无发热、白细胞增高等症状，常被漏诊和误诊。因此，重视老年疾病症状的不典型性十分重要，必须全面地检查，仔细地观察，及时发现疾病的不典型症状，慎防漏诊误诊。

### （二）多种疾病共存

由于多组织器官的老化，老年人往往多种疾病共存。多病共存可能是青中年疾病的延续和累积，也可能是老年期的新发病。多病共存可以发生在同一种器官的多种病变，也可以发生在多系统疾病同时存在。因此，护理老年人时，要做到全面评估，制定个体化的护理方案，既要注意到各系统问题的发现和处理，更要抓重点问题和集中解决主要矛盾，提高护理质量，促进老年人康复。

### （三）病程长，病情重

老年人全身反应迟缓，发病隐匿，症状不典型，需要经过一段时间的演变过程，症状或体征才会出现。当出现明显的症状或体征时，病情往往严重或趋于恶化。老年人的组织器官储备能力和代偿能力差，在急性病或者慢性病的急性发作时容易出现各种危象和脏器功能衰竭等。

### （四）易发生意识障碍

老年人患病后易发生意识障碍情况，这与老年人的脑血管硬化，脑供血不足，各器官功能减退有一定关系。不过原发病一旦得到控制，意识障碍也会消失。因此在分析老年人意识障碍的时候要排除医源性因素，如服用抗抑郁药、安眠药等情况，要及时鉴别诊断，防止延误治疗。

### （五）易发生水、电解质紊乱

老年人尤其是高龄老年人在患病后可发生多种并发症，常见的并发症有水、电解质和酸碱平衡紊乱，多脏器功能衰竭，感染，等。由于老年人的体液减少，且中枢神经系统和肺、肾等器官对体液的调节功能也下降，所以在发生呕吐、腹泻、烧伤、应用利尿药等情况时，更容易出现水、电解质紊乱。

## 第二节 老年人感官系统常见疾病的护理

### 一、老年人感官系统的老化改变

随着年龄的增长，老年人的感觉功能包括视觉、听觉、味觉、嗅觉和皮肤的触觉都有一定程度的退化。其中最突出的感觉功能变化是视觉和听觉。

#### （一）视觉

由于睫状肌的调节能力降低，晶状体弹性逐渐减弱或开始消失，眼视近物的能力降低，近点远移，从而导致远视眼；由于晶状体逐步混浊，容易发生老年性白内障；由于眼对房水重吸收能力降低，还容易发生青光眼。

#### （二）听觉

衰老不仅可使中耳听骨出现退行性改变，还可使内耳听觉感受细胞发生退变，从而导致老年人出现耳聋，甚至听力丧失。同时，老年人的前庭器官发生退化，导致平衡功能减退而产生眩晕，甚至出现跌倒的现象。

#### （三）嗅觉

由于嗅黏膜变性及嗅神经元数目逐渐减少、萎缩、变性，导致嗅觉迟钝。到了80岁，嗅觉的敏感度只有年轻人的一半。同时由于嗅觉的丧失，会对一些如霉变的食物、有毒气体、烟味等危险因素缺乏分辨力，而威胁老年人的安全。

#### （四）味觉

由于味蕾和舌乳头逐渐减少甚至消失，味阈升高，导致对酸、甜、苦、辣等味觉的敏感性降低，造成食欲缺乏，食而无味，影响机体对营养物质的摄取，还增加了老年便秘发生的可能性。

#### （五）皮肤

皮肤是机体的第一道防御屏障，随着年龄的增长，屏障功能降低，抵御感染和创伤修复能力下降；

皮肤表皮变薄，真皮萎缩，弹性减弱，出现皱纹；皮肤色素沉着而颜色加深，出现老年斑；皮脂腺萎缩，汗腺减少，使皮肤干燥、脱屑；因此对疼痛、温度和触觉等反应迟钝，易受机械、物理、化学刺激而损伤，长期卧床的老年人易发生压疮。

## 二、老年性白内障患者的护理

案例导入：患者，女，68岁，因5年前左眼视力逐渐下降，手指分辨不清，3年前右眼视力也感觉视物不清；糖尿病病史10年。体格检查：视力，左眼手动/10cm，右眼0.3，左眼晶状体呈乳白色混浊，右眼晶状体轻度混浊，其他无异常。临床诊断：考虑老年性白内障。

老年性白内障（senile cataract）是后天性白内障中最常见的一种，指中年以后因晶状体逐渐变性浑浊引起的视觉功能障碍，主要表现为进行性无痛性视力减退，常为双侧发病，可先后或同时发生，从发病到成熟可历时数月至数年，发病率随着年龄的增加而升高，其致盲率现已位居各类眼病之首。

 **知识链接**

### 白内障超声乳化术

超声乳化手术治疗白内障，是目前世界公认先进成熟的手术方式。应用超声波将浑浊的晶状体核粉碎，使其呈乳糜状，然后连同皮质一起吸出，术毕保留晶状体后囊膜，可同时植入后房型人工晶状体，使患者重见光明。具有切口小、创伤小、术后视力恢复快、散光小的特点，患者手术后可以早期活动，大部分患者手术无需住院。

【护理评估】

（一）健康史

1. 晶状体生理性变化　随着年龄的增长，晶状体代谢衰退，纤维硬化，水分逐渐减少，导致晶状体变性混浊。

2. 营养不良　全身和局部营养不良，动脉硬化，睫状体上皮变性等，均可引起房水的屏障功能失调，给晶状体的营养造成不良影响，引起晶状体混浊。

3. 维生素及微量元素缺乏　老年人晶体内维生素 $B_2$、维生素 C、维生素 E，微量元素硒、锌缺乏，以及谷胱甘肽等营养物质含量不足，导致晶状体内氧自由基含量增加。

4. 晶状体蛋白分解　老年人晶状体囊通透性增高，蛋白分解酶进入晶状体内引起蛋白分解而导致晶状体混浊。

5. 辐射损伤　阳光中的紫外线产生光化学作用，导致晶状体和房水中活性氧的产生，损害晶状体，使蛋白变性凝固，引起黄色或棕色核性白内障或是黑内障的发生。

6. 内分泌紊乱　糖尿病、甲状腺功能减退，均可导致晶状体混浊。

（二）身心状况

1. 躯体表现　老年性白内障根据晶状体浑浊的部位不同分为皮质型、核型、后囊膜下型三类。临床上以皮质型和核型多见，其躯体表现呈如下特点：

（1）视力减退：晶状体浑浊部位和程度不同对视力的影响也不同，主要表现为呈无痛性视力减退，最后仅能见眼前手动，甚至仅存光感，两眼可先后发病。

（2）近视：由于晶状体吸收水分后，体积增大，屈光力增大而导致近视，或原有老视程度减轻。

（3）单眼复视或多视：因晶状体纤维肿胀和断裂，屈光力改变，尤其是核性白内障，核的屈光力改变明显，有棱镜的作用，所以在看日光或看灯时，可出现单眼复视或多视。

（4）眼前固定黑影：部分患者有畏光、炫目等症状。

2. 心理－社会状况 老年人因视觉障碍，影响其日常生活及社会交往能力，往往产生焦虑、孤独感，甚至担心失明而出现恐惧的心理。

（三）辅助检查

1. 视野和视力检查 了解老年人屈光状态和有无视野缺损。

2. 眼压测定 老年人眼压正常值为 10～21mmHg。

3. 眼底检查 可了解晶状体全貌。

【护理诊断】

1. 感知改变 与晶状体混浊所致视力障碍有关。

2. 自理缺陷 与晶状体混浊所致视力障碍有关。

3. 恐惧、焦虑 与视力下降、手术及担心失明有关。

4. 社交孤立 与晶状体混浊所致视力障碍有关。

5. 潜在并发症 继发性青光眼、晶状体脱位。

【护理措施】

（一）一般护理

1. 休息与活动 为老年人创造一个安全有序的生活环境，帮助老年人熟悉日常物品放置的位置，使用的物品应简单、特征性强。居室阳光充足，但避免阳光或强光灯泡直接照射。老年人在室外强阳光下活动时，须戴毡帽或使用遮阳伞，或戴墨镜，读书报、看电视时间不能过长，不能长期在昏暗的灯光下阅读。

2. 饮食护理 饮食上注意摄入高蛋白质、低盐、低糖、低脂及富含维生素的食物，尤其是维生素 C、维生素 E。多食新鲜蔬菜、水果等，戒烟、控制饮酒量、减少含咖啡因食物的摄入，保证每日摄入充足的水分。

3. 安全护理 患者视力持续下降后应减少外出活动，熟悉周围环境，避免意外伤害发生。

（二）用药护理

早期可根据医嘱口服维生素（C、E、B$_2$）、消朦片、障眼明，并用卡他灵等药水滴眼，以延缓白内障的恶化。

（三）手术护理

1. 术前护理

（1）根据手术目的，做好解释及心理护理，减少患者对手术的紧张和恐惧感，保持正常生活规律，避免因情绪激动出现并发症。

（2）术前 3d 开始滴用抗生素眼药水，控制眼部感染病灶。

（3）保持大便通畅，必要时服用通便药或行肥皂水灌肠，防止术后因便秘用力排便引起眼部充血、出血。

（4）手术当天为患者眼部做局部皮肤清洁处理，结膜囊局部用抗生素眼药水或生理盐水冲洗干净。

（5）指导患者术中注意事项，如教会练习眼球转动，便于配合手术；如有咳嗽、打喷嚏时，用舌尖顶住上腭、张口深呼吸，起到缓冲作用。

2. 手术后护理

（1）注意观察术眼及全身情况，如出现眼部不适、持续疼痛或低热等，可能为切口感染；如出现头痛、呕吐等症状可能为眼压升高，若手术眼突然疼痛，可能为切口裂开或出血，应及时通知医师处理。

（2）手术眼戴硬质眼罩保护，嘱患者勿用手揉眼，避免眼内压突然增高的动作，如用力闭眼、用力憋气、低头和弯腰提重物等，引起眼内小血管破裂出血或人工晶状体植入的位置发生变化，影响手术效果和视力愈后。

（3）遵医嘱，点眼药预防感染。

（四）健康指导

（1）术后遵医嘱用药，定期复诊，术后 3～6 个月避免重体力劳动、剧烈运动、低头作业。

（2）外出时须戴毡帽或使用遮阳伞，或戴墨镜，避免阳光直接照射，避免过度用眼。

（3）保持眼部卫生，洗脸的毛巾要保持清洁柔软，切勿用力揉术眼，注意安全，避免眼部受伤。

（4）积极治疗慢性病如糖尿病、高血压等。

## 三、老年性青光眼患者的护理

案例导入：患者，男，70 岁，有 15 年高血压病史，2 年前左眼看远处物体时出现多个叠影；近 2 个月来左眼视力下降到只可见眼前手影移位，右眼视力也明显下降，有时伴头痛。其儿子带其来院就诊。临床诊断：考虑老年青光眼。

老年性青光眼（senile glaucoma）是一种发病迅速、危害性大、随时导致失明的常见疑难眼病。其特征是眼内压间断或持续性升高的水平超过眼球所能耐受的程度而给眼球各部分组织和视功能带来损害，导致视神经萎缩、视野缩小、视力减退，失明只是时间的迟早而已，在急性发作期 24～48 h 即可导致完全失明。青光眼属双眼性病变，可双眼同时发病，或一眼起病，继发双眼失明。随着年龄的增长原发性青光眼发病率增加，分闭角型和开角型青光眼两种类型。老年人好发闭角型青光眼，多见于 50 岁以上的老年人，男女之比为 1:3，发病高峰在 61～71 岁。本病是老年人仅次于白内障导致视力丧失的重要致盲性眼病之一。

【护理评估】

（一）健康史

1. 老化因素　随着年龄的增长，晶状体的体积不断扩大，弹性降低而变硬，晶状体悬韧带张力降低，易致晶状体前移，使前房角狭窄者房角关闭，影响房水的回流，致眼内压升高；同时累及视神经且使之逐渐发生萎缩，因而老年人容易发生青光眼。

2. 遗传因素　有家族史者发病率是无家族者的 6 倍。

3. 屈光因素　屈光不正常者发病率高。

4. 诱发因素　情绪激动、过度劳累、气候变化以及暴饮暴食、精神创伤、暗室停留时间过长，长时间阅读或近距离用眼、散瞳、局部或全身抗胆碱类药物的应用等。

（二）身心状况

1. 躯体表现　老年性青光眼患者的躯体表现呈现以下特点：

（1）虹视：晚上看灯光时，在灯光旁出现五彩缤纷的晕圈，好像雨后的彩虹。这是由于眼压增高，角膜水肿而造成角膜折光改变所致。

（2）眼胀、头痛、视物模糊：尤其是在情绪激动或在暗处停留过久时发生，经过休息后可缓解，但会反复发作。

（3）读书障碍：早晨起床后看书报较吃力，易出现鼻梁根部酸胀和眼眶前额胀痛现象。这是由于正常人眼压有昼夜波动的规律，一般清晨偏高，晚上偏低。

（4）饮水刺激：在一次饮水大于 500ml 时，15～30min 后出现眼胀、头痛，这是因为饮水速度快、量多，可使血液稀释引起渗透压降低，进入眼内的房水就会增多，从而引起眼压增高。

2. 心理 – 社会状况

老年人因视觉障碍，影响老年人读书、看报、看电视，继而影响他们的日常生活及社会交往能力，导致其产生抑郁、悲观的情绪。

（三）辅助检查

检查青光眼的常用方法有测量眼压、眼底检查、视野检查、房角镜检查及青光眼的诱发实验等。

【护理诊断】

1. 视力下降　与眼压增高有关。
2. 有受伤的危险　与视力减退有关。
3. 抑郁、悲观　与视力下降、生活障碍有关。
4. 疼痛　与眼压增高有关。
5. 知识缺乏　缺乏青光眼自我保健的相关知识。

【护理措施】

（一）一般护理

1. 休息与活动　患者要注意休息，预防感冒，保证充足的睡眠，睡觉时枕头可稍高，注意用眼卫生，不要在强光下阅读，暗室停留时间不能过长，光线必须充足柔和，不要过度用眼。

2. 饮食护理　饮食宜清淡，多食蔬菜水果，保持大便通畅。忌食辛辣、油腻的食物和酒、浓茶、咖啡等引起眼压升高的饮料。要控制每日饮水的总量和一次饮水量。一般情况下，一次饮水不超过 250ml，一天总饮水量不超过 2000ml。饮水量过大会引起眼压升高。

（二）对症护理

如烦躁不安、恶心呕吐、眼部胀痛剧烈等，应遵医嘱给予止痛、安眠、止吐药。

（三）用药护理

每天遵照医嘱按时点药散瞳，局部及全身使用皮质类固醇激素，静滴高渗剂，也可口服醋氮酰胺。定期检查视力、视野、眼底变化和测试 24 h 眼压变化等。

（四）手术护理

1. 术前护理
（1）保持正常生活规律，避免因激动出现并发症，如糖尿病患者，尿糖保持在阴性；高血压患者的血压稳定在正常水平；慢性气管炎的患者无咳嗽、咳痰症状，以确保手术的安全性，防止术后的并发症。

（2）保持大便通畅，必要时服用通便药或用肥皂水灌肠，防止术后因便秘用力排便引起眼部充血、出血。

（3）手术当天为眼做局部皮肤清洁处理，做好患者心理护理，避免紧张情绪。

2. 术后护理

（1）手术后避免头部运动量过大，积极预防呼吸道感染，以免影响伤口的愈合。

（2）伤口疼痛时可酌情给予止痛药物。

（3）进食易消化、清淡和营养丰富的食物，忌烟酒、咖啡以及刺激性的食物。

（4）注意用眼健康，避免长时间地看书或者看电视，不要在过暗的屋子里停留时间过长。

（5）养成良好的生活习惯，要保持充足的睡眠，避免劳累及一次性大量喝水。

（五）健康指导

1. 保持愉快的情绪　情绪改变容易使眼压升高，引起青光眼。

2. 保持良好的睡眠　睡眠不安和失眠，容易引起眼压升高，诱发青光眼。

3. 减少在光线暗的环境中工作或娱乐　在暗室工作的人，每 1～2 h 要走出暗室或适当开灯照明。

4. 避免过度劳累　不管是体力劳动还是脑力劳动，身体过度劳累后都易使眼压波动，所以要注意生活规律，劳逸结合。

5. 合理饮食　暴饮暴食会使眼压升高，诱发青光眼。多吃蜂蜜及其他利水的食物，如西瓜、冬瓜、赤小豆等。

6. 坚持体育锻炼　体育锻炼能使血流加快，眼底瘀血减少，房水循环畅通，眼压降低。但不宜做倒立，以免使眼压升高。具体操作方法详见实训 7-1。

## 四、老年性耳聋患者的护理

案例导入：患者，女，70 岁，家人反映老人近期说话习惯明显变化，倾向于大声说话，经常要求家人重复讲过的话，言语理解不连贯，常常打岔，请问该患者出现了什么情况？

老年性耳聋（presbycusis）是指随着年龄的增长，双耳听力对称性、进行性下降，以高频听力下降为主的感觉神经性听力损失，并以听力敏感度下降和噪声环境中言语识别率下降为主要特征。通常情况下，多见于 65～75 岁的老年人，发病率可高达 60% 左右。

【护理评估】

（一）健康史

1. 老化因素　老年人内耳及听神经的退行性改变，耳蜗基底膜的柯蒂氏器发生萎缩；同时支配基底膜的耳蜗神经发生萎缩。此外，老年人中枢神经发生萎缩，也导致了老年性耳聋。

2. 疾病因素　老年性疾病加重如高血压、冠心病、脑动脉硬化、糖尿病均可促使听觉感受器和蜗后听神经受损，是加速老年性耳聋的因素。

3. 药物因素　在治疗疾病过程中使用对耳有毒性的药物如链霉素、卡那霉素、庆大霉素、新霉素以及奎宁等药物，老年人的肾脏排泄及肝脏解毒功能下降，更容易受到药物的影响，导致听神经受损。

4. 遗传因素　在遗传上，男女性别亦有不同，女性组织耐受性比男性强，而且男性接受恶劣环境和噪声的损伤机会也比女性多，吸烟饮酒比女性多，故老年性耳聋男性比女性多两倍。

5. 其他因素　长期吸烟、高脂饮食、在有噪声的环境中工作和生活不注意防护，以及缺锌、维生素D 和钙代谢异常、贫血均可引起听觉功能减退。

## （二）身心状况

1. 躯体表现　患者出现原因不明的双侧对称性感音性耳聋，听力渐进性下降，伴高音耳鸣；说话习惯改变，倾向于大声说话或希望别人大声说话；经常要求交谈对象重复讲过的话。误解语言含义，猜测谈话内容。耳聋老年患者躯体表现呈现以下特点：①高频听力下降为主；②言语分辨率降低；③重振现象；④耳鸣。

2. 心理－社会状况　听力下降严重影响老人的正常交流，导致老年人脾气急躁、郁郁寡欢或产生与世隔绝的孤独感，对生活失去信心，严重损害老年人的身心健康。

## （三）辅助检查

1. 耳窥镜检查　观察耳道有无充血、肿胀、分泌物、囊肿、异物、耳垢栓塞和鼓膜的形状。
2. 听力学测试　本项测试由医疗机构专业人员完成。

## 【护理诊断】

1. 听力下降　与耳部血液供应减少、退行性病变有关。
2. 社交隔离　与听力下降、丧失有关。
3. 有受伤的危险　与听力下降、丧失有关。
4. 语言沟通障碍　与听力下降、丧失有关。
5. 舒适的改变　与眩晕、耳鸣有关。

## 【护理措施】

### （一）一般护理

1. 饮食护理　饮食要合理搭配，营养齐全，少食高脂饮食，多吃新鲜蔬菜水果。
2. 避免噪声　远离噪声环境，尽量避免长时间的噪声刺激，老年人长期接触机器轰鸣、车辆喧闹、人声喧哗等各种噪声，会使原本开始衰退的听觉更容易疲劳，导致内耳的微血管处于痉挛状态，内耳血供减少，听力急剧下降。

### （二）生活指导

1. 创造有利于交流的环境　保持家居或病室环境安静，给电话筒加装增音装置，谈话可借助表情或手势帮助老人理解语意，对老人讲话要慢且清楚，语调适中，交谈时尽量靠近老人。
2. 慎用耳毒性药物　老年人代谢功能减慢，对药物所代谢的毒性物质的排泄也减弱，敏感性增强，如氨基糖甙类易致内耳损伤。
3. 定期做听力检查　目前尚无有效的治疗老年性耳聋的方法，只能减缓老年性耳聋的进展，当听力减退时，及时到专科医院进行检查，可在医师的指导下服用营养神经的药物和血管扩张药，如有必要应及时配用适当的助听器。
4. 积极治疗　对心、脑血管疾病要积极治疗，高血压和糖尿病定期体检，监测血压、血脂和血糖等。

## （三）安全护理

尽量不要单独外出，注意安全，防止发生意外。

## （四）心理护理

加强与老人沟通和联系，鼓励其多参加社交活动，培养兴趣点，逐步让老人意识到耳聋并不影响自己的生活质量，从而摆脱耳聋的困扰。

## （五）健康指导

1. 生活有规律　坚持体育锻炼，保证充足睡眠，进食清淡饮食，戒除烟酒。保持心情愉快，避免过度紧张、疲劳。

2. 注意保护鼓膜　如遇到燃放爆竹时要用手捂耳，尽量减少巨响对鼓膜的损害。不听打击乐器，不听耳机，看电视要尽量调低音量，改正掏外耳道等不良习惯，防止外耳道及鼓膜的损伤。

3. 帮助并指导老年人及其家属正确使用助听器　在专业医师指导下进行，选择适合自己的助听器类型。指导老年人掌握助听器各种按钮的使用方法，正确使用开关以及控制音量等功能。

## 五、老年瘙痒症患者的护理

案例导入：患者，女，78 岁，常用肥皂沐浴露洗澡，用量较多，洗澡次数较多。近年来出现皮肤干燥、变薄，表面有糠秕状脱屑，小腿发痒，渐渐蔓延至大腿，白天好一些，经常在晚上睡眠中瘙痒，严重时痒醒。常年发生，秋冬季更严重。冬天脱衣服时瘙痒加剧。临床诊断：考虑老年瘙痒症。

老年瘙痒症（pruritus senilis）是指老年人因皮脂腺体功能减退，皮肤萎缩、干燥，加之过度热水洗烫，易泛发全身痒。瘙痒症是一种自觉瘙痒而无原发性皮肤损害的皮肤病，临床以皮肤瘙痒为主，搔抓后继发抓痕、血痂、色素沉着，甚至出现湿疹样变、苔藓样变、脓皮病以及淋巴管炎和淋巴结炎等各种继发性皮肤变化。可以是局部（肛门、外阴、头面、外耳道及掌跖处，以小腿伸侧多发）瘙痒，严重时发为全身性的瘙痒。其与季节、天气、冷热变化和机体代谢变化有着密切关系，是 65 岁以上老年人常见的皮肤问题，男性发病率高于女性。老年瘙痒症有多发性、反复性、病程缠绵、易引起继发性皮损等特点，严重影响老年人的睡眠，打乱作息时间，对患者情绪造成不良影响，严重影响老年人的生活质量。

## 【护理评估】

## （一）健康史

1. 内因　分为生理性和病理性因素。生理性因素主要是由于衰老导致皮肤屏障功能受损、内分泌紊乱等；病理性因素包括：部分原发性皮肤病，如原发性淀粉样变，血液系统疾病，如真性红细胞增多症、原发性血小板增多症、嗜酸性粒细胞增多症等，代谢及内分泌疾病，如原发性胆汁性肝硬化、尿毒症、糖尿病等，传染病，如获得性免疫缺陷综合征、水痘带状疱疹及神经性皮肤病，另外，焦虑、恐惧、悲观、抑郁等心理状况亦可引起皮肤瘙痒，并随情绪好坏症状加重或减轻。

2. 外因　季节变化在老年瘙痒症中起着非常重要的作用，例如，春季南方天气潮湿，适合霉菌生长，穿着潮湿的衣物容易诱发皮肤瘙痒；而秋冬季天气寒冷，气候干燥，机体皮肤变得干裂，表皮脱落使皮内神经末梢容易受到刺激而诱发皮肤瘙痒。食用鱼、虾、蟹、牛肉等易致敏的食物以及烟酒、咖啡、浓茶、辣椒等辛辣刺激食物也可诱发皮肤瘙痒，同时服用一些易致敏的药物如胺碘酮、氯霉素、链霉素、阿片类、氯丙嗪、奎尼丁、利血平、异烟肼等也可诱发皮肤瘙痒。感染肠道寄生虫、阴道滴虫、念珠菌、粪链球菌、大肠埃希菌等引起肛门或阴道瘙痒。此外，温度的变化也容易导致皮肤瘙痒。所以洗澡的水温过高是瘙痒症的诱发因素，且使用碱性大的洗涤剂和肥皂也是其诱发因素。同时化纤类、羽绒类、毛类等贴身衣物均可诱发皮肤瘙痒。

### （二）身心状况

1. 躯体表现　皮肤干燥、变薄，表面有糠秕状脱屑，典型症状是小腿发痒，渐渐蔓延至大腿甚至全身，每当就寝前，脱掉衣裤时，温暖的身体受到室内较凉的空气刺激，便立即诱发皮肤发痒，呈阵发性加剧，痒感时轻时重，持续时间从数分钟到数小时不等，夜间加重。可引发患者强烈地搔抓，导致患处出现抓痕、血痂，产生继发性皮损，日久患处皮肤增厚粗糙、苔藓样变、色素沉着，重者可能感染，引起疖疮、溃疡等。可有睡眠差、头晕、精神忧郁及食欲不振等精神神经症状。

2. 心理－社会状况　老年皮肤瘙痒有多发性、反复性、病程缠绵、更易引起继发性皮损等特点，严重影响老年人的睡眠，打乱作息时间，对患者情绪造成精神紧张、焦虑、恐惧、悲观或者抑郁等不良影响，严重影响老年人的生活质量。

### （三）辅助检查

1. 真菌、细菌、寄生虫学检查　肛门、外阴瘙痒要进行真菌、细菌、寄生虫检查。
2. 其他　对于原因不明的瘙痒，除全身体格检查外，还要做血常规、尿常规、尿糖、肝功能、血清胆红素、尿素、肝脾 B 超等检查。

## 【护理措施】

### （一）一般护理

1. 环境护理　保持环境整洁，病房内安静、空气新鲜，窗帘、地毯定时清洗，定时开窗通风、冬季气候干燥、寒冷，开放暖气并加用加湿器，使室内温度维持在 20～22℃，相对湿度以 50%～60% 为宜，春季潮湿可用除湿器除湿，并做好空气消毒和物体表面消毒。

2. 规律休息　皮肤瘙痒在生活不规律、睡眠不佳、休息不好、心情不舒畅时加重，故老年人必须注意生活规律，睡好觉，不要过度劳累，保持大便通畅。

3. 皮肤护理　保持床褥柔软清洁，尽量选择纯棉宽松衣物，内衣选择本色的纯棉麻、丝织物，布制柔软，光滑吸湿性强，不宜选择保暖内衣，因其构造为阻止人体皮肤与外界进行气体和热量交换而达到保暖目的。皮毛、含化纤成分的衣物易产生静电，导致皮肤干燥、脱屑明显加重瘙痒。减少使用化妆品，化妆品中往往加入香精、色素、防腐剂等，其成分中的重金属铅、汞、铁及甲醛会刺激皮肤增加刺痒感。

4. 饮食护理　老年人消化、吸收功能差，营养摄入不足，机体抵抗力下降而易病，因此，宜适量食用易消化的优质蛋白，如蛋类、奶类、瘦肉类等，适量的脂肪摄入能生热量，并能使皮肤得到滋润，同时还有利于维生素 A、维生素 E 的吸收。多食新鲜蔬菜和水果，适量饮水，以防皮肤干燥、减慢皮肤老化。少摄入刺激性饮食如酒、浓茶、咖啡、辣椒等，对虾、蟹、鱼过敏者尤应重视。养成定时喝水的习惯，及时补充皮肤水分，适量补充锰（锰是人体必需的微量元素，参与物质代谢，人体内缺锰，导致对皮肤有刺激作用的蛋白质分解产物难以排泄，致使神经感受器受刺激而产生痒感）和维生素 A、$B_2$、$B_6$、C、E，能减轻和避免瘙痒的发生。

### （二）病情观察

1. 全身皮肤的观察　观察有无新发红斑、丘疹、破溃、有无渗出倾向，皮肤有无出现色素沉着、苔藓样改变,皮肤破损处有无继发感染现象。

2. 生命体征观察　观察患者有无并发症、体温变化、有无感染、电解质紊乱、低蛋白血症;观察血象、肝肾功能。

3. 瘙痒影响睡眠者,观察血压变化。

4. 瘙痒评分观察　根据皮损情况、影响睡眠严重程度、抓痕轻重程度情况,使用"长海痒尺"进行瘙痒评分,用0~10个数字代表不同的瘙痒程度,数字越大表示瘙痒程度越强烈。0分-无痒感;1~2分-轻度瘙痒:可忍受,正常生活睡眠;3~4分-中度瘙痒,影响睡眠,轻度抓痕伴有皮屑,外用止痒药;5~6分-重度瘙痒,影响睡眠,深抓痕,口服、肌注或静脉用止痒药;7~8分-剧烈瘙痒:严重影响睡眠,血性抓痕,用抗组胺药效果欠佳;9~10分-无法忍受,不能入睡,血性抓痕,性格改变,不能正常生活、工作。根据瘙痒评分选用适当的止痒药物。评估的频率为:评分≤2分,可不用再评分,评分≥3~4分,每天评分2次,评分时间为6~14点;评分≥5分,每天评分3~4次,评分时间为6点-14点-22点。瘙痒评分应随着患者的病情变化动态评估。

（三）用药护理

1. 内服药物的注意事项

（1）遵医嘱口服抗组胺药物,抑制组胺引发的瘙痒症状,静脉注射钙剂及维生素C,静脉应用硫代硫酸钠。症状顽固者也可应用盐酸普鲁卡因静脉封闭治疗,通过阻滞神经冲动的传递达到抑制瘙痒的目的。也可采用性激素治疗。

（2）使用抗组胺类药物应注意:苯海拉明、氯苯那敏、赛庚啶、异丙嗪为常用的第一代$H_1$受体拮抗剂,本组药物易透过血脑屏障,导致嗜睡、乏力、困倦、头晕、注意力不集中等,部分药物的抗胆碱作用可导致黏膜干燥、排尿困难、瞳孔散大。高空作业、精细工作者和驾驶员需禁用或慎用,青光眼和前列腺肥大者也需慎用;氯雷他定、西替利嗪、阿司咪唑、美喹他嗪为常用的第二代$H_1$受体拮抗剂,本组药物不易透过血脑屏障,不产生嗜睡或仅有轻度困倦作用,困倦程度有个体差异,同时抗胆碱能作用较小。多数第二代$H_1$受体拮抗剂吸收快,作用时间较长,一般每天服用1次即可。

（3）口服激素类药物,如强的松、美卓乐等,要及时观察其疗效及副作用的发生,如消化道出血症状。

（4）患者应按剂量、疗程服药,避免随意停药或增加药物剂量。

2. 外用药的注意事项

（1）根据皮损情况选用外用药及擦药方法,如炉甘石洗剂、皮质类固醇软膏或霜剂、辣椒碱、薄荷醇以及表面麻醉剂等,每天观察用药效果及反应,并做好记录。

（2）使用外用糖皮质激素,通过其抗炎活性而达到止痒的目的。但皮质激素可能引起局部皮肤萎缩、毛细血管扩张、多毛、毛囊炎、色素异常等,此外还可引起激素依赖性皮炎或增加感染的机会等,面部、乳房、腋下、外生殖器等部位皮肤结构特殊,对激素吸收力较强,应慎用。因此,使用含激素的外用药时应少量薄涂,皮肤表面可外涂外用药后予保鲜膜包于皮疹外。

（3）擦药期间,不宜每日更换衣物,附在衣物上的药物可增强疗效。

（4）根据病因和皮肤损害性质有针对性地治疗,不宜自行乱擦药。

（四）基础与生活护理

（1）冬季洗澡次数一般每周1次为宜,减少搓澡,以淋浴为主,室内有暖气时可用加湿器保持空气湿润。夏季多汗,要每日温水冲洗,但不必每日使用沐浴液。过多的洗澡或用沐浴液可使皮脂丢失,失去滋润,出现干燥、粗糙,引起瘙痒或皮炎。水温不宜过高,一般以35~40℃为佳,不要用烫热水洗澡，洗澡时间不宜过长，以 15 ~ 20 min 最好，避免使用碱性较大的肥皂类洗浴用品，肥皂去脂效力大，增加皮肤干度，故应用中性肥皂、弱酸性的硼酸皂、羊脂皂。沐浴用的毛巾应柔软，洗浴时轻擦，免损伤角质层。冬季来临时，洗浴后全身或容易发生瘙痒的地方涂抹保湿效果好的润肤液，如甘油或凡士林润肤液。也可根据不同季节和皮肤状况使用不同的润肤液产品。

（2）做好指甲护理，每周修剪指甲 1 次，每次剪完指甲，将指甲磨平至光滑，防止抓伤皮肤，避免继发感染。

（五）专科护理

1. 创面护理
（1）根据创面情况选用适当的外用药及擦药。
（2）创面湿敷时，避免全身同时湿敷或湿敷时间过长，以致药物吸收中毒，并注意保暖。
（3）嘱患者穿棉质衣物，注意衣着合适，不宜过热，防止搔抓皮肤，保持皮肤清洁干燥。
（4）渗出液、血液污染的衣服和被褥，需及时更换，保持清洁。
（5）观察有无新发皮损。

2. 心理护理　老年瘙痒病除了给患者带来生理的不舒服外，还会带来一系列的心理变化（烦躁、焦虑、情绪低落）。护理人员应该鼓励患者家属，引导患者家属加入到治疗和护理的整个过程中，经常抽时间陪伴老人，多带老人参加一些娱乐活动，从而培养老人的安全感。对于患者本身，护理人员要态度和蔼，言语亲切，积极为患者排忧解难，创造一个和谐愉快的就医环境，使患者产生信任感。认真听取患者讲述病情，帮助患者分析疾病的发展过程，讲述瘙痒与情绪变化的关系，帮助患者保持愉快的心情，避免精神过度紧张，营造一个良好的心理环境。

（六）健康指导

1. 疼病指导　皮肤瘙痒是一种常见的、反复不愈的病。老年人应保持心情愉快顺畅，避免情绪紧张；避免各种诱因、感冒、减少刺激，禁忌过度搔抓、烫、擦等刺激。

2. 用药指导　如使用激素治疗告知饭后服药，以减轻药物对胃黏膜的刺激，注意观察大便颜色，有无腹痛、腹胀、黑便，如有异常，应及时与医生联系。讲解激素逐渐减量的机制及重要性，嘱其严格执行激素减量计划。遵医嘱用药，不要私自滥用药物。

3. 饮食指导　老年人平时营养要充分，低脂肪饮食，避免辛辣刺激性食物，如牛、羊肉、海产品；禁浓茶、咖啡等，不喝酒，禁吸烟，冬季多吃富含维生素 A 类帮助消化的食物，如猪肝、鱼肝油、新鲜水果、蔬菜等，多食养血润燥的食物，如芝麻、花生，少食甜食。

4. 运动锻炼指导　规律作息，避免过度疲劳，可适当外出做有氧运动，如散步、体操、太极拳、游泳等，外出时做好防晒。

5. 健康行为指导　避免使用碱性过强的肥皂擦洗或热水烫洗皮肤，勿经常洗澡，急性期不宜洗澡，慢性期少洗澡。经常修剪指甲，防止抓伤皮肤，避免感染，对不合作者可戴棉手套。

# 第三节　老年人呼吸系统常见疾病的护理

## 一、老年人呼吸系统的老化改变

呼吸系统包括鼻、咽、喉、气管、支气管和肺等器官。老年人随着年龄的增长，呼吸系统结构与功能会逐渐发生退行性的改变，导致呼吸功能逐渐减退。

### （一）鼻

随着年龄的增长，老年人的鼻黏膜腺体萎缩，腺泡分泌功能减弱，分泌物减少；鼻黏膜变薄，嗅觉功能减退；鼻道变宽，鼻黏膜的加温、加湿和防御功能下降，容易患鼻窦炎和呼吸道感染。鼻黏膜干燥，血管脆性增加及收缩能力差，容易发生血管破裂出血。

### （二）咽

人体的咽黏膜上皮与固有膜内有丰富的淋巴组织，是呼吸道的重要防御屏障，老年人的咽黏膜和淋巴组织萎缩，特别是腭扁桃体明显萎缩，所以老年人易患下呼吸道感染，吞咽动作是舌、腭、咽、喉、食管等许多肌肉和神经参加协调的反射动作。老年人咽喉黏膜、肌肉退行性变或神经通路障碍时，出现吞咽功能失调。在进食流质食物时易发生呛咳，有些高龄老年人甚至将食物误吸入咽部和气管，造成窒息。

### （三）喉

由于喉肌和喉部的弹性组织发生萎缩性变化，声带弹性下降，造成老年人发音响亮度减弱；杓状软骨的胶原纤维退变，导致两侧杓状软骨对合能力减弱。甲状软骨骨化，防御性反射也较迟钝。所以老年人吸入性肺炎较年轻人的发生率高。

### （四）胸廓

胸壁肌肉弹性降低、肋间肌和膈肌出现萎缩、肋骨关节硬化、脊柱后凸，胸廓发生桶状变形，导致呼吸功能的降低，桶状胸是老年人特有的特点。

### （五）呼吸道

老年人支气管黏膜出现萎缩，尤其是小气道管腔变窄，气流阻力增大，引起肺内含气量增多；纤毛运动能力、排除异物以及防御能力减弱，呼吸道分泌物不易咳出；支气管淋巴细胞分泌免疫球蛋白的功能以及巨噬细胞吞噬能力均降低，细菌容易在呼吸道内停留并繁殖，使老年人易患支气管炎。

### （六）肺

呼吸系统之气道缩小是老年人肺的主要表现，老年人肺泡壁弹力纤维减少，使肺泡弹性下降，导致肺不能有效扩张；由于肺组织弹性纤维减少和胶原纤维增多导致细小支气管和肺泡塌陷，气道缩窄，气道阻力增加，使呼气末肺残气量增多，肺活量及最大通气量减少。肺泡壁周围的弹力纤维组织退行性变使肺泡壁断裂、肺泡互相融合，肺泡腔变大，形成老年性肺气肿或慢性阻塞性肺病。

## 二、老年性肺炎患者的护理

案例导入：患者，男，78岁。以"乏力、食欲缺乏5d"为主诉就诊。自诉5d前受凉后出现发热，体温在38.3℃左右。在家自服抗感冒药后热退，渐出现思维迟滞、反应慢、疲乏感、咳嗽较轻、少量痰液。体格检查：T 36.2℃，P 106次/min，R 20次/min，BP 140/80mHg，神清，营养一般，精神萎靡，口唇发绀，颈静脉充盈，双肺呼吸音低，肺底部可闻及湿啰音，咳嗽后不消失。心率106次/min，律齐。腹软，肝脾未触及，双下肢轻度浮肿，既往有高血压史。临床诊断：考虑老年肺炎。

老年性肺炎（senile pneumonia）是指发生于老年人终末气道、肺泡和间质的炎症，是老年人的常见病，其发病率随年龄的增长而升高。因老年肺炎患者肺功能基础差，常合并多种基础疾病，易出现多器官功能损害，病死率高。老年人肺炎的临床表现常不典型，起病急骤，发展迅速，常有受凉淋雨、劳累、病毒感染等诱因，开始可无发热、咳嗽、咳痰、胸痛寒战等一般肺炎常见症状，而是以恶心、呕吐、食欲不振、腹泻、乏力、意识状态改变等消化系统和神经系统症状出现，因此易于漏诊而延误治疗。

### 【护理评估】

#### （一）健康史

**1. 病因**

（1）感染　感染是最常见的原因，细菌是主要病原体。其中隐性吸入口咽部的寄植菌在合并中枢神经系统疾病的老年人中很常见，发生原因主要是咽喉功能减退或受抑制，表现为咳嗽和吞咽反射障碍，当进食或睡眠时将咽喉部的寄植菌吸入下气道而导致肺炎发生。

（2）呼吸器官老化　进入老年期后，老年人纤毛黏液系统功能下降，使致病菌易进入下呼吸道并停留引起感染。老年人肺脏的结构、功能和横膈位置会发生变化，气道净化能力下降，影响肺的天然防御机制。

（3）合并基础疾病　慢性疾病是老年肺炎最重要的危险因素，如合并慢性阻塞性肺疾病（COPD）、糖尿病、充血性心衰、恶性肿瘤、神经系统疾病等使老年人免疫功能低下，容易继发肺炎。

（4）医源性因素　长期使用抗生素、糖皮质激素、免疫抑制剂等药物；胸腹部手术及留置胃管、气管插管和气管切开等，可损伤呼吸道的防御功能和免疫功能；不恰当地使用镇静剂也可诱发老年性肺炎。

**2. 环境评估**　按肺炎患病的环境分成两类：①社区获得性肺炎（community-acquired pneumonia，CAP）是指在医院外罹患的感染性肺实质炎症，包括具有明确潜伏期内发病的肺炎。传播途径为吸入飞沫、空气或血源性传播，耐药菌普遍；②医院获得性肺炎（hospital-acquired pneumonia，HAP）指患者在入院时既不存在、也不处于潜伏期，而在入院48 h后发生的肺部感染，也包括出院后48 h内发生的肺炎。其中以呼吸机相关性肺炎最为多见，治疗和预防较困难。除了在医院，在老年护理院生活的人群肺炎易感性亦高，临床特征和病因分布介于CAP和HAP之间，可按HAP处理。

**3. 病原菌评估**　社区获得性肺炎中以肺炎链球菌为最主要的致病菌。医院获得性肺炎中以革兰氏阴性杆菌最常见，其中以克雷伯菌及铜绿假单胞菌最常见，金黄色葡萄球菌、肺炎链球菌和厌氧菌也多见。

#### （二）身心状况

**1. 躯体表现**　老年性肺炎临床表现不典型，其表现因病原体毒力、病原体状态不同而有较大差异。

其躯体表现呈现以下特点：

（1）起病隐匿：常无咳嗽、咳痰、发热、胸痛等症状。很少有典型的寒战、高热、铁锈色痰和大片肺实变体征。较常见的是呼吸频率增加，呼吸急促或呼吸困难。

（2）全身中毒症状较肺部症状明显：表现为精神萎靡、乏力、食欲不振、恶心呕吐、心率增快、心律失常、谵妄、意识模糊，重者血压下降、昏迷等。

（3）并发症多且重：老年患者因可能存在潜在性的器官功能不全，容易并发呼吸衰竭、心力衰竭、休克、DIC、电解质紊乱和酸碱失衡等严重并发症。

（4）病程较长：老年肺炎常为多种病原菌感染，耐药情况多见，病灶吸收缓慢。

（5）体征：可出现脉速、呼吸快，胸部听诊可闻及湿性啰音，或伴有呼吸音减弱及支气管肺泡呼吸音。

2. 心理－社会状况　老年人因病程长而引起烦躁或抑郁等情绪反应，同时要注意评估老人及家属有无对老人病情和预后的担忧，家庭的照顾和经济能力能否应对。

（三）辅助检查

1. 血常规　衰弱、重症和免疫功能低下的老年患者外周血白细胞无明显升高，但可以表现为核左移或中性粒细胞内出现中毒颗粒。

2. 影像学检查　胸部影像异常是诊断肺炎的重要标志。胸部 X 线检查显示片状、斑片状浸润性阴影或间质性改变，伴或不伴胸腔积液。胸部 CT 检查多为下肺炎症，呈斑片或点状阴影。

3. 痰标本检测　最常见的病原学检查方法是痰涂片镜检及痰培养，具有简便无创等优点，但由于口咽部存在大量寄植菌，经口中咳出的痰标本易受污染，必要进可经人工气道经纤维支气管通过防污染样本毛刷获取标本。

4. 血气分析　检查有无 $PaO_2$ 减低和（或）$PaCO_2$ 升高。

【护理诊断】

1. 清理呼吸道无效　与痰液黏稠及咳嗽无力有关。
2. 气体交换受损　与肺炎所致呼吸面积减少有关。
3. 活动无耐力　与呼吸困难、乏力、倦怠或器官功能障碍有关。
4. 潜在的并发症　呼吸衰竭、心力衰竭、感染性休克。

【护理措施】

（一）一般护理

1. 休息与活动　保持环境安静，温湿度适宜，湿度 50% ~60% ，温度 18 ~22 ℃。急性期多卧床休息，降低机体消耗；活动困难者应定时翻身，协助患者取舒适体位，一般取半卧位或端坐位以减轻呼吸困难。危重患者应头偏向一侧，以免引起吸入性肺炎。

2. 饮食护理　给予高热量、高蛋白质、高维生素流质饮食，以补充高热引起的营养物质消耗，饮食宜清淡易消化。鼓励患者多饮水，每日 1500 ~2000ml 以保证足够的摄入量并利于稀释痰液。少食辛辣刺激性食物，以免产生过度咳嗽。可多食雪梨、百合、银耳等润肺食物。

（二）对症护理

对急性期患者，应加强氧疗。低流量吸氧是 1 ~2 L/min，中流量吸氧是 2 ~4 L/min，高流量吸氧是

4～6 L/min，对急性期患者给予中高流量吸氧，维持保证患者的动脉血氧分压大于 60 mmHg，氧饱和度大于 90%，及时添加湿化水并做好吸氧装置的消毒；高热者应给予物理降温，如酒精擦浴、冰袋。使患者体温控制在 38℃以下，必要时给予物理降温；鼓励患者咳嗽，咯出痰液；遵医嘱给予祛痰或雾化吸入；定期进行叩背、有效咳嗽训练以利于排痰，必要时机械吸痰。

### （三）用药护理

遵医嘱给予静脉点滴抗生素及补液，控制补液速度，避免速度过快导致肺水肿的发生。注意药物不良反应，对长期使用抗生素的患者应注意观察有无二重感染或菌群失调，观察患者口腔黏膜有无霉菌生长、有无腹泻发生，及时留取大便培养。

### （四）病情观察

（1）生命体征的观察：观察患者精神和意识状态，有无精神萎靡、表情淡漠、烦躁不安、神志模糊等。老年肺炎并发症严重，应严密观察患者的神志、呼吸、血压及心律等变化，有无心率加快、脉搏细速、血压下降、脉压变小、体温不升或高热、呼吸困难等，警惕呼吸衰竭、心力衰竭、休克等并发症的发生，必要时予以心电监护。

（2）血氧饱和度观察：观察有无血氧饱和度的下降，血气分析有无 $PaO_2$ 降低和（或）$PaCO_2$ 升高。

（3）观察有无水电解质紊乱、酸碱失衡、出入量不平衡，以及少尿无尿的发生。

（4）做好痰标本的采集：尽量在抗生素使用前做痰标本检查。患者晨起用白开水漱口 3～4 次，嘱患者用力从肺部深处咳出痰液，留置在消毒盒中，及时送检。

### （五）健康指导

（1）预防上呼吸道感染，避免受寒、过度疲劳、酗酒等诱因。合理饮食，保证充足营养，坚持户外运动，增强体质。

（2）介绍老年肺炎的临床特点，告知家属注意观察老年人，尤其是有慢性肺部疾病者，如出现无明显原因消化道症状，乏力、呼吸加快、心率增快、嗜睡、意识障碍等，尽管没有发热、咳嗽、胸痛等，也应考虑老年肺炎的可能性，应及时来医院就诊。

（3）长期卧床患者每 1～2 h 翻身一次，并轻拍背部，以预防坠积性肺炎。吞咽功能下降的老年人，应注意预防吸入性肺炎的发生。

（4）建议有慢性肺部疾病、糖尿病、慢性肝病等易感因素的老年人接种多效价肺炎球菌疫苗或流感病毒疫苗，可预防或减轻疾病的危险。

## 三、老年慢性阻塞性肺疾病患者的护理

案例导入：患者，男，76 岁，因反复咳嗽、咳痰，喘息 6 余年，再发加重 6d 就诊。患者诉于 6 年前开始出现反复咳嗽、咳痰，呈阵发性咳嗽，少量白色黏液痰，多在夜间发作，变天及受凉后症状加重，感气促，活动后加重。6 d 前出现咳嗽、咳痰、气促再发加重，阵发性咳嗽，咳白色黏液痰，伴胸痛，咳嗽时加重。体格检查：体温 37.1 ℃，脉搏 76 次/min，呼吸 20 次/min，血压 140/88 mmHg，胸部双侧对称，桶状胸，呼吸运动自如。双侧语颤对称，双肺呼吸音低，可闻及湿性啰音，心界向左扩大，心率 74 次/min，未闻及杂音，余未见明显异常。有进食不洁食史。辅助检查：血常规，白细胞 17 × $10^9$/L，中性粒细胞分类 89%。临床诊断：慢性阻塞性肺气肿。

慢性阻塞性肺疾病（chronic obstructive pulmonary disease，COPD）是指由于慢性气道阻塞引起肺通气功能障碍的一组疾病。慢性支气管炎和肺气肿是导致 COPD 的最常见疾病。当慢支或肺气肿患者病情

严重到一定程度，肺功能检查出现气流受限，并且气流受限不能完全可逆时，则诊断 COPD。慢支是指支气管壁的慢性非特异性炎症，其诊断标准是每年咳嗽、咳痰（或伴喘息）至少 3 个月，并连续 2 年或更长，除外其他原因引起的慢性咳嗽。肺气肿系指肺部终末细支气管远端气腔出现异常持久的扩张，并伴有肺泡壁和细支气管壁的破坏而无明显的肺纤维化。肺气肿典型的临床表现是逐渐加重的呼吸困难和肺气肿体征。

COPD 是严重危害老年人健康的常见病、多发病，据预测到 2020 年 COPD 将成为全球第三大致死病因，居疾病经济负担的第 5 位。在中国，COPD 患病率占 40 岁以上人群的 8.2%，且男性多于女性，给患者及其家庭、社会带来沉重的经济负担。

 **知识链接**

### 长期家庭氧疗（LTOT）的作用

1. 提高生活质量　LTOT 不仅减轻静息状态下呼吸困难，提高运动耐力。LTOT 患者呼吸衰竭发生率下降、住院次数减少、症状减轻、睡眠改善、心理和精神状态也得到改善，使生活质量得到进一步改善。

2. 降低肺动脉压，延缓肺心病进展　LTOT 可以降低肺动脉压，减轻或逆转肺动脉高压的恶化。每天氧疗时间越长，肺动脉压改善越明显。

3. 改善神经精神状态　长期慢性缺氧可能会出现注意力不集中、记忆力和智力减退、定向力障碍、头痛、嗜睡、烦躁等表现。神经精神症状的轻重与慢性低氧血症的程度有关。LTOT 可以改善大脑的缺氧状态，减轻神经精神症状。

4. 纠正低氧血症和减缓肺功能恶化　LTOT 可以纠正慢性缺氧患者的低氧血症，而不会明显加重 $CO_2$ 潴留，同时对肺功能产生有利影响。

5. 提高生存率　LTOT 能延长 COPD 患者的生存期，降低病死率。英国医学研究委员会（MRC）报告了在英国的 3 个中心 87 例 COPD 患者长期家庭氧疗的结果，平均随访时间 5 年，结果氧疗组病死率为 45%，而非氧疗组病死率为 67%。

【护理评估】

（一）健康史

引起慢性阻塞性肺疾病的原因很多，主要包括：

1. 吸烟　吸烟是慢性阻塞性肺疾病的主要危险因素。

2. 环境因素　①吸烟和被动吸烟：吸烟是发生 COPD 最常见的危险因素。吸烟者肺功能受损程度以及患病后病死率均明显高于非吸烟者。吸烟时间愈长，吸烟量愈大，患病率愈高，戒烟后可使病情减轻；②职业性粉尘和化学物质：当吸入各种粉尘和其他有害烟雾，浓度过大或接触时间过长可引起 COPD 的发生；③室内外空气污染：刺激性烟雾、粉尘、大气污染的慢性刺激，常为本病的诱发因素之一。室内生物燃料烹饪和取暖所致的室内空气污染是 COPD 发生的危险因素之一。

3. 感染　病毒、支原体、细菌等感染是慢性支气管炎发生发展的重要原因之一。病毒感染以流感病毒、鼻病毒、腺病毒和呼吸道合胞病毒为常见。细菌感染常继发于病毒感染，常见病原体为肺炎链球菌、流感嗜血杆菌、卡他莫拉菌和葡萄球菌等。反复感染可引起支气管黏膜充血、水肿，腺体增生、肥大，分泌功能亢进，管壁增厚狭窄，引起气道阻塞。肺部感染时蛋白酶活性增高与肺气肿形成也有关。

4. 遗传因素　某些遗传因素可增加 COPD 发病的危险性，已知的遗传因素为 $\alpha_1$-抗胰蛋白酶（$\alpha_1$-

AT) 缺乏。蛋白水解酶对组织有损伤、破坏作用，能分解弹力纤维，引起肺气肿病变。抗胰蛋白酶对弹性蛋白酶等多种蛋白酶有抑制作用，其中 $\alpha_1$ - 抗胰蛋白酶是功能最强的一种。蛋白酶和抗蛋白酶维持平衡是保证肺组织正常结构免受损伤的主要因素。蛋白酶增多或抗蛋白酶不足均可导致肺气肿。

5. 呼吸系统组织老化　老年人支气管和肺组织出现老化改变，呼吸道防御及免疫功能减退，导致呼吸道清除异物和病原体的能力下降，肺的弹性回缩力下降、肺泡扩大使肺体积膨胀等。

6. 其他　过敏、自主神经功能失调、肾上腺皮质功能减退和性腺功能减退、营养不良等因素，均有可能参与慢性阻塞性肺疾病的发生发展。

### (二) 身心状况

1. 躯体表现

(1) 慢性咳嗽：晨起时咳嗽明显，白天较轻，睡眠时有阵咳或排痰，咳嗽随体位变换而加重，随病情发展终身不愈。

(2) 咳痰：清晨排痰多，一般为白色黏液或浆液性泡沫痰，偶可带血丝，合并感染、急性发作时，痰量增多，可有脓性痰，并有发热。

(3) 气短或呼吸困难：慢性阻塞性肺疾病的标志性症状。早期仅在体力劳动或上楼等活动时出现，随着病情发展逐渐加重，严重者稍活动甚至休息时也感到气短。

(4) 典型症状缺如或弱化：老年机体反应能力差，炎症急性发作时体温不升、白细胞不高、咳嗽不重、气促不显著。可表现为精神萎靡、颜面发绀、厌食、胸闷、少尿等。

(5) 并发症多：老年人气道屏障功能和免疫功能减退，体质下降，故易反复感染，且易并发慢性肺源性心脏病、自发性气胸、慢性呼吸衰竭、电解质紊乱、肺性脑病、弥散性血管内凝血 (DIC) 等并发症，晚期患者有体重下降、食欲减退等全身症状。

(6) 体征：早期可无异常，随疾病进展出现以下体征：桶状胸、呼吸浅快、严重者缩唇呼吸，触觉语颤减弱或消失，叩诊呈过清音，心浊音界缩小，肺下界和肝浊音界下移，两肺呼吸音减弱，呼气延长，可闻及干性啰音和 (或) 湿性啰音。

(7) 慢性阻塞性肺疾病病程分期：慢性阻塞性肺疾病按病程可分为急性加重期和稳定期。前者指短期内咳嗽、咳痰、气短和 (或) 喘息加重、痰量增多，可伴发热等症状；后者指咳嗽、咳痰、喘息状稳定或轻微。

2. 心理 - 社会状况　老年人因明显的呼吸困难导致自理能力下降，从而产生焦虑、孤独等消极反应，病情反复并逐渐加重可造成忧郁症及失眠，对治疗缺乏信心。评估患者有无上述心理反应及其家属对此疾病的认知和照顾能力。

### (三) 辅助检查

1. 肺功能检查　是判断气流受限的主要客观指标，对 COPD 诊断、严重程度判断、疾病进展、预后及治疗反应等有重要意义。

(1) $FEV_1$、$FEV_1$ (第一秒用力呼气量) /FVC (用力肺活量) 占预计值的百分数分别为评价气流受限的敏感指标和评估 COPD 严重程度的良好指标，吸入支气管舒张药后 $FEV_1$/FVC < 70% 及 $FEV_1$ < 80% 预计值者，可确定为患者存在不能完全可逆的气流受限。

(2) 肺总量 (TLC)、功能残气量 (FRC) 和残气量 (RV) 增高，肺活量 (VC) 减低，表明肺过度充气，有参考价值。

(3) 一氧化碳弥散量 (DLCO) 及其肺泡通气量 (VA) 比值下降，对诊断有参考价值。

2. X 线检查　X 线片改变对 COPD 诊断特异性不高，主要用于确定肺部并发症及其他肺疾病鉴别之用。患者早期胸片可无变化，以后可出现肺纹理增粗、紊乱等非特异性改变，也可出现肺气肿改变。

3. 痰标本检测　痰培养可能检出病原菌。常见病原菌为肺炎链球球、流感嗜血杆菌、卡他莫拉菌、肺炎克雷伯菌。

4. 其他　COPD 并发细菌感染时，外周血白细胞增高，核左移。中性粒细胞增多，血红蛋白、红细胞计数和血细胞比容可增高。血气分析 $PaO_2 < 60$ mmHg，伴或不伴有 $PaCO_2 > 50$ mmHg，提示呼吸衰竭。如 $PH < 7.30$，$PaO_2 < 50$ mmHg，$PaCO_2 > 70$ mmHg，提示病情危重。

【护理诊断】

1. 气体交换受损　与呼吸道阻塞及肺组织弹性降低，通气不足有关。
2. 焦虑　与病情反复，经济负担过重有关。
3. 潜在并发症　肺心病、肺性脑病、电解质紊乱。

【护理措施】

（一）一般护理

1. 休息与活动　急性加重期应卧床休息，以减少机体消耗，协助老年患者取舒适体位，晚期老年患者常采取身体前倾位，使辅助呼吸肌共同参与呼吸；稳定期可适当活动，帮助老年患者制订活动计划，活动应量力而行、循序渐进，以老年患者不感到疲劳为宜。

2. 饮食护理　给予高蛋白、高维生素、高热量、清淡、易消化的饮食，补充机体必需营养物质，预防营养不良及呼吸肌疲劳的发生。对高碳酸血症者，应适当控制糖类的摄入量，以免加重二氧化碳潴留。宜少食多餐，避免油腻、辛辣和易于产气的食物，以免腹部饱胀，使膈肌上抬而影响呼吸。便秘者，应鼓励多进食富含纤维素的蔬菜和水果，保持大便通畅，避免用力排便。对心、肝、肾功能正常的患者，鼓励多饮水，保持每天饮水量大于 1500ml。

（二）对症护理

1. 保持呼吸道通畅　及时清除呼吸道分泌物，保持呼吸道通畅，是改善通气、防止和纠正缺氧与二氧化碳潴留的前提。

（1）根据病情采取适当的体位，协助老年患者翻身、拍背。

（2）指导老年患者有效咳嗽、排痰，采取正确的排痰方法如拍背、雾化吸入、运用祛痰剂等，痰多黏稠不易咳出者每天给予超声雾化吸入，同时指导老年患者饮水。避免用强烈镇咳剂，以免抑制呼吸。对于痰量较多又无力咳嗽或昏迷的老年患者，可采用吸痰法将痰液排出。

（3）病情允许可采用体位引流。

2. 氧疗护理　呼吸困难伴低氧血症的老年患者，遵医嘱给予氧疗。一般采用鼻导管低流量低浓度持续给氧，氧流量为 1 ~ 2 L/min，浓度25% ~ 29%，以提高氧分压；严密观察老年患者的神志、面色、咳嗽和排痰能力、发绀程度、呼吸节律和幅度，注意是否有呼吸抑制发生。定期进行血气分析，以便及时调节氧流量和浓度。

（三）病情观察

（1）意识及生命体征观察：定期监测动脉血气，密切观察患者有无头痛、烦躁不安、表情淡漠、神志恍惚、精神错乱、嗜睡和昏迷等表现，判断呼吸困难类型并动态评估患者呼吸困难的严重程度。

（2）缺氧的观察：轻度缺氧主要表现为气短加重，伴有喘息、胸闷、咳嗽加剧、痰量增加、痰呈脓性，有无发热等，也可伴有呼吸困难，新出现发绀、外周水肿、咳嗽、咳痰、呼吸困难加重，可以出现慢性心力衰竭较严重的症状。血气分析对确定低氧血症、高碳酸血症和酸碱失衡，判断呼吸衰竭的类型有重要价值。

（3）电解质及出入量观察：严密观察有无水电解质紊乱、酸碱失衡，有无出入量不平衡，少尿无尿的发生。

（4）活动耐力观察：早期在劳力时出现气短或呼吸困难，以后逐渐加重，以致在日常活动甚至休息时也感气短。慢支患者如在慢性咳嗽、咳痰基础上出现了逐渐加重的呼吸困难常提示已发生了肺气肿。

（5）痰液观察：患者平时痰液多为白色黏液或浆液性泡沫痰，合并感染时，痰量增多，转为黏液脓性痰，偶有血丝痰。

（四）用药护理

（1）及早及足量使用广谱抗生素，注意观察药物的不良反应，一旦发现应及时通知医师。长期或联合使用抗生素可导致二重感染或菌群失调，应注意观察。

（2）应用解痉平喘药物：可用支气管扩张剂如氨茶碱类、抗胆碱能药物、$\beta_2$肾上腺素受体激动剂等，或吸入平喘药物、糖皮质激素气雾剂改善气道阻塞，药物联合应用可增强疗效。指导患者学会气雾剂型药物的正确使用，注意不能长期口服糖皮质激素。

（3）合理使用祛痰药物：可口服或雾化吸入痰液稀释剂如盐酸氨溴索（沐舒坦），或黏液溶解剂如乙酰半胱氨酸，注意避免使用强镇咳药，以免使呼吸道阻塞加重。

（4）针对并发症进行相应的治疗和护理，注意药物的不良反应，对老年患者慎用镇静安眠药和地高辛类药物。

（5）心理护理：老年患者常对病情和预后有顾虑，心情忧虑，甚至对治疗丧失信心，应多了解和关心老年患者的心理状况，教会老年患者自我放松等缓解焦虑的办法，应鼓励老年患者生活自理及进行社交活动，以增强老年患者自信心。

（五）呼吸功能锻炼

适合稳定期老年患者，其目的是改变浅而快呼吸为深而慢的有效呼吸。进行腹式呼吸和缩唇呼气等呼吸功能锻炼，能有效加强膈肌运动，提高通气量，减少耗氧量，改善呼吸功能，减轻呼吸困难，增加活动耐力。

1. 腹式呼吸训练　取立位（体弱者可取半卧位或坐位），左、右手分别放在腹部和胸前。全身肌肉放松，静息呼吸。

2. 缩唇呼气训练　用鼻吸气用口呼气，呼气时口唇缩拢似吹口哨状，持续慢慢呼气，同时收缩腹部。

（六）健康指导

1. 避免诱发因素　戒烟，预防上呼吸道感染，改善环境卫生，居室定期通风，避免烟雾、尘埃和刺激性气体的不良影响。

2. 合理安排饮食，增加营养　注意饮食调理，以高蛋白、高热量、高纤维素、富含维生素 C 和维生素 E、易消化的饮食为主。注意少量多餐，每餐以七八分饱为宜，尤其晚餐不宜多食。适当减少食盐的摄入，不饮酒，慎吃辛辣等刺激性食物，少吃海鲜类、油炸类食品。

3. 锻炼身体，增强机体抵抗力　注意进行耐寒锻炼；根据体能制订运动计划，选择适宜的锻炼方式，如散步、太极拳、登楼梯、骑车、保健操等，运动量由小至大，由慢至快逐渐增加，达到每日 3 ~ 4

次，每次 20~30 min 为宜。

4. 指导家庭氧疗　家庭氧疗可降低 COPD 的复发，减慢病情发展，提高患者的生活质量和生存率。适宜家庭氧疗的指征是：$PaO_2 \leqslant 55$ mmHg，或动脉血氧饱和度 $SaO_2 \leqslant 88\%$，有或没有高碳酸血症；$PaO_2$ 55~60 mmHg，或动脉血氧饱和度 $SaO_2 < 89\%$，合并肺动脉高压，心力衰竭或红细胞增多症。指导患者持续低浓度（25%~29%）、低流量（1~2 L/min）吸氧，每日吸氧时间超过 15 h，给氧当中注意防火、防热、防油、防震并观察氧疗效果。同时让老年患者了解坚持氧疗的意义。

5. 呼吸运动锻炼　指导老年患者进行腹式呼吸、缩唇呼吸及有氧呼吸操锻炼，可增强呼吸肌活动能力，提高通气量，改善缺氧。

6. 其他

（1）坚持遵医嘱用药，预防疾病复发。

（2）向患者及家属介绍病情，鼓励家属多关心、理解患者，提供家庭支持。介绍病情发展的征兆，如果患者出现嗜睡、精神恍惚，认知功能障碍应及时去医院就诊。

### 四、老年慢性肺源性心脏病患者的护理

案例导入：患者，男，69 岁，因"咳嗽、咳痰伴喘息 5 d，加重 2 d"入院。主诉慢性咳嗽、咳痰 20 余年。5 d 前因着凉后咳嗽、咳痰加重，咳大量黄色黏稠痰液，感胸闷气急，近 2d 症状更加明显。食欲下降，睡眠质量差。无高血压、心脏病史，吸烟 30 年，每天半包至一包。体格检查：T 37.5 ℃，P 98 次/min，R 24 次/min，BP 130/75mmHg；精神疲惫，口唇发绀、呼吸浅快、费力，颈静脉怒张，桶状胸，双肺过清音，右肺可闻及少量湿啰音；腹平软，肝脾未及；双下肢轻度凹陷性水肿。胸部 X 线检查：两肺野透明度增加、横膈下移。动脉血气分析：$PaO_2$ 60 mmHg，$PaCO_2$ 50 mmHg。临床诊断：慢性肺源性心脏病。

慢性肺源性心脏病（chroniccor pulmonale）简称慢性肺心病，是由慢性肺、胸或肺血管病变所引起的肺脏结构和（或）功能的损害，从而导致肺循环阻力增加，肺动脉高压，右心室肥大，晚期发生心功能衰竭的一类心脏病。我国绝大多数肺心病患者是在慢性支气管炎或肺气肿基础上发生的。慢性肺心病是老年人常见病之一，在各种住院的器质性心脏病患者中，本病仅次于缺血性心脏病。

### 【护理评估】

#### （一）健康史

以下病因均可引起低氧血症，引起肺血管收缩，导致肺动脉高压，发展成慢性肺源性心脏病。

1. 慢性支气管、肺部疾病　COPD 是我国肺心病最主要的病因。其他如支气管哮喘、重症肺结核支气管扩张、尘肺、间质性肺疾病等，晚期也可继发慢性肺心病。

2. 胸廓运动障碍性疾病　严重的脊椎后、侧凸，脊柱结核，胸廓成形术，严重的胸膜肥厚。

3. 肺血管疾病　肺栓塞、特发性肺动脉高压等。

4. 其他　原发性肺泡通气不足、先天性口咽畸形、睡眠呼吸暂停综合征等。

#### （二）身心状况

1. 躯体表现　本病为长期慢性经过，短则数年，长者数十年，一般在十年以上，逐步出现肺、心功能衰竭以及其他器官损害的征象。

（1）心、肺功能代偿期：本期主要是 COPD 的表现，咳嗽、咳痰、气急、喘息，活动后感心悸、呼吸困难、乏力、运动耐受力下降等。急性感染可加速上述症状。也可出现颈静脉充盈，下肢轻度水肿。

（2）心、肺功能失代偿期：出现呼吸衰竭、心力衰竭、肺性脑病、电解质及酸碱平衡紊乱、休克、心律失常、消化道出血、DIC 等。

（3）临床特点：疾病进展缓慢，病程长，临床表现轻重不一，复杂多变，常在原有胸肺疾病临床表现的基础上，逐渐出现肺心功能衰竭和其他器官损害的表现。

2. 心理 – 社会状况　因本病呈慢性进程，反复发作，症状重，老年患者常会产生焦虑、恐惧甚至濒死的感觉，评估时应注意老年患者的心理反应，以及家庭成员对疾病的认识和照顾能力。

（三）辅助检查

1. 血气分析　肺心病肺功能代偿期可出现低氧血症或合并高碳酸血症。当 $PaO_2 < 8$ kPa（60 mmHg）、$PaCO_2 > 6.66$ kPa（50 mmHg），多见于慢性阻塞性肺疾病所致的肺病。

2. 血液检查　红细胞及血红蛋白可升高，血细胞比容高达 50% 以上。合并感染时，白细胞总数增高，中性粒细胞增加，出现核左移现象。血清学检查可有肾功能、肝功能改变及电解质紊乱。

3. 痰细菌学检查　合并感染时可查到革兰氏阴性杆菌、甲型链球菌、流感杆菌、肺炎球菌、葡萄球菌等病原体。

4. 胸部 X 线检查　除原有肺、胸基础疾病的 X 线征象外，还表现出肺动脉高压和右心室肥大的征象，如右下肺动脉干扩张，右下肺动脉横径与气管横征比值≥1.17；肺动脉段明显突出或其高度≥3mm；右心室扩大。

5. 心电图检查　出现右心室和右心房肥大的表现，如心电轴右偏，肺型 P 波，不完全性右束支阻滞，重度顺时针方向转位。

6. 超声心电图检查　超声心电图对慢性肺疾病的诊断敏感性比 X 线及心电图高，且是目前无创性检测肺动脉高压，诊断肺心病较好的方法。

7. 肺功能检查　适用于心肺功能代偿期（缓解期）患者，对早期发现肺心病、评估病情发展有一定帮助。

【护理诊断】

1. 气体交换受损　与肺血管阻力增高引起肺淤血、肺血管收缩导致肺血流量减少有关。
2. 清理呼吸道无效　与呼吸道感染、痰多而黏稠有关。
3. 活动无耐力　与心肺功能减退有关。
4. 体液过多　与心排血量减少、肾血流灌注量减少有关。
5. 潜在并发症　肺性脑病、电解质及酸碱平衡紊乱、休克、心律失常、消化道出血、DIC 等。

【护理措施】

（一）一般护理

1. 休息与活动　缓解期适当卧床休息，避免劳累；急性期绝对卧床休息，呼吸困难时取坐位或半卧位，以减少回心血量，减少心脏负担。注意保暖，防止呼吸道感染。

2. 饮食护理　给予老年患者高热量、高蛋白质、富含维生素、易消化的饮食，伴水肿、尿少者，应限制钠盐摄入。鼓励老年患者少食多餐，保证营养的摄入，补充能量，增加机体对疾病的抵抗力。

（二）对症护理

应加强氧疗，给予低流量、持续吸氧。必要时面罩或呼吸机给氧。鼓励老年患者咳嗽，咯出痰液；

遵医嘱给予祛痰或雾化吸入；定期进行叩背、咳嗽练习，以利排痰。

### （三）病情观察

密切观察老年患者生命体征变化，注意痰液的性质、颜色、量；老年肺源性心脏病患者因肺部疾病造成慢性缺氧，往往反应迟钝、记忆力差，若老年患者出现意识不清、表情淡漠、嗜睡、呼吸急促、小便失禁，有时烦躁不安及谵妄、发绀加重，对光反射迟钝，应警惕肺性脑病的发生。

### （四）用药护理

（1）及早、足量使用抗生素，根据病原菌培养和药敏试验来及时调整用药，注意观察药物的不良反应。

（2）遵医嘱使用支气管扩张剂、呼吸兴奋剂。注意观察有无恶心、呕吐或肢体抽搐等药量过大的反应。

（3）使用利尿剂注意遵循缓慢利尿的原则，避免出现水、电解质紊乱和因水分不足使痰液黏稠，病情加重。如发现患者出现神经精神症状，或尿量增多、血压下降、脉搏细速、乏力、口渴等现象，应及时报告。

（4）应用强心剂时，掌握好用药指征，注意观察药物的不良反应，如出现恶心、呕吐、心律不齐、黄视等应及时停药。

（5）病情严重者可酌情应用糖皮质激素，注意此药不可长期使用，有糖尿病、消化性溃疡者不宜使用。

（6）缺氧严重者出现躁动不安、昏迷或抽搐，此时忌用镇静或催眠药，以免加重二氧化碳潴留，发生肺性脑病。

### （五）健康指导

（1）指导合理安排生活，避免过度疲劳，增加心脏负担。
（2）教会老年患者自己记录 24 h 尿量，自测体重。
（3）戒烟酒，保持居室空气清新，预防感冒。
（4）指导老年患者进行康复锻炼，每日做数次深呼吸、腹式呼吸、缩唇式呼吸，以增强膈肌、腹肌能力及肺通气量。

## 五、睡眠呼吸暂停综合征患者的护理

案例导入：男，63 岁，因午休和夜间睡眠中多次憋醒就诊，患者近 2 年来睡眠打鼾，并多次在睡眠中憋醒。体格检查：体温 36.8 ℃，脉搏 78 次/min，呼吸 20 次/min，血压 166/94 mmHg，体型偏胖，体重 75 kg。神志清楚，心肺听诊无异常，经多导睡眠监测诊断为"睡眠呼吸暂停综合征"。辅助检查：多导睡眠监测。诊断：睡眠呼吸暂停综合征。

睡眠呼吸暂停综合征（sleep apnea syndrome，SAS）是指每晚 7 h 睡眠过程中呼吸暂停即口鼻腔气流暂时停止 10s 以上，反复发作超过 30 次。睡眠呼吸暂停综合征以反复发作的呼吸暂停与憋醒、严重打鼾、白天困倦与嗜睡为主要临床表现，并可因严重的低氧血症和高碳酸血症导致或加重多系统、多脏器损害。

睡眠呼吸暂停综合征可发生于任何年龄，以阻塞型睡眠呼吸暂停综合征为例，40 岁以上成年人中，美国患病率为 2% ～ 4%，我国香港地区病率为 4.1%，我国上海和长春地区患病分别为 3.62% 和 4.81%，并且随着年龄的增长而增高，男性多于女性。

　　根据睡眠中呼吸暂停胸腹运动情况，临床上将睡眠呼吸暂停综合征分为中枢性（指在呼吸暂停过程中呼吸动力、口鼻气流与胸腹式呼吸均消失）、阻塞性（指呼吸暂停过程中吸动力仍然存在，口鼻气流消失而胸腹式呼吸存在）和混合性（指一次呼吸暂停过程中前半部分为中枢性，后半部分为阻塞性），以阻塞性多见。目前，把阻塞性和混合性两种类型统称为阻塞性睡眠呼吸暂停综合征。

【护理评估】

（一）健康史

1. 病因与发病机制

（1）中枢性睡眠呼吸暂停综合征：多数有神经系统、运动系统及严重肌病，如脑炎、枕骨大孔发育畸形、脊髓灰质炎、血管栓塞或变性引起的脊髓病变、家族自主神经异常、膈肌病变、肌强直性营养不良、肌病等，其发病机制可能与睡眠时呼吸中枢对各种不同刺激反应性降低，中枢神经对低氧血症特别是对 $CO_2$ 浓度改变所引起的呼吸反馈调控的不稳定性、呼气与吸气转换机制异常等有关。

（2）阻塞性睡眠呼吸暂停综合征：主要见于肥胖、鼻部疾病（如过敏性鼻炎、鼻息肉、鼻咽部肿瘤、腺样体增生等）、咽部肥厚及悬雍垂肥大粗长、舌体肥厚、扁桃体肥大、软腭松弛、腹型肥胖等，老年阻塞性睡眠呼吸暂停综合征发病机制可能与随着年龄的增长、局部解剖结构改变有关，如软腭变长、咽部脂肪增厚、舌及软腭组织弹性改变、咽部周围骨形状改变。睡眠状态下，上气道软组织塌陷性增加、睡眠期间上气道肌肉对负压刺激的神经反应性降低，还可能与神经、体液、内分泌等综合因素作用有关。

（二）身心状况

1. 躯体表现

（1）白天表现：①嗜睡：嗜睡是阻塞性睡眠呼吸暂停综合征最常见的症状。轻者为日间工作或学习时困倦、打瞌睡，重者在开会、交谈、吃、开车时亦可入睡；②头晕、头痛：由于夜间反复呼吸暂停与低氧血症，使患者睡眠连续性中断、觉醒次数增多，睡眠质量下降，可出现不同程度的头晕、乏力、倦怠等表现。头痛常发生在清晨或夜间出现，多为隐痛，可持续 1～2 h，有时需服用止痛药才能缓解，与血压升高、颅内压与脑血流的变化有关；③精神行为异常：由于低氧血症对大脑的损害以及睡眠结构的改变，患者常有注意力不集中、精细操作能力下降、记忆力减退、判断力下降等表现，老年人可有痴呆表现；④性格情绪变化：由于缺氧和血液循环障碍，使脑细胞受损，出现白天嗜睡，患者智力亦受影响，可有个性改变，如烦躁、敏感、激动、抑郁等性格与情绪变化甚至有行为异常等表现，约10%的患者出现性欲减退、阳痿等症状，在一定程度上影响人际关系和家庭生活。

（2）夜间表现：①打鼾：由于气流通过狭窄的上气道时使软腭及咽部黏膜震动而发生。其主要表现为鼾声不规则、高低不等，并有鼾声—气流中止—喘气—鼾声交替出现，一般情况气流中止的时间为20～30s，偶尔为2min以上。此时患者常有明显的发绀，如果鼾声超过60dB，但是没有缺氧症状者，称为单纯鼾症；②呼吸暂停：患者夜间反复出现呼吸暂停，7 h睡眠过程中呼吸暂停可达30次以上，同床或同室睡眠者因担心其呼吸不能恢复而将其推醒，患者呼吸暂停多随着喘气、憋醒或响亮的鼾声而终止；③憋醒：呼吸暂停后突然憋醒，常伴翻身、四肢不自主运动至抽搐，或突然坐起感到心慌、胸闷或心前区不适；④多动：因为低氧血症，患者夜间频繁翻身、转动；⑤出汗：出汗较多，以颈部、上胸部明显，与气道阻塞后呼吸用力和呼吸暂停所致的高碳酸血症有关；⑥夜尿：部分患者夜间小便次数增多，个别患者出现遗尿；⑦睡眠行为异常：患者夜间睡眠中可出现恐惧、惊叫、呓语、夜游、幻听等异常行为。

（3）全身器官损害表现：阻塞性睡眠呼吸暂停综合征患者可因严重低氧血症、高碳酸血症、红系细胞增生、血液黏度增加、血液 PH 值下降等导致血管交感神经兴奋，出现高血压、晨起头痛、冠心病、各类心律失常、肺心病、心力衰竭、脑血管疾病、糖尿病、精神异常等一系列心脑血管并发症。阻塞性睡眠呼吸暂停综合征患者常以心血管系统异常表现为首发症状和体征。

2. 心理－社会状况　因睡眠形态紊乱，导致患者生活、工作受影响，常出现焦虑、烦躁、抑郁等心理反应。

（三）辅助检查

1. 血液检查　红细胞计数和血红蛋白可有不同程度增加。
2. 多导睡眠监测　多导睡眠监测是诊断本病的金标准，能检测低通气指数值、平均血氧饱和度、最低血氧饱和度、呼吸暂停次数、时间，由此确定 SAS 类型和程度。
3. 动脉血气分析　可有不同程度的低氧血症、高碳酸血症和呼吸性酸中毒。
4. 肺功能检查　并发肺心病、呼吸衰竭时，有不同程度的通气功能障碍。
5. 其他检查　包括 ECG、X 线、CT、核磁共振检查，以便及早发现并发症。

【护理诊断】

1. 气体交换受损　与睡眠呼吸暂停、低通气有关。
2. 睡眠形态紊乱　与反复呼吸暂停导致睡眠中断有关。
3. 潜在并发症　高血压、冠心病、心律失常、肺心病、心力衰竭等。

【护理措施】

（一）一般护理

1. 环境与休息　指导患者劳逸结合，保证充分休息，正常作息，起居规律，避免过度劳累或晚睡晚起，否则将加重打鼾、憋气等症状发生。为患者提供清洁舒适的生活环境，夜间睡眠避免灯光、声音刺激；卧室温度不宜过高，被褥不宜太厚，合理安排治疗与护理操作时间，尽量不打扰患者的睡眠，睡前勿餐、勿饮酒、不吃镇静催眠药。

2. 饮食护理　向患者介绍饮食护理的重要意义，指导患者制订饮食计划，合理控制每日热量，少吃高脂肪、高蛋白质、高胆固醇食物、禁烟忌酒，多食新鲜蔬菜、水果，每天进食定时定量，避免暴饮暴食，减少应酬和夜宵。

3. 运动锻炼　指导患者特别是肥胖患者进行适当的体育锻炼，根据患者情况选择快走、慢跑、散步、骑自行车等有氧运动，以减轻体重、增加肺活量、激活肺部功能，从而达到缓解呼吸暂停的目的。减肥、睡眠体位改变（侧卧位，头部抬高）、戒烟戒酒，避免服用镇静剂等。

（二）病情观察

SAS 患者在夜间睡眠中有可能因严重的心律失常、房室传导阻滞、心肌梗死、脑血管意外等并发症而发生猝死，而且随着睡眠的不断加深与时间延长，其危险性也随之增加，因此护理人员应严密观察其病情变化特别是零点以后更应加强巡视，消除鼾声是熟睡标志的误解，注意观察患者的呼吸、心率、心律、血压、血氧饱和度及神态变化，防止患者夜间猝死。

（三）心理护理

患者由于夜间睡眠过程中反复出现打鼾、呼吸暂停、憋醒等表现，因而容易产生烦躁、恐惧、抑郁、人际关系紧张、认知功能障碍等心理情感变化，因此，应注重对其进行心理护理，充分了解患者的心理特点，向患者详细介绍本病的病因、治疗方法、注意事项和患者建立良好的关系，关心、尊重、体贴患者，以取得患者的信任，指导患者采取听音乐、写日记、和人聊天等方法缓解心理压力，使患者能积极配合治疗。

（四）对症护理

1. 原发病治疗　积极治疗原发病。如神经系统疾病、心力衰竭、鼻咽肿瘤、腺样体增生、咽部肥厚及雍垂肥大粗长、舌体肥厚、扁桃体肥大、软腭松弛等。

2. 改善呼吸　指导 SAHS 患者调整睡眠姿势和体位，改仰卧位为侧卧位，以右侧卧位最为适宜，这样可以减轻咽部阻塞，防止舌根后坠，保持呼吸顺畅，减少打鼾、憋气及呼吸暂停。为避免患者夜间睡眠时仰卧，可采用睡眠球技术，即在患者睡衣的背部缝上装有乒乓球或网球的口袋，强迫患者保持侧卧位。睡眠时枕头高度适中，不枕过高的枕头，因为枕头太高，可使与气管形成"死角"，阻碍正常呼吸与通气。

3. 给氧　可减少呼吸暂停的次数，提高动脉血氧饱和度，但单纯鼻吸氧可降低低氧对呼吸中枢的刺激作用，延长呼吸暂停时间。可因此给氧以低流量 1～2L/min 为宜。

4. 呼吸机通气

（1）经鼻持续气道内正压通气治疗（CPAP）：这是中、重度阻塞性睡眠呼吸暂停低通气综合征患者的首选方法，可以有效消除夜间打鼾、呼吸暂停和低通气等表现，也能显著改善患者睡眠、头痛、记忆力减退等症状。

（2）双相气道内正压通气治疗（BiPAP）：吸气与呼气正压分别调节，这样既能保证上气道开放，又符合呼吸生理过程，治疗依从性较好。

（3）自动调压智能呼吸机治疗：呼吸机送气压力根据患者夜间气道阻塞程度而随时变化，疗效和耐受性可能优于 CPAP 治疗，但价格贵。

（4）矫治器治疗：通过物理的方法，使下颌前移、气道通畅，达到改善呼吸的目的。

5. 手术治疗　目前，最常用手术方法是腭垂软腭咽成形术，还有低温等离子消融术、扁桃体切除术、鼻中隔矫正术、激光辅助咽成形术、鼻息肉或摘除术、鼻甲切除术、舌成形术及各种正颌手术等。

（五）用药护理

本病没有特殊治疗药物，病情严重或急性发病可以对症用药处理。针对原有疾病（如神经系统疾病）指导用药。

1. 麻黄素滴鼻液　该药是通过激动肾上腺素受体和间接促进递质释放两种机制发挥作用，在缓解鼻塞症状时效果明显。其不良反应有心率加速、血压升高，引起心律失常、高血压脑病、颅内出血、神经精神症状方面不良反应，有精神兴奋、失眠、不安和肌肉震颤等。因此，冠心病、高血压、甲亢、青光眼、前列腺肥大等患者应慎用。如长期使用容易产生依赖性，形成药物性鼻炎，萘甲唑滴鼻液主要成分是萘甲唑啉，是一种拟肾上腺素药，高血压患者不可以经常使用滴鼻夜。

2. 甲羟孕酮　可引起凝血机能异常，栓塞性疾病或血栓形成，不宜使用。严重肝功能损害，高钙血症患者禁用。

3. 乙酰唑胺　长期需防低钾，且不宜用于肺心病、心力衰竭、肾脏疾病患者，严重不良反应为粒细胞缺乏症（系过敏反应）。高钙尿患者应进低钙饮食。

4. 普罗替林　较大剂量时需注意对心脏的影响，禁用于心肌梗死后恢复期和心律失常的患者。

（六）健康指导

1. 疾病知识指导　讲解打鼾、睡眠中憋醒等症状与疾病的关系，及本病可引起多系统、多器官功能损害的严重后果。

2. 改变影响　不良因素指导患者生活规律、合理饮食、适当运动、控制体重、戒烟忌酒、睡前勿饱食，不吃安眠药，睡眠时采用侧卧位，定期到医院进行复查。

# 第四节　老年人循环系统常见疾病的护理

## 一、老年人循环系统的老化改变

心脏是生命的力量之源，是维持人体正常的血液循环的重要器官。老年人随着年龄的增长而发生一系列结构和功能的改变，易引起心血管系统的疾病。

### （一）心脏

随着年龄的增长，心肌纤维萎缩，顺应性下降，收缩力减弱，从60岁开始，年龄每增长1岁，心排出量下降1%；窦房结内部和周围有网状纤维增生，一些传导束支往往因长期劳损、缺血、受压等因素引起纤维化、硬化或钙化，从而易发生房室传导阻滞。

### （二）血管

随年龄的增长，老年人主动脉和周围动脉壁增厚，硬化程度增加，对血流的阻力增加，收缩压、脉压升高。老年人血管硬化，自主神经对血压调节功能减弱，容易发生直立性低血压。由于动脉硬化，血管壁弹性降低和管腔变窄，血管阻力增加，动脉搏动速度增快。因此，老年人易患动脉硬化、冠心病、脑血管意外等疾病。

## 二、老年高血压患者的护理

原发性高血压（essential hypertension）是指病因未明确的以血压升高为主要临床表现（或不伴）有多种心血管危险因素的综合征，通常简称为高血压。老年高血压是老年人最常见的疾病之一，年龄越大，患病率越高：80岁以上的老年人患病率达65.6%。老年人以原发性高血压为多见，半数以上以收缩压升高为主，部分由中年原发性高血压延续而来，为收缩压和舒张压增高的混合型。老年高血压除了血压升高，还常伴有心、脑、肾的损害，且排除假性或继发性高血压的全身性疾病，老年高血压是导致老年人脑卒中、冠心病、充血性心衰、肾衰竭和主动脉瘤发病率和死亡率升高的主要危险因素之一。

老年人高血压诊断标准与成年人相同，达到三个条件：①年龄＞60岁；②在未使用抗高血压药物的情况下，血压持续或非同日同一部位三次或在三次以上收缩压≥140 mmHg（18.7 kPa）和舒张压≥90 mmHg（12.0 kPa）；③排除继发性高血压。老年人舒张压以变音（柯氏音第四相）为准，尤其是70岁以上的老年人。

【护理评估】

（一）健康史

目前普遍认为本病是在一定遗传易感基础上经多种后天因素作用所致。

1. 神经中枢因素 长期反复的过度紧张或精神刺激可使大脑皮层功能失调，皮层下血管运动中枢功能平衡失调，交感神经活动增强，致使外周小动脉痉挛，阻力上升，导致血压升高。

2. 体液内分泌因素 主要是肾素－血管紧张系统与高血压的发生有直接关系。由于小动脉痉挛，肾缺血，导致肾素分泌增加，血管紧张素Ⅱ增加，加重了外周小动脉痉挛，进一步引起外周阻力增高，使血压升高。此外，血管紧张素Ⅱ可促使醛固酮分泌增加，导致体内水钠潴留，血容量增加，血压升高。

3. 大动脉硬化 主动脉硬化，弹性减退，当心室射血时不能有效扩张，射血压力的缓冲能力减退，导致收缩压升高。

4. 其他 遗传因素、肥胖、不良生活方式均与高血压的发生有关。

（二）身心状况

1. 躯体表现 老年高血压病的表现与中青年有所不同，躯体呈现以下特点：

（1）以收缩压升高多见：高血压老年患者收缩压≥140 mmHg（18.7 kPa），舒张压≤90 mmHg（12.0 kPa），脉压增大，主要为大动脉粥样硬化所致。早期多无症状，仅体检或发生心、脑、肾等并发症时才被发现，临床上常表现为头晕、头痛。在高血压老年患者中，收缩压升高达50%以上，常有不同程度的小动脉痉挛，外周阻力明显增加，临床上常表现为怕冷、手足发凉或麻木等末梢循环不良症状。靶器官的受损程度及老年心脑血管并发症均与收缩压密切相关。有研究表明，与舒张压相比，收缩压与心脑肾等重要器官损害的关系更为密切。

（2）血压波动大：老年人由于身体机能下降，血管变僵硬，调节功能变差，使老年高血压患者的血压更易随情绪、季节和体位的变化而出现明显波动，尤其是收缩压，一天内波动达40 mmHg；且80岁以上高龄老人血压的昼夜节律常消失；一年内血压波动可达110 mmHg，约1/3的患者表现为冬季高，夏季低。部分高龄老年人甚至可发生餐后低血压。

（3）易产生直立性低血压：所谓直立性低血压是指从卧位改变为直立体位的3 min内，收缩压下降≥20 mmHg或舒张压下降≥10 mmHg，同时伴有头晕、眼花等不适。

（4）症状少，并发症多，病死率高：老年人反应迟钝，对持续性高血压有较长时间适应。常出现症状与体征不一致现象，如在靶器官损害前约半数老年人无症状，常在体格检查时发现血压高。40%的老年人长期高血压可出现并发症，常并发高血压危象、高血压脑病、冠心病、心力衰竭、脑卒中、慢性肾功能衰竭、眼底损害、主动脉夹层等。若血压长期控制不理想，更易发生或加重重要器官损害，增加心血管疾病死亡率。

2. 心理－社会状况 评估老年人有无对疾病发展、治疗方面的焦虑和猜疑；有无对终生用药的担心和忧虑；靶器官受损的程度是否影响到老年人的社交活动；老年人的家庭和社区支持度如何。

（三）辅助检查

1. 常规检查 血常规、尿常规、血糖、血脂、血清胆固醇、血电解质、肝肾功能、血流变、心电图、心脏彩超、X线、CT等检查，有助于发现相关危险因素及靶器官受损情况。

2. 动态血压监测 连续24 h监测患者血压，可客观和敏感地反映患者的实际血压水平。

3. 眼底检查 可发现眼底的血管和视网膜病变。

【护理诊断】

1. 头昏、头疼 与血压升高或血压降低有关。

2. 有受伤的危险 与头晕、直立性低血压、视物模糊或意识改变有关。

3. 焦虑 与治疗效果不理想，出现并发症有关

4. 潜在并发症　高血压危象、脑卒中、心力衰竭。

5. 知识缺乏　与缺乏高血压的相关知识有关。

## 【护理措施】

### （一）一般护理

1. 休息与活动　为老年人提供安全、安静、舒适、温暖的环境；提倡适当的体育活动，指导老年人进行适当的有氧代谢运动，如慢走、做老年操及打太极拳等，但需注意劳逸结合，避免时间过长的剧烈活动及突然改变体位，亦要避免过多服用利尿剂，镇静剂，血管扩张剂和某些易引起直立性低血压的降压药物，防止跌倒。严重的老年高血压患者应卧床休息，高血压危象者则应绝对卧床休息。

2. 饮食护理　应选用低盐、低脂、低热量、维生素丰富清淡易消化的饮食，每日钠盐摄入量低于6g，对服用排钾利尿剂的老年患者应注意补充含钾高的食物如蘑菇、香蕉、橘子等。鼓励老年人多食水果、蔬菜、避免饮用咖啡、浓茶等刺激性饮料。减轻体重，体重指数控制在25以下。戒烟限酒，我国建议老年人乙醇摄入量男性<20~30 g，女性<15~20 g（乙醇量＝毫升数×0.79×乙醇度数）。

### （二）病情观察

老年人血压波动较大，应多次测量血压，同时注意观察有无靶器官受损的征象。如血压波动过大，要警惕脑出血的发生；如在血压急剧增高的同时，出现头痛、视物模糊、恶心、呕吐、抽搐等症状，应考虑高血压脑病的发生；如出现端坐呼吸、喘憋、发绀、咳粉红色泡沫痰等，应考虑急性左心衰竭的发生。出现上述各种表现时均应立即就医。

### （三）用药护理

服用降压药应从小剂量开始，逐渐加量。同时密切观察疗效，如血压下降过快，应调整药物剂量。在血压长期控制稳定后，可按医嘱逐渐减量，不得随意停药。

1. 用药期间防止直立性低血压　特别是联合用药、首剂用药、加大量用药时容易出现表现为乏力、头晕、心悸、出汗、恶心、呕吐等。指导患者服药后卧床休息避免长时间站立，改变姿势和体位时应动作缓慢，用药期间避免用过热水洗澡，洗澡时间不宜过长，一旦发生直立性低血压立即平卧并抬高下肢以促进下肢静脉血液回流。

2. 利尿剂　适用于轻、中度高血压及老年高血压合并心衰患者。利尿剂主要不良反应为电解质紊乱（低血钾症或高血钾）、高尿酸血症、血脂血糖代谢紊乱、乏力、尿量增多等，一般推荐小剂量使用，糖尿病、高脂血症、痛风患者禁用。在用药过程中注意观察尿量，记录出、入水量，监测电解质变化，使用呋塞米等排钾利尿剂时应注意补钾，以防低血钾。使用安体舒通等保钾利尿剂可引起高血钾，不宜与ACEI和ARB合用，肾功能不全者禁用。

3. β受体阻滞剂　适用于各种不严重程度的血压患者尤其是心绞痛患者。其对心肌收缩力、房室传导及窦性心律均有抑制作用，并可增加气道阻力，因此急性心衰、支气管哮喘、阻塞性支气管疾病、病窦综合征、房室传导阻滞和外周血管病患者禁用，如普萘洛尔等。主要不良反应为心动过缓、乏力、四肢发冷、支气管收缩，在用药的过程中注意监测心率、脉搏变化，注意有无心动过缓，根据患者心率、心律及血压变化及时调整用药剂量。

4. 钙通道阻滞剂　适用于各种类型的高血压患者尤其适用于高血压合并稳定性心绞痛患者，主要不良反应为头、颜面潮红，心悸，长期服用可出现脚踝水肿，心力衰竭、窦房结功能低下或房室传导阻滞患者不宜用非二氢吡啶类钙拮抗剂；不稳定心绞痛和急性心梗患者禁用速效吡啶类钙拮抗剂。

5. 血管紧张素转换酶抑制剂（ACEI） ACEI具有改善胰岛素抵抗和减少尿蛋白的作用，特别适用于高血压伴有心力衰竭、心肌梗死、糖耐量减退或糖尿病肾病的患者，对肥胖、糖尿病及心脏、肾脏靶器官受损的高血压患者具有相对较好的疗效，高钾、妊娠、肾动脉狭窄者禁用，不良反应主要是刺激性干咳、高血钾、味觉异常、皮疹、血管性水肿。用药过程中注意监测血钾和血压。

6. 血管紧张素Ⅱ受体阻滞剂（ARB） 降压作用起效缓慢，作用持久而平稳，作用持续的时间达24 h以上，一般6~8周才达最大作用。此类药物的治疗对象和禁忌证与ACEI相同，最大的特点是直接与药物有关的不良反应很少，不引起刺激性干咳，持续治疗的依从性高，主要不良反应为血钾升高。

7. α受体阻滞剂 能逆转左室肥厚，改善胰岛素抵抗，明显改善前列腺增生时的排尿困难，主要用于血脂和糖耐量异常的高血压老年人，如哌唑嗪等，α受体阻滞剂主要不良反应为直立性低血压，服药后指导患者避免久坐、久站及转身过快。

（四）心理护理

老年患者多表现有易激动、焦虑及抑郁等心理特点，而精神紧张、情绪激动、不良刺激等因素均与本病密切相关。因此，对待老年患者应耐心、亲切、和蔼、周到。根据老年患者的特点，有针对性地进行心理疏导。同时，让老年患者了解控制血压的重要性，帮助老年患者训练自我控制的能力，参与自身治疗护理方案的制订和实施，指导老年患者坚持服药，定期复查。

（五）健康指导

（1）指导老年人要改变不良生活方式，应进食低盐、低脂、低胆固醇、适量优质蛋白饮食；控制体重，减少脂肪摄入；保证充足休息与睡眠，戒烟、限酒、适当运动、劳逸结合，保持心情舒畅，稳定血压水平；积极预防各种危险因素的发生，如糖尿病、高脂血症等；注意生活起居，防止直立性低血压的发生。

（2）做好有关高血压病的相关知识宣教，指导老年患者正确监测血压。

（3）正确指导老年患者服药，告诉老年患者及家属有关降压药的名称、剂量及用法，告知自行停药或加药的危险性。

（4）定期检查，门诊随访 如定期做心电图、血脂、肝肾功能、血尿常规、胸部X线等检查，接受医生进一步的治疗建议。

### 三、老年冠心病患者的护理

案例导入：患者，女，65岁，冠心病3年。主诉1 h前进食猪蹄后突然出现心前区持续剧烈疼痛，伴气促、大汗、恐惧和濒死感，由家属急送医院就诊。

体格检查：体温36.3℃，脉搏98次/min，呼吸24次/min，血压80/50mmHg，肺部听诊呼吸加快，心率98次/min。痛苦面容，烦躁，四肢末梢湿冷，脉搏细速。辅助检查：ECG提示$V_3 \sim V_5$导联Q波宽而深，T波倒置，ST段呈弓背向上抬高。临床诊断：急性心肌梗死。

冠状动脉粥样硬化心脏病（coronary atherosclerotic heart disease），是冠状动脉血管发生动脉粥样硬化病变而引起血管腔狭窄或阻塞，和（或）因冠状动脉痉挛导致心肌缺血、缺氧或坏死而导致的心脏病，常常被称为"冠心病"。是老年人最常见的心血管疾病之一，也是对老年人生命威胁最大的心脏病。

近些年临床医学者将本病分为急性冠脉综合征（ACS）和慢性冠脉病（CAD）或称慢性缺血综合征（CIS）。ACS包括不稳定型心绞痛（UA）、非ST段抬高型心肌梗死（NSTEMI）和ST段抬高型心肌梗死（STEMI）；CAD包括稳定型心绞痛、冠脉正常的心绞痛、无症状性心绞痛和缺血性心力衰竭（缺血性心肌病）。本节主要讲述老年人心绞痛和急性心肌梗死。

老年人心绞痛是由于冠状动脉供血不足导致心肌急剧、暂时的缺血缺氧，出现以阵发性胸痛或胸部不适为主要表现的临床综合征，分为稳定型心绞痛和不稳定型心绞痛两种类型，不稳定型心绞痛临床表现不典型，有进展至心肌梗死的危险。

老年心肌梗死是由于冠状动脉粥样硬化并发粥样斑块破裂、出血、血管腔内血栓形成或动脉持续性痉挛，使管腔迅速发生持久性闭塞，心肌严重持久缺血 1 h 以上致心肌梗死。

 **知识链接**

### 冠状动脉造影

冠状动脉造影是诊断冠状动脉粥样硬化性心脏病（冠心病）的一种常用而且有效的方法。将导管经大腿股动脉或其他周围动脉插入，送至升主动脉，然后探寻左或右冠状动脉口插入，注入造影剂，使冠状动脉显影。这样就可清楚地将整个左或右冠状动脉的主干及其分支的血管腔显示出来，可以了解血管有无狭窄病灶存在，对病变部位、范围、严重程度、血管壁的情况等做出明确诊断，决定治疗方案（介入、手术或内科治疗），还可用来判断疗效。这是一种较为安全可靠的有创诊断技术，现已广泛应用于临床，被认为是诊断冠心病的"金标准"。

【护理评估】

（一）健康史

老年冠心病由多种危险因素共同作用而导致的。常见的易患或危险因素包括：

1. 年龄与性别　冠心病患者随年龄增长而增加，常在 40 岁以后发生，男性多见，60 岁达发病高峰。研究证实，雌激素有防止动脉硬化，升高高密度脂蛋白的作用，故女性绝经期后，动脉硬化发病率明显升高。

2. 慢性疾病　老年高血压是老年冠心病最主要的危险因素，糖尿病、高脂血症、肥胖等都是冠心病的危险因素。

3. 不良的生活方式　吸烟、高热量饮食、缺乏体力活动等。

4. 遗传　有高血压、糖尿病、冠心病家族史者，则动脉硬化的发病率比无此类家族史者明显增多。

（二）身心状况

1. 躯体表现

（1）老年心绞痛：心绞痛是由于冠状动脉供血不足，心肌缺血缺氧所引起的以短暂胸痛为主要临床表现的临床综合征。老年心绞痛表现多不典型，以不稳定心绞痛居多。主要具有以下特点：①疼痛部位常不典型：疼痛可发生于下颌部至上腹部之间的任何部位，多在胸骨体中段和上段之后可波及心前区，常向左肩、左上臂放射；②疼痛性质不典型：典型胸痛常为压榨性或窒息性。老年人在临床上表现为疼痛外症状，如气促、呼吸困难、疲惫、胸闷、咽喉部发紧、左上肢酸胀、打嗝、胃灼热、出汗等；③疼痛程度较轻：老年人由于痛觉敏感性降低，心绞痛程度较年轻患者轻。冠心病老年患者甚至仅感胸闷而无胸痛表现；④常与心外疾病相混淆：心绞痛可由其他疾病激发，或易被其他疾病所掩盖或混淆，导致误诊、漏诊而延误治疗；⑤体征少：大多数老年心绞痛患者可无阳性体征，有时心尖部可出现第四心音，一过性收缩期杂音。

（2）老年心肌梗死：心肌梗死是指在冠状动脉粥样硬化的基础上，发生冠状动脉血供急剧减少或中断，使相应的心肌严重而持续地急性缺血所致。老年心肌梗死的表现常不典型，可发生无痛性心肌梗死，主要具有以下特点：①多无前驱症状：发热和感染是老年人尤其是高龄老人的常见诱因。②胸痛不典型：老年无痛性心肌梗死的发生率有随年龄增高而增加的趋势，据报道 65 岁以上心肌梗死患者症状不典型者高达 80%，且易被误诊。有的老年人表现为牙痛、肩痛、腹部疼痛（可能是坏死心肌刺激迷走神经）。③以其他症状为首发表现：如不明原因突发呼吸困难（最常见）、低热、血压下降、心律失常、全身倦怠、表情淡漠、意识障碍、脑卒中等，也可出现胸闷、恶心、腹痛、休克、心力衰竭为首发表现。④并发症多：老年心肌梗死并发症明显高于中青年，以心力衰竭、心源性休克最为常见，可以首发，也可以在病程中发生。心律失常、心室壁瘤、乳头肌功能不全、猝死等并发症发生率亦高，而且出现早，还可并发右心肌梗死、心脏破裂、栓塞、心肌梗死后综合征、上消化道出血等。

2. 心理-社会状况　由于冠心病常反复发作，严重影响日常生活及工作，应评估老年患者有无抑郁、焦虑、恐惧等心理，有心肌梗死的老年人不可单独居住，要评估有无家人陪伴，家庭及社会支持情况。

（三）辅助检查

1. 心电图　心电图是诊断心绞痛和心肌梗死最常用、最及时、最有价值的检查方法之一，但典型图形改变者占 60%，不典型图形改变者占 20%。

（1）老年心绞痛：大多数患者表现为 ST 段降低（≥0.1 mV），或 T 波倒置或原来倒置的 T 波直立。

（2）心肌梗死：ST 段抬高呈弓背向上型，宽而深的 Q 波（病理性 Q 波），T 波倒置，部分老年人可无病理性 Q 波。

2. 血清心肌坏死标志物

（1）肌红蛋白：起病后 2 h 内升高，12 h 内达到高峰，24～48 h 内恢复正常。

（2）肌钙蛋白 I（cTnI）或 T：起病后 3～6 h 后升高，cTnI 于 14～20 h 达高峰，cTnT 于 10～24 h 达高峰，10～15 d 降至正常。此为诊断心肌梗死的敏感指标。

（3）肌酸激酶同工酶（CK）：在起病后 4 h 内增高，16～24 h 达高峰，3～4 d 恢复正常，其增高的程度能较准确地反映梗死的范围，高峰出现时间是否助于判断溶栓治疗是否成功，对诊断心肌梗死有高度特异性和敏感性。

（4）其他：肌酸激酶（CK）峰值低，25～48 h 才出现，持续时间长达 144 h；天门冬酸氨基转移酶（AST）出现迟，49～72 h 达高峰，持续时间长达 196 h；乳酸脱氢酶（LDH）峰值比中青人迟 2 d，73～96 h 达峰值。

3. 心电图负荷试验　目前，主要通过运动负荷试验、药物试验给心脏以负荷，诱发心肌缺血，以证实心绞痛的存在。

4. 超声心动图　可提供心脏及其血管结构和功能的改变，对心电图无典型改变的老年心肌缺血患者更有特殊诊断价值。

5. 冠状动脉造影　选择性冠状动脉造影可使左右冠脉及其主要分支得到清晰显影，帮助确定和了解冠脉病变的部位和程度，为进一步治疗提供依据，是诊断冠心病最可靠的方法。

【护理诊断】

1. 疼痛　与冠状动脉供血不足导致心肌缺血、缺氧有关。

2. 活动无耐力　与心肌氧的供需失调有关。

3. 焦虑与恐惧　与疼痛、担心预后有关。

4. 有便秘的危险　与进食少、活动少、不习惯床上排便有关。

5. 潜在并发症　心律失常、心源性休克、心力衰竭、猝死。

**【护理措施】**

**（一）一般护理**

**1. 休息与活动**

（1）心绞痛：心绞痛发作时，立即停止活动，卧床休息，协助老年患者取舒适体位，立即舌下含服硝酸甘油或硝酸异山梨酯，一般老年患者停止活动后症状可缓解。缓解期的稳定型心绞痛患者一般不需卧床休息，可参加适当的体力劳动和体育锻炼，活动量以不诱发心绞痛为度；避免过度紧张及参加竞赛性运动和屏气用力运动。

（2）老年心肌梗死：绝对卧床休息12 h，患者饮食、排便、洗漱、翻身等由护士协助完成。若无并发症，第24 h鼓励患者在床上进行肢体活动。若无低血压，第3d就可在病房内走动。梗死后第4~5d，逐步增加活动直至每天3次步行100~150m。第2周在病室内活动，无症状者可在室外走廊散步、做医疗操等；第3周可到室外进行一般活动，生活完全自理，病情稳定者可以考虑出院。活动时以不感到疲劳为宜。如患者在活动中出现不适，应立即停止活动，卧床休息。

**2. 饮食护理** 给予低热量、低盐、低脂、低胆固醇、高维生素、清淡易消化饮食，进餐规律，少食多餐，避免过饱，尤以晚餐宜少。少食甜食、动物脂肪，尽量以植物油（豆油、玉米油、菜油等）为食用油，每日胆固醇摄入量不超过300mg，每天钠盐摄入量不超过4g，多食新鲜蔬菜水果，保持大便通畅，避免刺激性食物，不饮浓茶和咖啡，禁烟限酒。

**3. 排便护理** 急性心肌梗死患者由于卧床休息、进食少等多种原因易引起便秘。因此应加强排便护理，保持大便通畅。严禁排便用力，用力排便可增加心肌耗氧量，诱发心绞痛，增加心脏负担导致心肌缺血缺氧加重而猝死。患者应多进食高纤维素饮食，多饮水，依据病情进行适当运动，养成每日定时排便的习惯，每天清晨用蜂蜜20ml加温开水同服，行腹部环形按摩，以促进排便，急性期常规给予缓剂，但忌用硫酸镁等较强的泻药。

**（二）对症护理**

**1. 老年心绞痛疼痛护理**

（1）患者疼痛发作时立即停止活动，卧床休息，舌下含服硝酸甘油0.3~0.6mg，或硝酸异山梨酯5~10mg，不稳定型心绞痛单次含化往往不能缓解，一般建议每隔5min重复1次，共用3次，然后持续静脉滴注或微量泵输注硝酸甘油或硝酸异山梨酯，直至症状缓解或出现血压下降。

（2）有呼吸困难、发绀者及时给氧，氧流量以2~4L/min为宜。剧烈疼痛者给予吗啡5~10mg皮下注射。

（3）不稳定型心绞痛需卧床休息1~3d，并行床边24 h心电监测。缓解期一般不需卧床休息，宜保持适当的体力活动。

**2. 老年心肌梗死疼痛护理**

（1）心电监护：便于及时发现老年人心肌梗死后的心律失常。

（2）给氧：提高氧浓度，促进氧向缺氧心肌弥散。

（3）解除疼痛：吗啡有抑制呼吸、降低血压和心率等副作用，因此不宜作为老年人心肌梗死的首选药，当呼吸<12次/分时禁用吗啡，可选用哌替啶50~100mg肌内注射。

**（三）病情观察**

严密监测老年患者疼痛部位、性质、程度、持续时间、缓解方式、有无放射性疼痛及伴随症状等；

严密监测血压、心率、心电图、血氧的变化；注意观察老年患者的面色、表情，有无恶心、呕吐现象。当拟诊为心肌梗死时，立即送入冠心病监护室（CCU），进行心电图、血压和呼吸的监测 5~7d，除颤仪随时处于备用状态，并限制探视。定期抽血检测心肌酶和肌钙蛋白变化。

### （四）用药护理

1. 阿片受体激动剂　常用药物有哌替啶、吗啡。遵医嘱给予止痛药吗啡或哌替啶时，严格控制药物剂量，注意观察有无呼吸抑制等不良反应，注意药物的成瘾性。

2. 硝酸酯类药物　①硝酸甘油舌下含服时，舌下应保留一些唾液使其完全溶解，并且不要急于咽下药物；②长时间连续用药可产生耐药性而使效力降低，但停药 10 h 以上即可恢复效果；③第一次用药时，患者宜平卧片刻，本药常见不良反应有头晕、头胀痛、头部跳动感，一般可自行消失，此外，还会出现面色潮红、烧灼感、心悸、耳鸣、眩晕，偶有血压下降；④用药时监测血压及心率的变化，收缩压应维持在 13.3kPa（100mmHg）以上。

3. 抗血小板药物　给予阿司匹林或溶栓药物时，要注意出血倾向，如脑出血、消化道出血、皮下出血等，不要擅自增减药量和停药。

### （五）并发症的护理

1. 心律失常的护理　心律失常必须及时消除，以免演变为严重的心律失常，导致猝死。建立静脉通道，吸氧，遵医嘱使用抗心律失常药物，室性心律失常首选利多卡因 50~100mg 或胺碘酮 150mg 静脉注射，同时备好除颤器、人工心脏起搏器、呼吸机等抢救器械。

2. 休克的护理　根据休克类型采取不同抢救方案。补充血容量、升压药、血管扩张药及纠正酸中毒等。

3. 心力衰竭的护理　主要是治疗急性左心衰竭，老年患者取半卧位，双下肢下垂，减少回心血量，减轻心脏负担。除遵医嘱使用吗啡、利尿剂外，还应观察老年患者血压的变化。

### （六）心理护理

不良情绪会增加心脏负荷和心肌耗氧量，注意安慰老年患者，适时给予心理支持，消除老年患者焦虑、恐惧心理。向老年患者及家属介绍本病的相关知识，耐心解答老年患者提出的问题，帮助其树立战胜疾病的信心。

### （七）健康指导

（1）指导老年患者建立良好的生活方式，如戒烟限酒，低糖、低脂、高蛋白饮食，适当增加体力活动，切忌疲劳，避免剧烈运动。

（2）积极治疗高血压、糖尿病、高脂血症，减轻体重。

（3）嘱老年患者随身携带“保健盒”，一旦冠心病发作，立即停止活动，原地休息，注意保暖，舌下含服硝酸甘油或速效救心丸。

（4）坚持按医嘱服药，注意药物不良反应。

（5）教会老年患者及家属识别病情变化及紧急自救措施。

## 第五节  老年人消化系统常见疾病的护理

### 一、老年人消化系统的老化改变

随年龄的增长，消化系统各器官在形态和功能上均发生不同程度的退行性改变，导致消化功能减退，吸收和排泄功能降低，易发生消化系统疾病而影响老年人的健康。

#### （一）口腔

老年人牙槽骨和牙龈退化萎缩，导致牙齿不同程度松动、脱落，牙齿松动，食物残渣易残留，使龋齿、牙龈炎的发病率上升；另一方面牙齿松动、脱落，咀嚼能力下降，影响营养的消化和吸收而发生营养不良。同时，老人舌头的味蕾逐渐减少，味觉也就相应变差，从而导致食欲减退，影响其对营养物质的吸收。

#### （二）唾液腺

老年人唾液腺萎缩，唾液分泌减少，既影响了口腔的自洁作用和对淀粉的消化作用，又使口腔黏膜萎缩易于角化，导致口干，说话不便，并影响食物的吞咽。

#### （三）食管

老年人食管平滑肌萎缩，黏膜固有层弹力纤维增加，食管蠕动能力减弱，排空时间延长，易引起吞咽困难和食管内食物潴留。

#### （四）胃肠道

老年人消化道黏膜和肌层萎缩，胃液、胆汁和胰液分泌减少，各种酶的活性降低，因此，胃肠的消化吸收功能减弱，尤以钙、铁及维生素 $B_{12}$ 的吸收障碍明显，易致贫血、骨质疏松。

#### （五）肝、胆

肝实质细胞减少、变性，肝脏重量明显减少；酶活性减低，解毒功能减弱；肝脏内结缔组织增生，容易造成肝纤维化和硬化；由于肝功能减退，药物在肝脏内代谢、排出速度减慢，易产生毒性作用。故老年人用药剂量一般减少；老年人胆道系统的黏膜萎缩，肌层肥厚，胆囊内胆汁不易排空，致胆汁黏稠，胆固醇含量增多，易使胆汁淤积而发生胆结石。

#### （六）胰腺

随着年龄的增长，胰腺重量逐渐减轻，正常成人胰腺重量 60～100 g，50 岁后逐渐减轻，80 岁时减至 40 g。胰腺的分泌功能下降，胰淀粉酶、胰蛋白酶与年轻人相同，而脂肪酶减少，影响了对脂肪的消化吸收，易使老年人产生脂肪泻；胰腺分泌胰岛素的生物活性下降，导致葡萄糖耐量下降，容易发生老年性糖尿病。

### 二、老年口腔黏膜干燥症患者的护理

案例导入：张某，女性，63 岁，主诉：近一个月来口干、牙龈出血、牙齿摇动。胃口欠佳，吃干食

感觉吞咽困难，靠喝汤帮助咽下。体格检查：舌体、颊黏膜共 3 处溃疡，牙龈萎缩，口唇和口腔黏膜干燥，轻度营养不良外貌。临床诊断：老年口腔黏膜干燥症。

老年口腔黏膜干燥症（senile xerostomia）是指因唾液腺分泌减少造成口腔黏膜干燥。口腔黏膜干燥症在老年人中很常见。健康老年人中约有 40% 诉说口腔干燥。而较为严重的是由主要侵袭绝经期妇女的自身免疫性疾病——干燥综合征侵犯了唾液腺。由于唾液分泌的减少，可影响口腔黏膜的完整和口腔的自洁、味觉、牙列的保持和食物的吞咽。

【护理评估】

（一）健康史

老年口腔黏膜干燥症的病因较多，主要与下列因素有关。

1. 局部因素　机体老化、抗胆碱能药、抗组胺药、利尿药和治疗帕金森药等影响、头颈部放射治疗、口腔呼吸。

2. 全身因素　干燥综合征侵害了唾液腺。绝经期女性多见。

3. 精神心理因素　心理和社会压力。

（二）身心状况

1. 躯体表现

（1）症状：表现为口干，并有口腔灼热感、疼痛、敏感性降低、厌食干硬食物，吞咽困难。

（2）体征：表现为口腔缺乏光泽润滑感，唾液减少，舌运动受阻影响说话、进食和吞咽，舌苔干燥、唇干脱屑、口角皲裂。

（3）并发症：主要并发症为牙齿的龋坏。

2. 心理 - 社会状况　口腔干燥老人常伴有口臭，常使老人羞于走近他人，难以进行沟通，容易产生孤独感和自卑心理。

（三）辅助检查

1. 腺体的分泌量测定　采用含糖法。

2. X 线造影　逆行涎管造影以明确有无炎症或阻塞性病变。主要唾液腺的 CT 和 MRI 可帮助检出炎性疾病、阻塞和肿瘤。

3. 实验室检查　怀疑干燥综合征，要做小唾液腺活检和泪腺功能检查。

【护理诊断】

（1）有感染的危险　与唾液分泌减少所致的口腔自洁能力下降、口腔黏膜溃疡有关。

（2）营养失调，低于机体需要量　与唾液分泌减少所致的龋齿、牙列缺失、吞咽困难有关。

【护理措施】

（一）一般护理

1. 促进唾液腺的分泌　多食用滋阴清热生津的食物，如豆豉、丝瓜、芹菜、红梗菜、黄花菜、枸杞头、芹菜、淡菜、甲鱼等清凉食物。水果如西瓜、甜橙、鲜梨、鲜藕等，也可甘寒生津。口舌干燥者可以常含话梅、藏青果等，或常饮酸梅汁、柠檬汁等生津解渴饮料。应避免进食辛辣火热的饮料和食物，以防助燥伤津，加重病情。忌食辛辣、香燥、温热之品，如酒、茶、咖啡、各类油炸食物、羊肉、狗肉、鹿肉，以及姜、葱、蒜、辣椒、胡椒、花椒、茴香等，并严禁吸烟。

2. 保持口腔清洁　早晚正确刷牙、餐后漱口。晚上临睡前刷牙更加重要，养成餐后使用牙线的习惯，在口腔发生溃疡时，可用银花甘草煎水漱口或用金银花、白菊花或乌梅甘草汤等代茶频服；也可漱洗口腔以清热解毒，同时涂华素片、冰硼散、锡类散等，每日数次，以利于溃疡愈合。避免使用阿托品、山莨菪碱等抑制唾液腺分泌的抗胆碱能作用的治疗。

3. 重视对牙齿、牙龈的保健　养成每日叩齿、按摩牙龈的习惯，以促进局部血液循环，增强牙周组织的功能和抵抗力，保持牙齿的稳固。每年做 1~2 次牙科检查，及时治疗口腔疾病，修复缺损牙列，做 1~2 次洁齿治疗，促进牙龈的健康。少食甜食，睡前不食糖果、糕点。义齿与基牙间易引起菌附着，故餐后及夜间在清洁口腔的同时，要取出义齿并刷洗。

（二）病情观察

每日观察口腔黏膜的颜色、性质、完整性，注意有无新的溃疡，溃疡的大小、颜色、有无出血等情况。当溃疡发展到出血、颈部淋巴结肿大、发音不清晰时，有可能转化为口腔癌。因此，发现这种症状时应及早报告医生。

（三）治疗护理

目前尚无特殊治疗方法，主要是缓解症状和预防并发症，包括针对病因治疗、刺激唾液腺分泌治疗、人工唾液、口腔含漱液润滑口腔、针灸治疗以及对免疫功能失调者应用免疫调节剂。护理人员应做好老人健康指导，使老年人能够定期做牙科检查、自我保健，保持口腔的清洁、湿润及黏膜的完整。

（四）心理护理

由于本病病程较长，患者往往情绪低落，因此，在做好基础护理的同时做好患者的心理辅导，改善其忧虑情绪，消除悲观心理和精神负担，以积极态度对待疾病。此外对患者进行健康教育也十分重要，倡导健康的生活和学习自我护理是提高患者生活质量重要因素之一。

（五）健康指导

（1）多食用滋阴清热生津食物。

（2）忌食辛辣、香燥、温热食品：如酒、茶、咖啡、油炸食物、羊肉、狗肉、鹿肉，以及姜、葱、蒜、辣椒、胡椒、花椒、茴香。

（3）保持口腔清洁卫生。

### 三、老年食管裂孔疝与反流性食管炎患者的护理

案例导入：患者，男，76 岁，餐后胃灼热、泛酸、反食，且有间歇性吞咽困难，尤其在进食固体食物时吞咽困难明显，近日上述症状加重，伴有咳嗽、气喘。X 线钡餐检查可见有食管裂孔疝的表现。患者因餐后不适而恐惧进食，形体消瘦，神情焦虑。临床诊断：初步考虑为老年反流性食管炎。

食管裂孔疝（esophageus hiatus hernia）是指部分胃囊经膈食管裂孔进入胸腔。随着年龄的增长，膈周管膜、食管周围韧带松弛和腹腔内压力升高的疾病因素，使老年人该病的发病率增高，以后天性多见，男性多于女性。食管裂孔疝中 85%~90% 为滑动性裂孔疝。反流性食管炎（reflux esophagitis）系指因胃和（或）十二指肠内容物反流入食管，引起食管黏膜的炎症、糜烂、溃疡和纤维化等病变，属于胃食管反流病（gastroesophageal reflux disease，GERD）。肥胖、老年慢性支气管炎等疾患增加了腹腔内压

力，是该病的诱发因素。

【护理评估】

（一）健康史

老年人食管裂孔疝与反流性食管炎的相关因素有：
（1）先天因素：膈肌食管裂孔的发育不良和先天性短食管等。
（2）后天因素：机体老化使食管周围韧带松弛、肥胖、老年慢性支气管炎、老年性便秘等使腹压增加、心理和社会压力等。
（3）其他：胃上部或贲门部手术后裂孔疝、创伤性裂孔疝等。

（二）身心状况

1. 躯体表现
（1）胸骨后烧灼感和反胃：常在餐后、弯腰、运动、平卧时诱发加重。
（2）间歇性吞咽困难和呕吐：瘢痕造成狭窄时，吞咽困难呈持续性。
（3）胸痛：疼痛部位在胸骨后、上腹部或剑突下，可放射至颈、肩背、耳部和上肢，由反流物刺激食管引起。常与心绞痛难以区别，应予重视。
（4）食管糜烂出血：食管炎严重者，多见少量慢性出血。
（5）误吸：胃液反流可引起。
（6）Barrett 食管：系长期胃食管反流引起的食管黏膜上皮肠化生。
2. 心理 – 社会状况　反流性食管炎老人因胃液反流常伴口臭，且症状反复发作也易产生紧张、恐惧、自卑心理。

（三）辅助检查

1. X 线钡餐检查　是食管裂孔疝诊断的首选方法。X 线检查还能发现裂孔疝的一些并发症，如食管炎、食管溃疡、食管狭窄等。

2. 内镜检查　内镜是诊断食管裂孔疝仅次于放射学检查的方法，也是评价内膜损伤的最佳方法，并可同时检查胃和十二指肠，以排除引起胃压升高的因素。按 Kahrilas 分型，内镜下反流性食管炎分为 4 级。1 级：一至数个充血渗出的非融合性病变；2 级：充血、糜烂、渗出、融合但未环周一圈；3 级：环周一圈；4 级：食管病变可为溃疡、狭窄、Barrett 食管，局部组织增生，息肉形成。

3. 食管功能检查　包括食管测压、标准酸反流检查、利用 pH 电极放在食管内作酸清除试验和酸灌注试验。

4. 超声波检查　检查食管、胃贲门部，测量食管腹段的长度，对诊断较小的裂孔疝，较之钡餐 X 线检查更为有效。

【护理诊断】

（1）舒适的改变：胃烧灼疼与泛酸和嗳气有关。
（2）有处理治疗方案不当/无效的危险：与知识缺乏有关，如对病情、饮食管理、饮酒和烟草的危害、饭后的体位、药物治疗、减轻体重等知识缺乏。
（3）营养失调：低于机体需要量与厌食、胃烧灼感和吞咽困难有关。
（4）潜在并发症：出血。

**【护理措施】**

**(一) 一般护理**

(1) 改变生活方式,避免诱因:餐后取直立位或散步,利用重力促使胃的排空。睡眠时取高枕位,少食多餐,避免过饱,忌烟酒、脂肪、酸食、咖啡和巧克力。避免餐后仰卧、增加腹压的因素,裤带不宜过紧。肥胖者控制体重。

(2) 避免使用减低胃食管动力的药物:如抗胆碱能药、三环类抗抑郁药、多巴胺受体激动剂、钙离子拮抗剂、茶碱、$\beta_2$肾上腺素能受体激动剂等。避免服用非类固醇类抗炎药、氯化钾、四环素类、阿仑磷酸盐、硫酸亚铁。

**(二) 病情观察**

观察老人的呕吐物、大便以及吞咽、呼吸情况,防止发生出血、食管狭窄甚至吸入性肺炎等并发症。

**(三) 治疗护理**

1. 药物治疗 ①制酸剂:$H_2$受体拮抗剂,如雷尼替丁、西咪替丁。于餐中、餐后即刻或睡前服用,若同时服用碱性抗酸药物,两药之间应间隔1 h以上,静脉给药需控制滴速,以免滴速过快引起低血压或心律失常。用药过程中应注意乏力、头痛、头晕、腹泻和嗜睡等副作用;②质子泵抑制剂:如奥美拉唑和兰索拉唑。奥美拉唑有头晕等副作用,兰索拉唑有头痛、腹泻等不良反应;③黏膜保护剂:如硫糖铝。硫糖铝在餐前半小时服用;④促动力药:如西沙必利。西沙必利在餐前1 h与睡前服用。

2. 内镜检查治疗前的护理 介绍内镜检查:治疗过程,消除老人的紧张情绪。询问老人有无严重的心肺疾患。胃、十二指肠镜检查,于治疗前禁食8 h,禁水4 h。术前取下义齿,遵医嘱给予阿托品。

3. 手术治疗前后的护理 手术前改善老人的营养状态,矫正水、电解质失衡。应用抗生素,术前插鼻胃管持续吸引。手术后保持胃肠减压管的通畅。避免给予吗啡,以防老人术后早期呕吐。患者术后易出现胃无张力,需胃肠减压一周。当肠蠕动恢复及肛门排气后,可进食清流质,避免给予易产气的食物,如牛奶、含碳酸饮料等,一周后,逐步过渡到软食。

4. 钡餐检查的护理 术后遵医嘱给予缓泻剂。评估有无腹胀、肠蠕动音,观察排便情况。

**(四) 心理护理**

由于本病病程较长,患者往往情绪低落,长期反复胃酸反流造成口臭,常使老人羞于走近他人,难以进行沟通,容易产生孤独感和自卑心理。需对患者进行心理疏导及健康教育,减少食管反流的诱因,做好口腔护理,减轻患者的精神负担。

**(五) 健康指导**

(1) 指导老人遵医嘱用药,减少副作用的发生。

(2) 指导老人避免腹压增加和食管反流的诱因。餐后直立,避免负重和穿紧身衣;睡眠时抬高床头10~15 cm或用楔状海绵垫肩背。少量多次进食低脂肪高蛋白食品,如豆类、奶类、瘦肉和鸡蛋。避免过饱,睡前3 h勿进食。肥胖者应减轻体重。不进食咖啡、芥末、葱、姜、蒜、辣椒等刺激性食物。

(3) 观察并发症的发生:如出现呕血,甚至由咖啡转化为鲜红色,便血次数增加,大便变稀,或出现头晕、眼花、出冷汗等,都是出血征象,要及时就诊。

## 四、老年慢性胃炎患者的护理

案例导入：患者，78 岁，平素喜吃较辣的食物，每餐饮酒数杯，且长期饮浓茶。8 年前出现餐后上腹部隐痛、饱胀、嗳气、泛酸等，近 2 个月上腹部疼痛加重，且体重明显减轻，神情焦虑。行胃镜检查后诊断为"慢性胃炎"。

老年慢性胃炎（senile chronic gastritis）是指各种病因引起的老年人胃黏膜的慢性炎症。老年慢性胃炎是老年人消化系统常见疾病之一，我国人群中老年慢性胃炎的发病率高达 50% 以上，其发病率居各种胃病之首。慢性胃炎一般分为慢性浅表性胃炎（chronic superficial gastritis）和慢性萎缩性胃炎（chronic atrophic gastritis），老年人以慢性萎缩性胃炎为主，慢性萎缩性胃炎容易发生肠腺化生，形成不典型增生，被认为可能是癌前病变。

 **知识链接**

### 幽门螺杆菌

幽门螺杆菌（简称 Hp）是引起胃炎、慢性活动性胃炎、十二指肠溃疡和胃溃疡的重要病因，同时也是胃癌的重要诱因之一。目前已证实幽门螺杆菌感染与胃腺癌、胃黏膜相关性淋巴癌有着密切的联系，世界卫生组织已把它列为第一类致癌因子，并明确为胃癌的危险因子。有关统计数据显示胃溃疡患者中 80% 有感染 Hp；十二指肠溃疡患者中 90% 伴有 Hp 感染；而胃癌患者中亦有 90% 伴有 Hp 感染，可见 Hp 在胃肠疾病中是极其重要的。

【护理评估】

（一）健康史

慢性胃炎的病因较多，主要与下列因素有关。

1. 幽门螺杆菌（Helicobacter pylori，Hp）感染　目前认为 Hp 感染是慢性胃炎最主要的病因。

2. 自身免疫　自身免疫是衰老过程的重要表现之一。慢性萎缩性胃炎的发生可能与自身免疫有关。该型胃炎患者体内常有内因子抗体、抗壁细胞抗体及促胃泌素分泌细胞抗体等自身抗体。

3. 十二指肠液反流　老年人胃肠蠕动减慢，括约肌功能失调可使十二指肠液反流，而十二指肠液中含有胆汁、肠液和胰液。改变胃黏膜的酸性环境，削弱胃黏膜的屏障功能，使胃黏膜易受胃液、胃蛋白酶的损害。

4. 其他因素

（1）退行性变：老年人易发生慢性萎缩性胃炎，这可能与胃黏膜一定程度退行性变，供血不足所致营养不良，分泌功能低下，以及黏膜屏障功能减退因素有关。

（2）理化因素：如长期吸烟、饮酒，进食酸辣生硬刺激性食物及饮浓茶、咖啡；长期服用阿司匹林、洋地黄及非甾体类药物。

（3）各种慢性疾病：如慢性心力衰竭、肝硬化、尿毒症等均可引起慢性胃炎。

（二）身心状况

1. 躯体表现　老年人慢性胃炎呈现以下特点。

（1）临床症状较少：因老年人感觉较为迟钝，故发病时主诉少，症状轻微，主要表现为腹胀，稍微多食则腹胀更明显，口淡无味，胃脘部隐痛不适，疲乏，消瘦，纳差，重者可贫血等。部分老年患者无症状，以出血和癌变为首发表现。

（2）萎缩性胃炎发病率高：由于年龄增长及遗传因素，导致老年人免疫稳定性失常，从而使胃黏膜发生弥漫性病变，胃腺体被破坏而萎缩。

（3）并发症较多：老年人慢性胃炎并发胃出血，常因黏膜血管硬化而不易止血，导致血容量减少，继发重要脏器功能障碍，慢性胃炎活动期或饮食失当时，引起呕吐与腹泻，易致水电解质平衡紊乱。

2. 心理 - 社会状况　因本病呈慢性进程，反复发作，症状时轻时重，疗效欠佳，老年患者常会产生焦虑、担心的情绪，甚至因害怕"癌变"而出现恐惧、焦虑的心理。

（三）辅助检查

1. 胃镜和胃黏膜活组织检查　是诊断慢性胃炎最直接、最可靠的方法。通过内镜在直视下观察胃黏膜病损，活组织检查可以明确病变类型。

2. 胃液分析　浅表性胃炎胃酸分泌可正常或轻度降低，而萎缩性胃炎胃酸明显降低，其泌酸功能随胃腺体的萎缩、肠腺化生程度的加重而降低。

3. 幽门螺杆菌（Hp）检查

【护理诊断】

1. 疼痛　与胃黏膜炎症有关。
2. 营养失调，低于机体需要量　与畏食、上腹部胀痛不适等有关。
3. 焦虑　与病程迁延、病情反复发作有关。
4. 知识缺乏　与缺乏对慢性胃炎的病因和防治知识的认识有关。

【护理措施】

（一）一般护理

指导老年患者生活要有规律，注意劳逸结合，急性发作时应卧床休息；注意养成良好的饮食习惯，定时进餐，避免食用过冷、过热、粗糙及刺激性的食物；对胃酸缺乏者可酌情食用酸性食物，并可给刺激胃酸分泌的食物，如肉汤、鸡汤等。

（二）对症护理

指导老年患者如何缓解疼痛，可采用局部热疗法，遵医嘱用药物止痛，如应用抗酸剂，并密切观察疼痛的发展动态，避免随意使用止痛药，以免掩盖症状，延误病情。

（三）用药护理

在治疗幽门螺杆菌的药物中，铋剂可能引起便秘、大便及舌苔呈灰黑色，因此应向老年患者说明，且停药后自行消失。服用阿莫西林、甲硝唑易出现胃肠道反应，应注意观察，必要时停药。

（四）病情观察

观察老年患者腹痛的部位，与进食的关系；每天进餐的次数、量、品种，以了解其摄入是否满足机体的需要；定期测体重；观察皮肤黏膜是否有贫血的表现。

（五）心理护理

老年患者因反复出现症状，会产生焦虑、恐惧、不安等，部分老年患者常因反复发作而担心自己患胃癌，应耐心加以解释，减轻患者的心理负担。嘱老年患者家属给予患者精神及物质上的支持，树立与疾病作斗争的信心。

### （六）健康指导

（1）向老年患者及家属讲解有关疾病的病因，指导如何防止诱因。

（2）指导老年患者注意饮食卫生，劳逸结合，养成有规律的良好饮食习惯；叮嘱家属在饮食方面为患者创造必要条件；戒除烟酒。

（3）指导老年患者按时服用抗生素及胃黏膜保护药等，介绍常用药的名称、作用、服用方法、疗程。避免使用对胃黏膜有刺激的药物，向老年患者介绍可能出现的不良反应，如有异常及时复诊，定期复查。

## 五、老年消化性溃疡患者的护理

案例导入：患者，男，65岁，反复中上腹疼痛三年余。疼痛呈烧灼感，常有餐后痛明显，并伴有反酸、嗳气、食欲减退等。近日来症状有所加重。检查：生命体征无异常。纤维胃镜见胃小弯处黏膜潮红水肿，有一椭圆形溃疡，边缘光滑，表面覆盖厚白苔，周围黏膜明显水肿。初步诊断为胃溃疡。

老年消化性溃疡（peptic ulcer in the aged，PUA）主要指发生于胃和十二指肠的慢性溃疡，老年人消化性溃疡临床表现多不典型，无症状或症状不明显，疼痛多无规律，饮食不振、恶心、呕吐、体重减轻、贫血等症状较突出。溃疡的形成有各种因素，其中酸性胃液对黏膜的消化作用是溃疡形成的基本因素，故称为消化性溃疡。老年人以胃溃疡多见，约占60%，十二指肠溃疡约占35%，其余为复合性溃疡。

### 【护理评估】

### （一）健康史

1. 幽门螺杆菌感染　目前认为幽门螺杆菌是消化性溃疡的首要原因。

2. 非甾体类药物　非甾体类药物与胃十二指肠溃疡的发生关系密切。长期摄入非甾体类药物可诱发消化性溃疡，妨碍溃疡愈合，增加溃疡复发率和出血、穿孔等并发症的发生率。

3. 胃酸和胃蛋白酶　消化性溃疡的最终形成是由于胃酸、胃蛋白酶自身消化所致。

4. 其他　十二指肠液反流，长期精神紧张、焦虑、抑郁等心理因素，吸烟、酗酒、饮食不当如长期摄入粗糙、过热、刺激性食物等都可损伤胃十二指肠黏膜，与消化性溃疡的发生有关。

### （二）身心状况

1. 躯体表现　老年消化性溃疡患者的临床表现同青壮年基本一样，具有慢性、周期性和节律性上腹痛的临床特点，典型的胃溃疡上腹痛常有进食－疼痛－缓解的规律，十二指肠溃疡则呈疼痛－进食－缓解的规律。而老年人消化性溃疡病有其自身的特点，主要表现为以下方面。

（1）症状多但不典型、无症状或症状不明显者较多：腹胀、食欲不振、体重减轻、贫血、粪潜血阳性较常见，上腹痛为主要症状，可为钝痛、灼痛或胀痛，多无节律性。溃疡活动时，剑突下可有固定而局限的压痛点，缓解时无明显体征。

（2）并发症多：无消化性溃疡的症状，而以并发症为首发症状。常见的并发症有出血、穿孔、幽门梗阻和癌变。

（3）复发率高：消化性溃疡老年患者治愈后的复发率为60%～80%，可能与下列因素有关：①老年人溃疡大而深，愈合差；②老年人感觉迟钝，适应能力较差，精神较易紧张；③老年人吸烟时间长，吸烟与溃疡复发有关；④老年人多病共存、服用药多，有些药物（解热镇痛药、降糖药、糖皮质激素等）可引起溃疡复发；⑤老年人胃肠蠕动慢，排空时间延长，易导致胃储潴留，引起胃溃疡；⑥Hp 感染随着年龄的增长而升高；⑦老年患者常有肝硬化、脑血管疾病、糖尿病、动脉硬化、抑郁症等疾病，可导致胃黏膜屏障减弱和调节胃肠道功能的自主神经功能紊乱。

2. 心理 – 社会状况　溃疡病病程漫长，愈合慢、易复发，病程长达数年、数十年甚至终生，在漫长的病程中，尽管多数老年患者的症状不严重，但慢性疾病所致的精神压力，尤其是害怕癌前期病变，易产生焦虑、恐惧。评估时应注意了解老年患者对本病的认识，有无焦虑、恐惧心理。之外，情绪波动和精神刺激也是溃疡复发和加重的常见原因，评估时应予充分注意。

（三）辅助检查

1. 胃镜和胃黏膜活组织检查　是确诊消化性溃疡的首选检查方法。
2. 钡餐检查　气钡双重造影有助于诊断。
3. 胃液分析　胃溃疡患者胃酸分泌多正常，十二指肠溃疡胃酸分泌增多。
4. 大便隐血试验　溃疡活动期大便隐血试验可呈阳性，静止期则为阴性；若持续大便试验阳性，则有癌变的可能性。

【护理诊断】

1. 疼痛　与胃肠黏膜炎症，溃疡或溃疡穿孔引起。
2. 营养失调，低于机体需要量　与疼痛导致食物摄入减少及消化吸收不良有关。
3. 焦虑　与病情反复发作，担心疾病及治疗效果有关。
4. 知识缺乏　与缺乏对疾病的认识和治疗有关。
5. 潜在并发症　上消化道出血、穿孔、幽门梗阻、癌变。

【护理措施】

（一）一般护理

1. 休息与活动　溃疡活动期，症状较重或有并发症者，应卧床休息，以缓解疼痛等症状；溃疡缓解期，鼓励老年患者适当活动，劳逸结合，以不感到劳累和诱发疼痛为原则，避免餐后剧烈活动。
2. 饮食护理　为老年患者提供良好的就餐环境，养成规律进食，定时定量，细嚼慢咽的进餐习惯；少食多餐，避免过饱；进食营养丰富，易消化食物，以面食为主，不习惯面食的可用米粥代替，两餐之间可饮牛奶，蛋白质适量。脂肪可延缓胃的排空，故应低脂饮食；忌食刺激性食物，戒烟酒。

（二）对症护理

腹痛除常规给予护理外，还应注意对服用非甾体类药物者，若病情允许，应立即停药。

（三）病情观察

观察疼痛的规律与特点；监测生命体征及腹部体征的变化，及时发现并发症；对突发性腹部剧痛，应注意有无穿孔的发生。

（四）健康指导

（1）指导老年患者生活要有规律，避免过劳及精神紧张。

（2）向老年患者及家属讲解溃疡病的知识、诱发因素，嘱其少吃多餐、规律进餐，避免刺激性食物，如酒类、咖啡、辛辣、油煎食物及产气较多的食物。

（3）按医嘱服药，发现上腹疼痛加重或大便颜色发黑应及时就诊。

# 第六节　老年人运动系统常见疾病的护理

## 一、老年人运动系统的老化改变

运动系统由骨骼、骨连接（关节）和骨骼肌三个部分组成。老年人运动系统的老化主要包括骨骼、关节和骨骼肌的功能变化。

### （一）骨骼

骨骼中的有机物质，如骨胶原、骨黏蛋白含量减少，无机盐增加，引起骨质吸收超过骨质形成，骨质萎缩、骨小梁减少变细，使骨密度减少、骨质疏松、骨脆性增加，从而导致骨质疏松症、骨软化症及骨折，且骨折后愈合时间延长，不愈合的比例增加。

### （二）关节

关节软骨、滑膜钙化、纤维化，失去弹性，且血管硬化，供血不足，加重关节组织变性，关节囊、韧带、腱膜纤维化而僵硬，使关节的灵活性变弱，尤其是肩关节的后伸、外旋，肘关节的伸展，前臂的旋后，髋关节的旋后，膝关节的伸展及脊柱的整体运动等。因骨质增生关节易形成骨刺，可引起疼痛。

### （三）骨骼肌

肌纤维变细，重量减轻，肌肉韧带萎缩，肌肉弹性降低，收缩力减弱，肌肉变得松弛，容易疲劳，因而老年人运动耐力减退，难以坚持长时间的运动。由于肌肉力量、敏捷度下降加上脑功能的衰退，导致老年人动作迟缓、笨拙甚至步态不稳。如长期卧床或坐轮椅，可进一步导致肌肉老化，形成恶性循环。

## 二、老年颈椎病患者的护理

案例导入：患者，男，61 岁，双下肢行走步态不稳 10 余天就诊。患者诉于 10 d 前无明显诱因，出现双下肢行走时步态不稳，足底有踩棉花感，伴有轻度排尿障碍。体格检查：体温 36.1℃，脉搏 72 次/min，呼吸 20 次/min，血压 130/90 mmHg，颈部双侧对称，生理曲度轻度变直，颈双侧椎旁肌明显痉挛，触痛阳性，以第 5～7 颈椎旁明显，颈椎活动轻度受限，双侧 $T_2$ 以下轻度感觉减退，双膝腱反射亢进，双侧 Hoffmann 征、Babinski 征均阳性。辅助检查：颈椎 X 线片示颈椎正常生理曲度消失，第 5～7 椎间隙狭窄，椎管狭窄，椎体侧缘、后缘骨赘形成；颈椎 MRI 示第 5～7 颈椎间盘后突，以第 5～6 颈椎为主，局部脊髓前缘明显受压。临床诊断：考虑颈椎病。

颈椎病（cervical spondylosis）又称颈椎综合征，是指因颈椎退行性变为基础而引起颈椎管或椎间孔狭窄、变形，压迫、刺激颈部脊髓、神经根，并引起一系列功能障碍的临床综合征。颈椎病又称颈椎综合征，是颈椎骨关节炎、增生性颈椎炎、颈神经根综合征、颈椎间盘脱出症的总称。老年人发病率高，且男性高于女性。

**【护理评估】**

**（一）健康史**

1. 颈椎退行性变　是颈椎病发生和发展的最基本原因。随着年龄增长，椎间盘的纤维环和髓核的水分逐渐减少，椎间盘变薄可造成椎间隙狭窄，椎体间不稳定可产生错动，此错动牵拉纤维环及四周纵韧带，刺激骨刺或骨嵴形成，从而对脊髓和神经根造成动态或静态的压迫，这是颈椎病发生的主要原因。不稳定又进一步加速了退行过程，两者互为促动因素。

2. 姿势不当　如长时间低头工作、操作电脑，躺在床上看电视、看书，喜欢高枕，在行驶的车上睡觉，剧烈地旋转颈部或头部，这些不良的姿势均会使颈部肌肉和颈椎处于慢性疲劳、损伤状态。

3. 外伤　常是诱发颈椎病发生的直接因素。颈椎间盘病变好发于下颈椎，因为胸椎较固定不能活动，当脊柱运动时，活动与不能活动的交界处受力较大，故此部位易发生外伤而产生病变。

4. 代谢　由于各种原因所造成人体代谢失调者，尤其是钙、磷代谢和激素代谢失调者，往往容易产生颈椎病。

5. 精神　从临床实践中发现，情绪不好往往会使颈椎病加重，而颈椎病加重或发作时，情绪往往更不好，很容易激动和发脾气，颈椎病的症状也更为严重。

**（二）身心状况**

1. 躯体表现　多数老年患者开始症状较轻，以后逐渐加重，其症状丰富、多样且复杂，不同类型的颈椎病，表现也不尽相同，老年人多见神经根型。

（1）神经根型：老年人多见。临床上主要表现为沿臂丛神经分布的酸胀、疼痛、麻木、烧灼和针刺感。体征为颈部活动部分受限，且具有明显的方向性，向健侧转头症状加剧，向患侧转头则不受限制或疼痛减轻。有肌肉压痛点，神经根牵引试验以及压顶试验可呈阳性。

（2）脊髓型：少见。临床上主要表现为下肢无力、笨拙、迈步颤抖、易摔倒。晚期可出现痉挛性瘫痪、肢体麻木。

（3）椎动脉型：亦少见。常出现反射性头痛和脑缺血表现，如当头转到某一位置时，即感头晕、黑矇、恶心、呕吐；有时出现下肢无力与突然跌倒现象。

（4）交感神经型：很少见。常表现为眼睑无力、视力下降、瞳孔散大、心律失常、心前区疼痛等症状。

（5）混合型：出现上述两种或两种以上症状。

2. 心理 - 社会状况　多数老年患者在出现颈部疼痛不适、眩晕、活动障碍、睡眠形态紊乱等一系列症状后，会产生焦虑、烦躁，甚至恐惧等心理变化。

**（三）辅助检查**

1. X线平片　了解颈椎的生理曲度、椎间隙改变、是否有骨质增生、关节错位等。

2. CT、磁共振成像（MRI）　清晰显示椎间盘突出的位置、移位方向、大小，以观察脊髓是否受压及受压的程度如何。

3. 经颅多普勒（TCD）、椎动脉造影　了解颈椎部位的血管病变情况。

4. 肌电图　了解颈丛神经受损情况。

**【护理诊断】**

1. 疼痛　与颈椎退行性变引起椎间盘病变压迫神经根有关。

2. 躯体移动障碍 与颈椎椎管狭窄，脊髓受压和缺血有关。

3. 潜在并发症 体位性低血压。

4. 焦虑/恐惧 与担心预后有关。

5. 知识缺乏 与缺乏颈椎病的防治知识有关。

【护理措施】

（一）一般护理

1. 饮食 宜进高蛋白、高热量、低脂、富含维生素和果胶易消化的食物。多吃新鲜水果和蔬菜，多饮水，避免高脂、辛辣饮食。

2. 体位与活动 老年患者应适当行走，注意安全，防坠床和跌倒。如发生颈椎骨折或脱位，则必须绝对卧床，颈部制动，颈托固定或枕颌带牵引，定时轻微轴线翻身，即确保头、颈、肩在一条直线上。侧卧时，垫高头部，高度与肩膀同宽，使头、颈和躯干保持一直线。平卧时，垫高头部 2 ~ 3 cm，保持头、颈、躯干呈一直线。搬运时应采取平板搬运或三人平托法，颈部固定制动，保持老年患者身体轴线平直不扭曲。

3. 排便护理 老年截瘫患者排尿障碍可留置导尿，注意预防尿路感染。如有便秘，可使用开塞露。大便失禁者，注意保护肛周皮肤。

（二）疼痛护理

宣教疼痛的评分方法，疼痛引起的原因及减轻疼痛的方法，如药物控制，理疗。颈椎骨折患者可采用枕颌带牵引或颅骨牵引，以减轻疼痛。

（三）安全护理

老年患者有感觉异常、肌力下降、步态不稳等须注意安全，防坠床、跌倒，还应避免热敷，防烫伤。

（四）康复护理

1. 颈托护理 定期检查颈托松紧是否合适，位置是否正确，对软组织有无卡压，对皮肤有无摩擦，固定带是否牢固。保持颈部皮肤清洁、干燥。颈托内垫棉垫，每天更换。侧卧或平卧，均应保持头、颈、躯干呈一直线；意识清醒配合的患者可打开颈托，颈部两侧用沙袋固定。

2. 牵引护理 可分为枕颌带牵引和颅骨牵引。床头抬高，观察牵引是否确实有效。颈椎骨折或脱位已复位时，在颈部和两肩之下垫一薄枕，头颈位置严格遵医嘱。牵引重量应根据医嘱及时调整。用安尔碘消毒颅骨牵引针眼 2 次/d，预防针眼感染。枕颌带牵引时，予以内衬小毛巾，注意下颌及两侧耳廓卡压处皮肤有无发红破损。如发现有过度牵引危象，出现如肌肉痉挛，不正常运动或不对称的眼球活动，或牵引松弛无效应及时通知医生，调整重量。

（五）心理护理

观察老年患者治疗过程中经受心理情绪的变化，调节心理情绪，保持心理健康。

（六）健康指导

1. 保持颈椎的自然状态 家务劳动中避免长时间弯腰、屈背和低头操作，休息时避免头颈过伸、过屈或倾斜；勿用颈部扛、抬重物，直接压力最易引起颈椎骨质增生。

2. 避免长期低头工作　桌椅高度要相称，工作 1~2 h 可做短暂的颈椎运动，如前屈、后伸、左右旋转和回环等活动，以改善颈肌疲劳。

3. 睡眠的卫生　睡眠时选择适当的枕头和正确的体位：枕头以选择中间低两头高，透气性好，长度超过肩宽 10~16 cm，高度以头颈部压下后一拳头高为宜。仰卧位最佳，侧卧位次之，俯卧位不可取，会破坏颈椎的自然生理曲度。

4. 重视颈椎外伤的治疗　即使是颈椎的一般性损伤、挫伤、落枕也应及时治疗，防止发展成颈椎病。

5. 出院后注意定期复查

## 三、老年退行性骨性关节炎患者的护理

案例导入：患者，男，62 岁，因行走时双膝关节疼痛 6 年余，局部肿胀 6 d 就诊。患者主诉于 6 年前开始出现双膝关节疼痛不适，呈钝痛，在上下楼梯或由坐位站起时发作，休息后可缓解，6d 前出现双膝关节肿胀，疼痛较前加重。体格检查：体温 37.5 ℃，脉搏 76 次/min，呼吸 20 次/min，血压 130/88 mmHg，脊柱四肢无明显畸形，双膝关节明显肿胀，关节周围触痛阳性，浮髌试验阳性，髌骨研磨试验阳性，抽屉试验、侧方、立力试验、麦氏征均为阴性。辅助检查：血常规：白细胞总数 $9 \times 10^9$/L，N 70%；双膝关节 X 线片示双膝组成各骨关节部均可见骨增生明显，膝关节内外间室明显变窄。临床诊断：膝关节炎。

退行性骨性关节炎（degenerative osteoarthropathy），是指由于关节软骨发生退行性变，引起关节软骨完整性破坏及关节边缘软骨下骨板反应性增生，继而出现关节症状和体征的一组慢性退行性非炎症性关节疾病。又称为退行性骨关节病、老年性骨性关节炎、增生性关节炎等。其主要病变为关节软骨退行性变和继发性骨质增生。此病好发于髋、膝、脊椎等负重关节以及肩、指间关节等，高龄男性髋关节受累多于女性，手骨性关节炎则以女性更为多见。本病随年龄的增大，发病率也随之升高，65 岁以上的老年人患病率高达 68%。

【护理评估】

（一）健康史

临床上将骨性关节炎可分为原发性和继发性，两者发生原因有所区别。

1. 原发性　发病原因可能与一般易感因素和机械因素有关。前者包括遗传因素、生理性老化、肥胖、吸烟、性激素等。后者包括长期不良姿势导致的关节形态异常、长期从事反复使用关节的职业或剧烈的文体活动引起关节磨损等。老年人退行性骨关节病绝大部分为原发性。

2. 继发性　常见原因为关节先天性畸形、关节面的后天性不平衡、关节创伤及其他疾病等。

（二）身心状况

1. 躯体表现

（1）关节疼痛：最开始常表现为关节酸痛，程度较轻，多出现于活动或劳累后，休息后减轻或缓解。随着病情逐渐加重，疼痛程度也日益加重，表现为钝痛或刺痛，最后休息时也出现疼痛。膝关节受累时，上、下楼梯时疼痛明显，久坐或下蹲后突然起身可导致关节剧痛。

（2）关节僵硬：关节活动不灵活，特别在久坐或清晨起床后出现暂时性僵硬，不能立即活动，需经过一段时间后才可缓解、消失。时间较短暂，一般不超过 30min，但到疾病晚期，关节将可能发展为永久性不能活动。

（3）关节肿胀、畸形：膝关节肿胀多见，因局部骨性肥大或渗出性滑膜炎引起，严重者可引起关节畸形、半脱位等。

（4）关节内卡压现象：表现为关节疼痛、活动时有粗糙的摩擦响声且无法屈伸。膝关节卡压易使老年人跌倒。

（5）功能受限：各关节可因骨赘、软骨退变、关节破坏及关节周围肌肉痉挛而导致活动功能受限。

2. 心理 - 社会状况 病情经常反复，甚至引起关节功能障碍和关节变形，给老年人的心理健康及日常生活带来很大的危害。疼痛常使老年人不愿意过多走动，因而影响其社会交往；功能障碍常使老年人产生无能为力感，易引起自卑心理；疾病的迁延不愈则使老年人失去治疗信心，消极悲观。

### （三）辅助检查

本病无特异性实验室检查指标，放射学检查更具有特征性。

1. X 线平片 典型表现为受累关节间隙变窄，软骨下骨质发生硬化及囊性变，关节内出现游离骨片，关节边缘骨赘形成。严重者关节面可出现变形、萎缩甚至半脱位。

2. CT 对于椎间盘病变的检查，效果明显优于 X 线。

3. MRI 不仅能发现早期的软骨病变，还能观察到半月板、韧带等关节结构的异常。

### 【护理诊断】

1. 疼痛 与关节退行性变引起关节软骨破坏及骨板病变有关。

2. 活动无耐力 与关节肿痛及活动受限有关。

3. 有自理能力缺陷的危险 与疾病引起的活动障碍、吞咽困难、定位能力丧失，以及大、小便失禁有关。

### 【护理措施】

#### （一）一般护理

1. 休息与活动 患骨性关节炎的老年人宜动静结合，急性发作期应限制关节活动，缓解期则应坚持适宜的活动，以不负重的户外运动为主。因为通过主动或被动运动，可保持病变关节的功能，防止发生关节粘连和活动障碍。肥胖老年人更应坚持运动锻炼，可选择运动量适宜、能增加关节活动的运动项目，如游泳、打太极拳、做操等。

2. 饮食护理 适当限制高脂、高糖食物的摄入，有利于减轻体重并达到减轻关节负重的目的。

#### （二）疼痛护理

减轻关节的负重和适当休息是缓解疼痛最重要的措施。膝关节受累者除适当休息外，上、下楼梯及坐位站起时都要借助扶手来减轻关节软骨承受的压力，如膝关节积液严重，应卧床休息。对髋关节受累者来说，可借助手杖、拐、助行器站立或行走。疼痛严重者，可行卧床牵引并限制关节活动。此外，综合使用局部理疗与按摩，对任意部位的骨关节炎引起的疼痛都可有所缓解。

#### （三）生活指导

对于活动受限的老年人，应根据其自身情况及活动受限程度，运用一些辅助器具或个性化的设计以保证或提高老年人的自理能力。如门及过道的宽度应以轮椅等辅助器具能顺利通过为宜；楼梯、过道、厕所、浴缸边缘都应加装扶手；室内地板应避免有高低落差，地板材质应保证防滑；床和椅子的高度应以坐位双脚能着地为宜；使用拐杖者还应格外注意桌椅是否稳固；衣柜门的开法及柜的深度应能使老年人易接近且方便取物。对定位能力缺陷的老年人，可运用醒目的标志或将活动路线简单化以帮助他们辨别方位。对视力差的老年人，应在特定区域（如楼梯的防滑带或地面的高低不同处）以不同的颜色进行区分。

### （四）用药护理

常用药物包括：①非甾体抗炎药：主要起镇痛作用。建议使用吡罗昔康、舒磷酸硫化物、双氯芬酸等镇痛药，因为这几种药副作用小，舒磷酸硫化物、双氯芬酸对软骨代谢和蛋白聚合糖合成具有促进作用。要尽量避免使用阿司匹林、吲哚美辛、水杨酸等副作用大，且对关节软骨有损害的药物；②氨基葡萄糖：不但能减轻疼痛，还可修复损伤的软骨。常用药物有氨糖美辛片、硫酸氨基葡萄糖（维骨力）、氨基葡萄糖硫酸盐单体（傲骨力）等。氨糖美辛片饭后即服或临睡前服用效果较好，硫酸氨基葡萄糖最好吃饭时服用；③抗风湿药：通过关节内注射，对关节有润滑和减震功能，对残存软骨有一定保护作用。

### （五）心理护理

指导老年人学会自我控制不良情绪，使用合理的应对技巧。鼓励老年人多与外界交流，并主动提供一些能使老年人体会到成就感的活动，增强其自信心。

### （六）健康指导

1. 疾病知识指导　结合老年人的特点，用通俗易懂的语言介绍本病的病因、关节的表现、药物及手术治疗的注意事项。

2. 保护关节　注意防潮保暖，防止关节受寒冷刺激。维持正确的活动姿势，动作幅度不宜过大，不加重关节负担和劳损。枕头高度不宜超过15cm，保证肩、颈和头部同时枕于枕头上；选用有扶手和靠背的高脚椅，就座时保持髋关节、膝关节都成直角；尽量应用大关节，少用小关节，如用屈膝屈髋下蹲代替弓背、弯腰；用双脚移动带动身体转动代替突然扭转腰部。可使用热敷、热水泡洗、桑拿等方法，促进关节血液循环，保持关节功能。避免从事可能诱发疼痛的活动，如爬山、骑车和长期站立等活动。

3. 用药指导　用醒目的标记保证老年人定时、定量、准确服药，并教会老年人及家属自我监测药物的副作用，并及时反馈给医护人员。

# 第七节　老年人神经系统常见疾病的护理

## 一、老年人神经系统的老化改变

### （一）神经细胞的改变

中枢神经系统与其他器官不同之处在于它的细胞不能再生。神经细胞的数目随正常老化而减少，细胞数可相应减少20%～50%。大脑皮质、锥体细胞的树突、树突脊以及突触的数目均较年轻时明显减少，突触和相应神经递质的释放亦减少，使神经系统功能受到损害。另外，老年人神经传导功能下降，对刺激的反应时间延长，大多数感觉减退、迟钝甚至消失。因此老年人对内外环境的适应能力降低，记忆力下降，注意力不易集中，易疲劳，睡眠质量下降。

## （二）神经递质的改变

由于老年人脑合成多种神经递质的能力有所下降、递质间出现不平衡，引起神经系统的衰老，导致老年人动作缓慢，运动震颤、睡眠欠佳等。

## （三）脑动脉的改变

老年人脑动脉逐渐硬化，脑血液循环阻力增大，脑血流量减少，血流速度减慢，血供减少，葡萄糖利用率降低，能量代谢减少，容易导致脑软化，约半数65岁以上的正常老年人的脑部都可发现缺血性病灶。

## （四）脑的其他改变

包括有神经细胞中老年色素脂褐质的沉积，血管和细胞中淀粉样物质的沉积、老年斑和少量神经纤维缠结的出现。老年斑和神经纤维缠结是阿尔茨海默病的特征性标记，但也可见于没有痴呆临床表现的老年人脑中。

## 二、老年帕金森病患者的护理

案例导入：患者，女，62岁，右上肢震颤1年余，患者于2009年1月出现右上肢震颤，呈静止性，紧张时加重，睡眠时消失，行动迟缓，行走时左侧不摆臂、拖步，在外院拟"原发性震颤"，予口服"心得安"1个月未见好转。体格检查：体温36.9℃，脉搏74次/min，呼吸18次/min，血压130/95 mmHg，神清，行动迟缓，面部表情呆滞，颅神经（－）。四肢肌力5级，右上肢可见静止性震颤，右手搓样震颤，右侧肢体肌张力齿轮样增高，双侧腱反射（＋＋），双侧病理征（－）。深浅感觉检查未见异常。临床诊断：老年帕金森病。

帕金森病（Parkinson disease，PD）是一组以震颤、肌张力高、运动减少为特征的综合征，是中老年人最常见的运动障碍性疾病。临床上把能找出病因的称震颤麻痹综合征（帕金森综合征），把目前尚找不出病因的称震颤麻痹（帕金森病）。据统计帕金森病的发病率随年龄的增长而增高，在我国，50岁以上者发病率为500/10万，60岁以上者则明显增加，为1000/10万，且男性稍多于女性。

【护理评估】

## （一）健康史

引起帕金森病的可能原因为以下几种。

1. 环境因素　流行病学统计显示，长期接触有机磷农药、一氧化碳、除草剂、鱼藤酮、重金属，或饮水中钙、镁的含量异常等均可能增加PD病的发病危险性。

2. 年龄老化　黑质DA神经元、纹状体DA，随年龄增长逐年减少。但老年人发病者仅为少数，故老化只是PD发病的促发因素。

3. 遗传因素　约10%的帕金森病患者有家族史，呈不完全外显率常染色体显性遗传。

## （二）身心状况

1. 躯体表现　患者起病缓慢，呈进行性发展。动作不灵活和震颤为疾病早期的首发症状，后可出现典型症状：肢体震颤、肌肉强直、活动减少和姿势障碍，其中震颤和强直为本病的重要特征。

（1）静止性震颤：最早期的表现，是肢体远端的一种小幅度、每秒3~7次的不自主运动，多在静止时出现，通常从某一侧上肢远端开始，以拇指、食指及中指为主，表现为手指做"搓丸子"或"数钞票"一样的运动。后可累及下颌、口唇、舌及头部。

（2）肌肉强直：为主要特征之一。患者最开始为肢体感觉不灵活、乏力、发硬，伸肌与屈肌张力同时增高，关节被动运动时始终保持阻力增高，称为"铅管样强直"。若同时伴有震颤，活动状态则呈"齿轮样"运转。

（3）活动减少：活动减少则表现为患者一切动作缓慢，自发或自动的运动减少，而且运动幅度减少，常呆立或呆坐，甚至终日卧床，但并无真正的瘫痪。手精细运动差，书写困难，字迹越写越小，称为"小写症"；生活不能自理，常不能起立、翻身、进食、沐浴、刷牙、解系鞋带、扣纽扣。面部表情少，不眨眼，瞬目少，凝视，称为"面具脸"。常出现言语障碍：语音低沉，言语不畅，吐字不清，难听懂。还可出现口咽运动障碍：讲话缓慢、流涎、发噎、呛食等。

（4）姿势障碍：肌肉强直可累及全身，形成一些特殊姿势。站立时头向前屈，膝关节屈曲；行走时起步困难，小碎步越走越快，前冲步态，不能及时止步或转弯，易跌倒，称为"慌张步态"。

2. 心理－社会状况　由于出现肢体震颤，动作迟缓而笨拙，表情淡漠、刻板而呈"面具脸"，语调单一、谈吐断续等症状，常使老年人有自卑感，不愿到公共场合，回避人际交往，并感到孤独，产生焦急、忧虑等情绪。了解本病的预后，老年人易产生恐惧或绝望心理。到疾病后期，老年人生活无法自理，可产生悲观失望甚至厌世轻生的心理。

（三）辅助检查

1. CT、MRI　少数可见黑质变薄或消失。
2. 脑脊液　多巴胺的代谢产物高香草酸降低，但无特异性。
3. DNA 印迹技术、PCR、DNA 序列分析　可发现家族性 PD 存在的基因突变。

【护理诊断】

1. 躯体移动障碍　与黑质病变，锥体外系功能障碍有关。
2. 自尊紊乱　与自体形象改变和生活无法自理有关。
3. 自理缺陷　与黑质病变，椎体外系功能障碍有关。
4. 营养失调，低于机体需要量　与吞咽困难致进食减少和肌强直、震颤致机体消耗量增加有关。

【护理措施】

（一）饮食护理

饮食原则应做到高热量、高维生素、高纤维素、低盐、低脂、适量优质蛋白、易消化；忌高蛋白饮食、槟榔，因为两者都会降低药物疗效。早、午餐尽量低蛋白饮食，以碳水化合物为主，晚餐可适当摄入蛋白质，睡前一杯牛奶或酸奶，以满足老年人对蛋白质的需求；尽量不吃肥肉、荤油和动物内脏；多吃谷类和新鲜瓜果蔬菜；每天喝6至8杯水。对吞咽困难的老年人，准备食物的大小、浓稠度、柔软度应适宜，在进食中或进食后可饮用少量起泡性饮料（如汽水、可乐），进食应避免太快。

（二）生活指导

1. 衣、鞋的选择　衣服宜宽大，尽量避免使用扣子的衣服，可选用拉链、按扣或自粘胶等，布料最好选用全棉，便于吸汗；睡衣、床单和被褥都可使用绸缎面料，方便夜间翻身。尽量选择平底鞋，便于行走且防滑性好；应避免胶底鞋，因其摩擦系数过高；避免穿拖鞋，拖鞋易脱落，甚至会绊倒自己；避免穿系带鞋。

2. 增强自理　对于活动受限的老年人，应根据其自身情况及活动受限程度，运用一些辅助器具或个性化的设计以保证或提高老年人的自理能力（详见本书第七章第五节骨性关节炎的生活指导）。

3. 辅助工具的使用　行走可根据具体情况借助单脚或多脚手杖、助行器、轮椅等器具，克服肢体障碍。

### （三）康复指导

目的是防止和推迟关节强直与肢体挛缩。

1. 疾病早期　主要表现是震颤。此期应鼓励老年人尽量多参加有益的社交活动、尽可能继续工作；鼓励老年患者独立完成日常活动。

2. 疾病中期　此期已出现行动障碍，要有目的有计划地指导老年人进行相应部位的锻炼，如面部、头颈部、躯干、腹肌、手部等。

3. 疾病晚期　此期老年患者大多卧床不起，主要是取舒适体位、给予被动运动和肌肉按摩。

### （四）用药护理

1. 左旋多巴制剂

（1）观察和识别不良反应：早期常见反应为胃肠道症状、直立性低血压、失眠，严重的甚至可有精神症状如幻觉、妄想等。长期使用还可出现运动障碍、症状波动等。

（2）应对：嘱咐老年患者进餐时服药，减轻消化道症状；嘱咐老年患者不应同时服维生素 $B_6$。

2. 抗胆碱能药物　常见不良反应为恶心、视物模糊、面红、口干、少汗、无汗、便秘和排尿困难，严重者可出现幻觉、妄想。青光眼及前列腺肥大患者禁用。

3. 金刚烷胺　常见不良反应为头晕、口渴、食欲不振、视力障碍、心悸、失眠、精神症状。严重肾病者禁用。

### （五）心理护理

应细心观察老年人的心理反应，鼓励其表达并注意倾听其内心感受，与老年人一起讨论身体改变所造成的影响，及时给予正确的引导；同时鼓励老年人保持过去的兴趣爱好，帮助培养和寻找新的简单易行的爱好；为其创造良好的亲情和人际关系氛围，从而减轻他们的心理压力。

### （六）健康指导

（1）正确服药，定期复查。

（2）生活规律，合理饮食，保证足够营养供给。

（3）坚持适当的运动和体育锻炼。

（4）注意安全，防止伤害事故发生。

（5）保持平衡心态，避免情绪紧张、激动。

（6）加强病情观察与自我护理，预防并发症。

## 三、阿尔茨海默病患者的护理

案例导入：患者，男性，75 岁，退休工人。因健忘、言语重复、啰嗦，家人难以照顾而入院。患者于 3 年前开始出现健忘，经常丢三落四，刚看完的书又要找这本书看，言语多、重复。常无故发脾气，近半年来病情加重，有事外出找不到回家的路，自己的东西刚放下就找不到，有时怀疑家中进了小偷，生活懒散，不修边幅，自理能力差，昼睡醒，家人劝说无效送入院。体格检查：体温 36.2 ℃，脉搏 71 次/min，呼吸 18 次/min，血压 130/100 mmHg，神志不清，定向障碍，智力障碍，无自知力。临床诊断：阿尔茨海默病。

阿尔茨海默病（Alzheimer's disease，AD），是一组病因未明的原发性退行性脑变性疾病，即人在清醒状态下，发生的高级智能活动如记忆、分析、判断、思维、情感等全面紊乱。AD 最显著的组织病理学特征就是在神经细胞之间形成大量以沉积的 β 淀粉样蛋白为核心的老年斑和神经细胞内存在神经元纤维缠结。AD 是神经系统的常见疾病，可发生在老年前期，但老年期发病率更高，现已成为 21 世纪严重影响老年人生活质量并极大增加家庭社会负担的疾病。

## 【护理评估】

### （一）健康史

AD 发病的致病因素有：①遗传因素：与染色体存在基因异常有关；②神经递质：乙酰胆碱减少，乙酰胆碱酯酶和胆碱乙酰转移酶活性降低，可影响记忆和认知功能；③免疫系统机能障碍：老年斑中淀粉样蛋白原纤维中发现有免疫球蛋白的存在；④慢性病毒感染；⑤铝的蓄积：铝可引起神经元变性、神经纤维缠结；⑥高龄；⑦文化程度低。

### （二）身心状况

1. 临床表现　根据病情演变，AD 一般可分为三期。

第一期，遗忘期（早期）：①首发症状为记忆减退，以近期记忆为主，无法学习和记忆新信息；②语言能力下降，无法用合适的词汇表达思维内容；③空间定向力下降，经常迷路；④情感幼稚，情绪不稳定，或呈儿童样欣快，偏执、急躁、缺乏耐心、易怒等；⑤抽象思维和判断能力受损；⑥人格改变，如主动性减少、活动减少、对周围环境兴趣减少、对人缺乏热情、孤僻、自私、敏感多疑。本期一般为 1~3 年。

第二期，混乱期（中期）：①完全失去学习和回忆新信息的能力，但远期记忆力尚未完全丧失；②注意力不集中；③时空定向力逐步丧失，常迷路或去向不明，并出现失认、失语、失用、失写、失计算；④自理能力下降明显，如进食、洗漱、梳头、穿衣及大小便等需人协助；⑤人格严重改变，如待人冷漠，甚至对亲人也漠不关心，无故打骂家人，兴趣更加狭窄，言语粗俗，行为不顾社会规范，缺乏羞耻感和伦理感，不知整洁，不修边幅，将他人之物占为己有，似孩童般争吃抢喝，随地大小便，当众裸体，甚至发生违法犯罪行为；⑥行为紊乱，如精神恍惚，无目的地翻箱倒柜，视废物为珍宝藏起来，生怕被盗窃，无目的徘徊、出现攻击行为等，也有老年人动作日渐减少、端坐一隅、呆若木鸡。中期是本病护理照顾中最为困难的时期，该期多在起病的第 2~10 年。

第三期，极度痴呆期（晚期）：①生活完全不能自理，大、小便失禁；②智能几乎完全丧失；③无自主运动，缄默不语，成为植物人状态。常因吸入性肺炎、压疮、泌尿系感染、多脏器衰竭等并发症而死亡。该期多在发病的第 8~12 年。

2. 心理-社会状况　阿尔茨海默病老年患者大多数时间被限制在家里，常感到孤独、寂寞、抑郁，甚至出现自杀行为。阿尔茨海默老年患者患病时间长，且有自理能力缺陷、人格障碍，家人需付出大量的时间和精力来照顾老年人，常给家庭带来很大的烦恼和负担，尤其当病情继续恶化时，有些家属会失去信心，甚至开始嫌弃、冷落老年人。

### （三）辅助检查

1. CT 或磁共振成像（MRI）　显示有脑萎缩，且进行性加重。

2. 正电子发射断层显像（PET） 可测得大脑的血流灌注和葡萄糖利用在某些区域（在疾病早期阶段的顶叶和颞叶，以及后期阶段的额前区皮层）有所降低。

3. 心理学检查 简易智力状态检查（MMSE）、长谷川痴呆量表可筛查痴呆。MMSE 每年下降 3 分左右，可诊断为 AD。

【护理诊断】

1. 记忆受损 与大脑功能进行性下降引起记忆减退有关。

2. 自理缺陷 与认知行为出现障碍有关。

3. 思维过程紊乱 与大脑功能进行性下降引起思维障碍有关。

4. 语言沟通障碍 与大脑功能进行性下降引起思维障碍有关。

5. 照顾者角色紧张 与老年人病情严重和病程的不可预测、不可逆转及照顾者照料知识欠缺、身心疲惫有关。

【护理措施】

（一）一般护理

1. 衣着护理 ①衣服叠放按其穿着的先后顺序进行；②衣服尽量以拉链取代纽扣，以弹性裤腰取代皮带；③鞋子选择不用系带的；④内裤选择宽松型，女性胸衣选用前扣式；⑤对穿着有分歧意见时，不要与之争执，可耐心给予引导和鼓励，说服老年人接受合适的衣着，例如告诉她这件衣服很适合她，既得体又大方，待其接受后再告知穿着的步骤。

2. 饮食护理 ①定时进餐，最好与家人一起；②老年人如果偏食，注意热量和营养素是否充足；③食物要简单、软滑，最好切成小块；④可允许老年人用手拿取食物，进餐前协助洗手，亦可使用一些特别设计的碗筷，以减低患者使用的困难；⑤进食时，将固体和液体食物分开摄入，以免老年人不加咀嚼就吞下食物而导致窒息；⑥逐一解释进餐的步骤，并作示范，必要时予以喂食；⑦如果老年人不停地想吃东西，可以把用过的餐具放入洗涤盆，以提醒患者在不久前才刚进餐完毕；⑧每天定时定量喝水，并注意水温。

3. 睡眠护理 ①睡觉前让老年人先上卫生间，避免起夜；②可给予轻声安慰或放一些轻音乐，有助于老年人入睡；③若老年人以为是日间，切勿与之争执，可陪伴患者一段时间，再劝说其入睡；④要避免老年人在白天睡得过多。

（二）康复指导

1. 自我照顾能力的训练

（1）鼓励自我照顾：对于轻、中度痴呆的老年人，应尽可能鼓励其自我照顾，必要时进行生活技能训练，如反复练习洗漱、用餐、穿脱衣服、如厕等，以维持老年人基本的自尊。应充分理解老年人的动手困难，鼓励并表扬其自理行为。

（2）专人护理：完全不能自理的老年人则应专人护理，注意定时翻身和营养的补充，防止压疮、感染等并发症的发生。

2. 智能康复训练 勤于动脑，可延缓大脑老化。有研究显示，常用脑，常做有趣的事，可保持头脑灵活，锻炼脑细胞反应速度，整日无所事事的人患阿尔茨海默病的比例高。

（1）记忆训练：鼓励老年人多回忆过去的生活经历，并帮助其认识现在生活中的人和事，以恢复记忆并减少错误判断；鼓励老年人多参加一些力所能及的社交活动，通过动作、语言、声音、图像等刺激，以提高记忆力。对于记忆严重障碍者，可通过挂放日历、编写日常生活活动安排表、制定作息计划等，帮助记忆。对容易忘记的事或经常出错的程序，可设立醒目的提醒标记，以帮助记忆。

（2）智力锻炼：如进行拼图游戏，进行由易到难的数字和计算能力训练，对一些实物、图片、单词做归纳和分类等。

（3）理解和表达能力训练：在讲述一件事情后，让其解释一些词语或句子的含义，或提问让老年人回答；也可给一个主题让老年人用自己的语言去描述。

（4）社会适应能力的训练：结合日常生活，训练老年人自行解决日常生活中的各种问题。

（三）用药护理

阿尔茨海默病的治疗常用到一些药物，并以口服为主。照料阿尔茨海默病老年人服药应注意以下几点。

1. 全程陪伴　患病老年人常忘记吃药、吃错药，或重复吃药，所以老年人服药时必须有人在旁，帮助老年人将药全部服下，以免遗忘或错服。患病老年人常不承认自己有病，或因多疑、幻觉而认为是毒药，所以拒绝服药。需要耐心向其解释，可以将药研碎后拌在饭中吃下，对拒绝服药的老年人，一定要看着老年人把药吃下，并让其张开嘴，检查是否咽下，防止老年人在无人时将药吐掉。

2. 重症老年人服药　吞咽困难的老年人不宜吞服药片，宜将其研碎溶于水中服用；昏迷老年人可由胃管注入。

3. 观察不良反应　患病老年人常无法表述用药反应，服药后要细心观察老年人有无不良反应，并及时报告医生，调整治疗方案。

4. 药品管理　对伴有幻觉、抑郁症和自杀倾向的患病老年人，一定要管理好药品，防止出现服药自杀。

（四）安全护理

1. 提供固定的生活环境　尽量避免搬家，看护者也不宜经常更换。当老年人外出活动或者要去一个新地方时，应有家人陪同，直至老年人完全熟悉环境和路途。

2. 佩戴标志　老年人外出时最好有人陪同或佩带写有老年人及其监护人的名字、家庭住址、电话号码等信息的卡片，并教给照顾者预防老年人走失的方法。

3. 防意外发生　患病老年人常发生跌倒、误服、烧伤、烫伤、自伤或伤人等意外，居室要宽敞，设施简单，应将老年人的日常生活用品放在其看得见找得着的地方，减少室内物品位置的变动，地面防滑，室内无障碍，以防跌伤、骨折。老年人洗澡、喝水时注意水温不能太高，热水瓶应放在不易碰撞之处，以防烫伤。刀、药品、杀虫剂等要锁好，煤气、电源等开关要有安全装置，最好使患者不能随意打开，以防患病老年人因不愿给家人增加负担或在抑郁、幻觉或妄想的情形下发生自伤或伤人。当老年人出现暴力行为时，切忌以暴还暴，应保持镇定，尝试引开老年人的注意，并找出导致暴力的原因，针对原因采取措施，防止类似事件再发生。如果暴力行为频繁，应告知医生，必要时用药控制。

（五）心理护理

1. 陪伴关心老年人　鼓励家人多陪伴老年人，给予老年人各方面的帮助，多陪老年人外出散步，或参加一些力所能及的学习和社会、家庭活动，感受家庭的温馨和生活的快乐，有助于消除孤独、寂寞感。

2. 维护老年人的自尊　尊重老年人的人格，对话时使用形象、简单、直接的语言，语速要慢，要和颜悦色，耐心倾听；多鼓励并赞扬患者在自理和适应方面做出的努力。切忌使用刺激性语言，避免使用愚笨、呆傻等词语形容老年人。

3. 照顾者的支持指导　教会家属和照顾者照顾患者的技巧和自我放松的方法，合理休息，寻求家庭与社会的支持，必要时可利用家政服务机构和社区卫生服务机构及医院和专门机构的资源，组织有阿尔茨海默病患者的家庭相互交流经验和心得。

### （六）健康指导

1. 尽早发现　重视对阿尔茨海默病前期的及时发现，鼓励凡有记忆减退主诉的老年人尽早就医，以利于及时发现介于正常老化和早期阿尔茨海默病之间的轻度认知损伤，对老年期阿尔茨海默病做到真正的早期诊断和干预。

2. 早期预防　①阿尔茨海默病的预防应从中年期开始；②培养广泛的兴趣爱好和乐观开朗的性格；③积极用脑、劳逸结合，保证充足睡眠，保护大脑；④培养良好的饮食习惯，多吃富含锌、硒、锰、锗类的健脑食物，如海产品、乳类、豆类、鱼类、坚果类等，适当补充维生素 E；⑤戒烟限酒；⑥尽量避免使用铝制炊具及含铝较高的食物如油条、油饼、甜甜圈等；⑦积极防治高血压、脑血管病、糖尿病等慢性病；⑧按摩或针灸；⑨避免使用能引起中枢神经系统不良反应的药物。

# 第八节　老年人代谢、内分泌系统常见疾病的护理

## 一、老年人代谢、内分泌系统的老化改变

老年人代谢、内分泌系统的老化改变包括下丘脑、脑垂体、甲状腺、肾上腺、性腺和胰岛等内分泌组织的功能变化。

### （一）下丘脑

下丘脑是体内植物神经中枢。一些学者认为"老化钟"位于下丘脑，其功能衰退，使各种促激素释放激素分泌减少或作用减低，接受下丘脑调节的垂体及下属靶腺的功能也随之发生全面减退，从而引起机体衰老的发生与发展。

### （二）脑垂体

老年人脑垂体的重量随年龄增加而减少，一般到高龄时，垂体的重量可减轻20%，垂体分泌的激素也随之减少，如生长激素、抗利尿激素等。生长激素减少，易发生肌肉萎缩、脂肪增多、蛋白质合成减少和骨质疏松；抗利尿激素减少，肾小管的重吸收减少，细胞内外水分重新分配，继而出现多尿，特别是夜尿增多等现象。

### （三）甲状腺

老年人甲状腺缩小，并有纤维化、淋巴细胞浸润和结节化，甲状腺激素分泌减少，基础代谢率降低，可影响脂肪代谢，易使血中胆固醇水平增高；且对寒冷天气适应力变差，易出现怕冷、皮肤干燥、心率减慢、整体性迟缓、抑郁等现象。

### （四）肾上腺

老年人肾上腺的皮、髓质细胞均减少，重量减轻，不论性别，随着年龄增加，肾上腺皮质激素的分

泌皆直线下降，引起物质代谢紊乱，使老年人保持内环境稳定的能力降低，对外伤、感染、缺氧、手术等应激反应能力明显下降。

### （五）性腺

50 岁以上男性的睾丸间质细胞分泌睾酮能力下降，受体数目减少，或其敏感性降低，致使性功能逐渐减退；除此之外，游离睾酮等雄激素的缺乏，还可影响骨密度、肌肉组织、造血功能等。女性 35 ~ 40 岁卵巢分泌雌激素急剧减少，60 岁降到最低水平，60 岁以后稳定于低水平。性腺萎缩常导致老年人性功能和生殖功能减退、骨质疏松、更年期综合征等。

### （六）胰岛

随着年龄增加，胰岛 β 细胞功能降低，胰岛素分泌减少，且肝细胞膜上的胰岛素受体减少，使机体对胰岛素的敏感性下降，导致糖尿病发生率增高。

## 二、老年糖尿病患者的护理

案例导入：患者，女，65 岁，身高 1.61 m，体重 63 kg，主诉口渴、多饮、乏力 4 年余。到当地医院就诊，查空腹血糖 8.7 mmol/L，诊断为"糖尿病"，1 个月前患者自感口渴、多饮、乏力症状明显加重，到当地医院就诊，查空腹血糖较之前明显升高，经加用降糖药治疗后，症状无明显改善，血糖下降不明显，遂于 1998 年 3 月 20 日到我院就诊。现主证：食欲减退，食后腹胀，寐差，大便正常，小便频数（10 ~ 15 次/d）。体格检查未见异常。实验室检查结果如下：空腹血糖 8.9 mmol/L，餐后 1 h 血糖 16.3 mmol/L，餐后 2 h 血糖 17.5 mmol/L，餐后 3 h 血糖 16.2 mm；尿常规示白细胞 5 ~ 10 个/HP；血常规示白细胞 $1.5 \times 10^9$/L，中性粒细胞 0.8，淋巴细胞 0.2。临床诊断：糖尿病。

糖尿病（diabetes mellitus, DM）是由胰岛素分泌不足和（或）作用缺陷引起的以慢性高血糖为特征的代谢紊乱性疾病。老年人糖尿病 95% 以上是 Ⅱ 型糖尿病，以超重及肥胖者为多。我国老年人的患病率约为 16%。老年人糖尿病的高发病率严重影响老年人的生活质量和寿命，并发症是致残致死的主要原因。故应重视其临床特点，及早防治。

【护理评估】

### （一）健康史

老年糖尿病的发病与遗传、免疫、生活方式、年龄和胰岛素原有关。尤其具有老年特征的是生活方式、年龄和胰岛素原。

1. 生活方式　老年人因基础代谢率低，葡萄糖代谢及在周围组织的利用能力都明显下降，进食过多或运动不足容易发胖，而肥胖者细胞膜上的胰岛素受体数目减少，加重胰岛素抵抗。

2. 年龄　研究表明，随着年龄的增长的改变，老年人空腹和餐后血糖水平均有不同程度的上升，每增 10 岁，空腹血糖平均上升 0.05 ~ 0.11mmol/L，餐后 2 h 血糖平均上升 1.67 ~ 2.78mmol/L。老年人对糖刺激后胰岛素分泌的上升延迟，这也是导致老年人血糖升高的重要原因。

3. 胰岛素原　当人衰老时，机体内没有活性的胰岛素原增加，胰岛素原与胰岛素的比例增加，使体内胰岛素的活性下降，这也是老年糖尿病增多的因素之一。

### （二）身心状况

1. 躯体表现　老年人糖尿病的临床特点主要表现为以下几方面。

（1）症状不典型：老年糖尿病患者早期常无明显症状，有的仅表现为葡萄糖耐量减低或餐后血糖升高及尿糖阳性。仅有不到30%的老年患者有多饮、多尿、多食及体重减轻的症状，多数患者是在查体或治疗其他疾病时发现有糖尿病。

（2）并发症多：后期常出现各种急、慢性并发症，如呼吸、消化、皮肤、泌尿生殖等各系统的感染，且常作为疾病的首发症状出现。此外，老年糖尿病患者更易发生高渗性非酮症糖尿病昏迷和糖尿病酮症酸中毒，其中糖尿病酮症酸中毒的常见诱因是急性感染；苯乙双胍的过量使用亦可引起乳酸堆积，导致酸中毒。老年糖尿病患者还易并发各种大血管或微血管疾病，如冠心病、高血压、脑卒中、糖尿病视网膜病变、糖尿病肾脏病变、皮肤瘙痒等。

（3）多种老年病并存：常并存各种慢性非感染性疾病，如心脑血管病、白内障、缺血性肾病等。

（4）易发生低血糖：老年人服药依从性差及自我保健能力下降，可引起血糖控制不良或用药不当，造成低血糖的发生。

2. 心理-社会状况　老年糖尿病患者的注意力、对新知识的回忆能力和想象力均比同年龄组非糖尿病患者差，因此需要家属耐心地予以更多的帮助和支持。

（三）辅助检查

1. 血糖测定　老年人血糖诊断标准与一般成人相同。诊断标准为：出现糖尿病症状且空腹血糖≥7.0 mmol/L（126 mg/dl）；或随机血糖≥11.1 mmol/L（200 mg/dl）；或 OGTT 2 h 血糖≥11.1 mmol/L（200 mg/dl）。但老年人必须重视餐后 2 h 血糖水平，老年人餐后 2 h 血糖增高明显多于空腹血糖。

2. 尿糖测定　老年人因肾动脉硬化，肾小球滤过率降低，尿糖阳性率低，表现为血糖与尿糖程度不符。

3. 胰岛素与胰岛素释放试验　老年人多存在胰岛素功能低下和胰岛素抵抗。

4. 糖化血红蛋白（HbA1c）　此指标可反映较长时间内血糖的变化情况，其特异度高，但敏感性差。

【护理诊断】

1. 营养失调，低于机体需要量　与胰岛素分泌不足或作用缺陷引起糖、蛋白质、脂肪代谢紊乱有关。

2. 活动无耐力　与神经、肌肉能量供应不足有关。

3. 有感染的危险　与糖、蛋白质、脂肪代谢紊乱所致机体免疫功能下降及微循环障碍有关。

4. 潜在并发症　低血糖、糖尿病酮症酸中毒、高渗性昏迷。

5. 焦虑　与疾病的慢性进程及病情反复有关。

6. 知识缺乏　与缺乏糖尿病的预防、治疗及自我护理知识有关。

【护理措施】

（一）一般护理

1. 饮食护理　糖尿病治疗的基本措施就是控制饮食，与成年人糖尿病无异，但糖尿病老年人更容易发生低血糖，且低血糖对老年人可能会致命，所以老年人饮食最好按一日五餐或六餐分配，以预防低血糖的发生。

2. 运动指导　运动能改善糖耐量，降低机体对胰岛素的依赖，减少胰岛素需要量，降低血糖和血脂，同时运动可消除和防止肥胖，改善器官的功能状态。运动应量力而行，持之以恒是关键，餐后散步

20～30 min 是改善餐后血糖的有效方法。运动要以有氧运动为主,单纯饮食治疗的老年糖尿病患者每周至少需运动 4 次。接受口服降糖药或胰岛素治疗者最好每日定时运动,肥胖患者还需增加每日运动次数。

3. 皮肤护理　教会老年人正确的洗浴方法,春、秋、冬季可每隔 3～5 d 洗 1 次澡,用中性肥皂和温水洗浴,避免皮肤刺伤、抓伤和其他伤害。指导患者进行足部保健,不论在室内还是在室外切勿赤脚行走,以防异物损伤足部皮肤。袜子要选择透气性、吸水性好,松软、舒适的纯棉或纯毛织品;袜口不能过紧,以免影响足部血液循环。

（二）用药护理

老年人应尽量避免使用经肾脏排出且半衰期长的降糖药物,如第一代磺脲类药物;加用胰岛素时,应从小剂量开始,逐步增加。血糖控制不必过分严格,空腹血糖应控制在 9 mmol/L 以下,餐后 2 h 血糖不超过 12.2 mmol/L 即可。

（三）心理护理

老年糖尿病属慢性病,病情迁延不愈,经常反复,甚至可能出现各种并发症,老年人常出现焦虑心理,应对其表示充分理解并鼓励患者建立治疗信心,积极配合医护人员治疗和护理;还应加强家属及社会支持系统对患者生活、情感上的支持,让患者建立生活的自信心。

（四）健康指导

增强老年人的自我护理能力是提高糖尿病患者生活质量的关键。

(1) 指导老年人保持口腔卫生,定期检查牙齿,避免口腔感染。

(2) 指导老年人正确洗澡和足部护理的方法。

(3) 指导老年人戒烟,因为吸烟能使血管变窄,可引起血液循环不良。

(4) 指导老年人正确使用血糖仪自测血糖及注射胰岛素。

(5) 指导老年人学会自我病情监测,病情反复或加重要及时就医。

## 三、老年痛风患者的护理

案例导入:张大爷,65 岁,干部。无诱因出现手指、足趾关节肿痛 5 年,夜间尤为明显,右手指关节僵硬破溃 2 年。患者平时喜饮酒,进油腻食物。每于饮酒或劳累、受凉之后,疼痛便会加剧,右手指关节及左侧拇指内侧肿痛尤甚,以夜间痛为剧。查体:右手食指中指肿痛破溃,且有痛风石结节。血尿酸 714 umol/L。入院诊断:痛风。

痛风 (gout) 是由于嘌呤合成代谢增加,尿酸产生过多或因尿酸排泄不良而致血中尿酸升高而引起的一组疾病。临床上以高尿酸血症、急性关节炎反复发作、痛风石形成为特征。男性常在中年后发病,约占 95%,妇女常在绝经后发病,约占 5%。疾病晚期常出现关节腔狭窄、关节强直,肾尿酸结石和痛风性肾实质病变,可严重影响老年人的自理能力。痛风的发病与经济条件、生活水平及方式、疾病状况和遗传因素等有着密切的联系。

【护理评估】

（一）健康史

血液中尿酸长期增高是痛风发生的关键原因。人体尿酸主要来源于两个方面:第一,·人体细胞内蛋白质分解代谢产生的核酸和其他嘌呤类化合物,经一些酶的作用而生成内源性尿酸;第二,食物中所含的嘌呤类化合物、核酸及核蛋白成分，经过消化与吸收后，经一些酶的作用生成外源性尿酸。痛风的相关因素有：

1. 肥胖 肥胖者痛风发生率明显增加，约一半以上痛风患者患有肥胖症，且肥胖者减轻体重后，尿酸的水平也随之下降。

2. 高嘌呤食物 摄入大量富含嘌呤的食物，如动物肝、肾、脑、瘦肉、鱼子、沙丁鱼、豆类、硬壳果如花生腰果之类和酵母等。

3. 饮酒 长期饮酒，尤其是啤酒可造成血尿酸和血乳酸升高，引起嘌呤升高，从而诱发痛风。

4. 服用影响尿酸排泄的药物 如噻嗪类利尿剂会干扰尿酸自近曲小管的分泌，对有痛风病史者，可引起痛风发作。另外，水杨酸类解热镇痛药，可影响其他排尿酸药的作用而使血尿酸升高，诱发痛风。

（二）身心状况

1. 躯体表现

（1）无症状期：仅有血尿酸持续或波动性增高，持续时间可长达数年至数十年。

（2）炎症性关节炎期：首次急性发作时，常侵犯单侧关节，以下肢拇趾关节多见，占90%左右，其次为其他趾关节和跗、踝、膝、指、腕、肘等关节。多于午夜因剧痛而惊醒，受累关节常红肿、且活动受限。全身症状常见有发热、畏寒、多尿及肝肿大。数天至数周后消退，关节功能亦恢复正常。间歇期无临床症状。随病情进展和发作时间延长，累及关节增多，且转为慢性。尿酸盐沉积形成痛风石，以外耳的耳廓、跖趾、指间和掌指关节部位多见。

（3）晚期：关节腔逐渐狭窄、关节强直，还可出现肾尿酸结石和痛风性肾实质病变，严重影响自理能力。

2. 心理－社会状况 由于痛风病程长，临床治疗见效慢，易复发，多数老年人对治愈缺乏信心，往往表现出自卑、孤独、抑郁等心理。

（三）辅助检查

1. 血、尿酸测定 水平升高可支持痛风诊断，但无特异性。采用尿酸酶法测定其特异性和准确性更佳。

2. 滑囊液检查 在急性痛风性关节炎期有典型的炎症变化，旋光显微镜下可见针形尿酸盐结晶。

3. 肾功能检测 在慢性期可有蛋白尿和血尿素氮升高。

4. X线检查 可观察关节及临近软组织、骨骼内有无痛风石。

【护理诊断】

1. 疼痛 与尿酸钠沉淀于骨关节引起急性关节炎有关。

2. 躯体移动障碍 与关节疼痛、僵硬和畸形有关。

3. 知识缺乏 与缺乏痛风的防治和自我护理的知识有关。

【护理措施】

（一）一般护理

1. 休息与活动 应注意休息，避免劳累。急性关节炎期，患者常有发热，应绝对卧床休息，抬高患肢，避免受累关节负重。还可在病床上安放支架支托盖被，减少患肢受压。待关节疼痛缓解72 h后，方可逐渐恢复活动。

2. 饮食护理

（1）严格忌酒：因为酒精对痛风的影响比膳食严重得多，尤其是在饥饿状态大量饮酒的同时进食高蛋白高嘌呤食物，常可引起痛风性关节炎的急性发作。同时还应注意不饮用浓茶、咖啡等饮料。

（2）限制总热量：热量应限制在 5020 ~ 6276 kJ/d，蛋白质控制在 1 g/（kg·d），碳水化合物占总热量的 50% ~ 60%。

（3）限制高嘌呤性食物：如动物内脏、海产品、贝壳食物、肉类、黄豆食物、扁豆、芦笋等。现将食物按嘌呤含量的不同进行分类，以指导老年患者饮食（表 7 – 1 至表 7 – 4）。可适当增加碱性食物的摄入，如牛奶、鸡蛋、马铃薯、柑橘类水果、各类蔬菜，使尿液的 pH 值在 7.0 以上，减少尿酸盐结晶的沉积。

表 7 – 1　嘌呤含量最高的食物（每 100 g 嘌呤含量 150 ~ 1000 mg）

| 类别 | 品种 |
| --- | --- |
| 肉类及内脏 | 牛肝 233 mg、牛肾 200 mg、胰 825 mg、脑 195 mg、凤尾鱼 363 mg、沙丁鱼 295 mg |
| 肉汤 | 各种肉、禽制的浓汤和清汤 160 ~ 400 mg |

表 7 – 2　嘌呤含量较高的食物（每 100 g 嘌呤含量 75 ~ 150 mg）

| 类别 | 品种 |
| --- | --- |
| 鱼类 | |
| 禽类 | 鹅、鸽、鸭、野鸡、火鸡 |
| 肉类 | 兔肉、鹿肉、猪肉、牛舌 |
| 豆类 | 扁豆 |

表 7 – 3　嘌呤含量较低的食物（每 100 g 嘌呤含量 <75 mg）

| 类别 | 品种 |
| --- | --- |
| 鱼类 | 青鱼、鲱鱼、鲑鱼、金枪鱼、白鱼、龙虾、蟹、牡蛎 |
| 肉类 | 鸡、火腿、羊肉、牛肉 |
| 谷类 | 麦麸、面包、麦片 |
| 蔬菜类 | 菜花、四季豆、青豆、豌豆、菜豆、菠菜、蘑菇 |

表 7 – 4　嘌呤含量很低的食物

| 类别 | 品种 |
| --- | --- |
| 乳类 | 各种以乳类为主的乳制品 |
| 蛋类 | 鸡蛋、鸭蛋 |
| 谷类 | 精白米、富强粉制品、玉米 |
| 蔬菜类 | 卷心菜、胡萝卜、芹菜、黄瓜、茄子、甘蓝、莴笋、刀豆、西红柿、南瓜、白菜、西葫芦、楼瓜、萝卜 |
| 水果类 | 梨、杏、苹果、葡萄、橙等 |
| 干果 | 杏仁、核桃、糖及糖果 |
| 各种饮料 | 汽水、茶、咖啡、可乐等 |

（4）多饮水：保持每日尿量在 2000 ml 以上，促进尿酸排泄，预防尿路尿酸结石的发生。

3. 皮肤护理　应注意受累皮肤的护理，保持清洁，避免摩擦、损伤，防止溃疡的发生。必要时可在受累关节给予冰敷或 25% 硫酸镁湿敷。

## （二）病情观察

观察患者关节疼痛情况、体温变化、有无痛风石体征、有无发热；了解发病时有无诱发因素；定期监测血、尿的尿酸水平。

## （三）用药护理

秋水仙碱对于控制炎症、疼痛有特效，一般口服，但常有胃肠道反应。若患者口服即出现恶心、呕吐、水样腹泻等严重胃肠道反应，可静脉用药，但静脉用药可产生严重不良反应，如骨髓抑制、肝损害、肾衰竭、癫痫样发作甚至死亡。故用药一定要慎重，必须严密观察。一旦出现不良反应，应及时停药并立即处理。治疗无效者，不可再重复用药。

使用糖皮质激素，密切注意有无症状的"反弹"现象，若同时服用秋水仙碱，可预防症状"反弹"。使用丙磺舒、苯溴马隆、磺吡酮者，可有皮疹、发热、胃肠道反应等不良反应。使用期间嘱患者多饮水、口服碳酸氢钠等碱性药。应用非甾体抗炎药者，注意有无活动性消化性溃疡或消化道出血发生。使用别嘌呤醇者除有皮疹、发热、胃肠道反应外，还可有肝损害、骨髓抑制等，肾功能不全者，宜减半量应用。

## （四）心理护理

向患者宣教痛风的有关知识，讲解疾病与饮食的关系，并给予精神上的安慰和鼓励。

## （五）健康指导

1. 知识宣教　需告诉患者疾病的发生机制、预防和治疗方法，使患者能积极主动地配合治疗，达到最佳治疗效果。

2. 饮食指导　须严格控制饮食，避免高嘌呤和高蛋白食物的摄入，戒烟、戒酒、戒吃酸性食物，如咖啡、煎炸食物、高脂食物。

3. 避免诱发因素　尽量避免各种诱发因素，如酗酒、受寒、手术、创伤、感染、精神紧张、过度疲劳，服用某些药物（噻嗪类利尿药、水杨酸类药物以及降尿酸药物使用之初）等。

4. 运动指导　①运动后疼痛超过 1~2 h，则应暂时停止此项运动；②尽量使用大肌群，如能用肩部负重不用手提，能用手臂者不要用手指；③不同的工作应轻、重交替进行，不宜长时间持续进行重体力工作；④经常变换姿势，保持受累关节舒适，如有局部发热和肿胀，应限制受累关节的活动；⑤穿鞋要舒适，避免关节受损。

5. 自我监测病情　严格遵医嘱服药，并注意药物的不良反应；平时常检查耳轮及手足关节处是否产生痛风石；定期到门诊随访，复查血尿酸。

## 四、老年骨质疏松症患者的护理

案例导入：患者，女，72 岁，因反复腰背疼痛 20 年，加重 2 年，腰部扭伤 1 周就诊，患者诉于 20 年前开始出现反复的腰背部钝痛，多在活动时或久坐时发作，变换体位或卧床后可缓解；近 2 年来，上述症状明显加重，发作次数增多，严重时无法下地行走或坐立，需卧床休息数天后才可缓解，1 周前活动时不慎扭伤腰部，经在家卧床休息无明显好转而来院就诊。体格检查：体温 37.1 ℃，脉搏 76 次/min，呼吸 20 次/min，血压 130/88 mmHg，脊柱胸腰段明显右侧弯畸形，局部双侧椎旁轻度触痛，以 $L_1$ 椎体突出，双下肢无感觉或运动障碍，余未见明显异常。辅助检查：X 线片示胸腰段右侧弯畸形，$L_1$ 椎体轻度压缩畸形，各椎体周围退行性增生变化明显。临床诊断：①脊右侧弯畸形；②老年性骨质疏松症。

骨质疏松症（osteoporosis，OP）是一种以骨量减少、骨组织的微细结构破坏导致骨骼的脆性增加和骨折危险性增加为特征的代谢性疾病。骨质疏松症多见于 60 岁以上的老年人，女性的发病率为男性的 2 倍以上。2000 年，中国老年骨质疏松症患者 6000 万 ~ 8000 万人。由于老年骨质疏松症的高发病率和易骨折性，我国已将骨质疏松症的研究列为老年疾病的攻关范畴。

【护理评估】

（一）健康史

随着年龄的增长，老年人骨代谢中骨重建处于负平衡状态。这是因为：一方面成骨细胞的功能衰减，另一方面破骨细胞的吸收增加。此外，老年骨质疏松的发生还与以下多种因素有关。

1. 性别、年龄、遗传　女性的发病率为男性的 2 倍以上。女性经期后多见，男性则 65 岁之后发病较多。体形瘦小者发病率远高于其他体形的人；白种人最多见，黄种人其次，黑人较少；家族中有患骨质疏松者，本人患此病的危险性明显增高。

2. 性激素　老年人性功能下降，抑制骨吸收和促进骨形成的性激素水平明显降低，尤其是绝经后女性。性激素水平下降，骨的形成减慢，吸收加快，导致骨量下降。

3. 钙、磷摄入不足　由于老年人饮食习惯和结构的改变，钙、磷等元素摄入量相对减少，然而从大、小便中排出的钙并不减少，引起血钙降低，机体则会通过增加骨骼中钙的溶解来补充血钙，因而发生骨质疏松。

4. 维生素 D 缺乏　维生素 D 在骨骼代谢全过程中都不可或缺。维生素 D 包括外源性和内源性两类，内源性维生素 D 是通过阳光中紫外线照射皮肤合成的。老年人一般户外活动较少，尤其在寒冷冬季，出门更少，故维生素 D 合成减少，导致骨质疏松症的发生。

5. 运动量不足　骨骼在运动过程承受一定压力时其骨密度会增高，而老年人一般喜欢安静，室内活动相对较多，运动强度不足，运动量小，致使骨骼承受的压力减小，骨密度减低导致骨质疏松症。

6. 其他　如吸烟、酗酒、高盐，高蛋白饮食、大量饮用咖啡、光照减少均为骨质疏松的易发因素。

（二）身心状况

1. 躯体表现

（1）疼痛：是骨质疏松症最常见、最重要的症状，以腰背痛最多见，占 70% ~ 80%。其次是膝关节、肩背部、手指、前臂。

（2）身长缩短、驼背：骨质疏松非常严重时，可因椎体骨密度减少而导致脊椎椎体压缩变形，身长平均缩短 3 ~ 6 cm，严重者伴驼背。

（3）骨折：是最常见和最严重的并发症。骨质疏松症所致骨折在老年前期以桡骨远端骨折多见，老年期则以胸、腰椎和股骨上端骨折最为多见。一般骨量丢失 20% 以上时即可发生骨折。

（4）呼吸系统障碍：胸、腰椎压缩性骨折，脊椎后弯，胸廓畸形，可导致肺活量和最大换气量下降，心血管功能障碍，引起气短、胸闷、呼吸困难等表现。

2. 心理 - 社会状况　除了身体的不适，驼背带来的外形改变会进一步加重老年人的心理负担，可严重挫伤老年人的自尊心。一旦发生骨折，较长的治疗和护理周期给家庭和社会带来沉重的负担。

（三）辅助检查

1. 骨密度测定　对早期诊断、预测骨折危险性和评价治疗效果都有重要意义。

2. X 线片　可观察有无骨质增生、骨折。

3. 骨代谢生化指标　可作为诊断骨质疏松症的参考。

【护理诊断】

1. 疼痛　与骨质疏松、骨折及肌肉痉挛、疲劳有关。
2. 躯体活动障碍　与骨痛、骨折引起活动受限有关。
3. 自我形象紊乱　与椎体压缩性骨折引起的身长缩短或驼背有关。
4. 潜在并发症　骨折。

【护理措施】

（一）一般护理

1. 饮食护理　与骨质疏松密切相关的营养素有钙、锌、镁、维生素 D、维生素 C、维生素 E 和蛋白质，而其中关系最为密切的是钙和维生素 D。牛奶是改善"缺钙"的首选食品，每天可饮用 500 ml 鲜牛奶，如喝酸奶则补钙效果更好。豆类有青豆、芸豆、黑豆、黄豆等，为人体补充钙的同时还能补充植物蛋白。水产品如虾皮、泥鳅、鱼粉、海带也含有较高的钙。绿叶蔬菜含钙也十分丰富，且所含钙的活性更强，人体更易吸收和利用。此外，补充适量的植物雌激素也可预防骨质疏松。植物雌激素主要存在于豆类如黄豆、豆浆、豆腐、精制豆油等和齿状植物如胡萝卜叶、雪里蕻及莴苣等食物当中。

2. 休息与活动　骨质疏松症的患者应多做户外活动和日光浴，坚持每周 3 ~ 4 次的锻炼，每次不少于 30 ~ 60 min。对于疼痛较为明显的患者，急性期应卧床休息，缓解期则应根据患者的情况逐步增加活动量。

（二）疼痛护理

骨质疏松引起疼痛的原因主要为椎体压缩性骨折及腰背部肌肉紧张。首先可通过卧床休息，使腰部软组织和脊柱肌群处于松弛状态，可显著减轻疼痛；其次，睡木板床或硬棕床，仰卧时头不要过高，在腰下垫一薄枕，也可有效减轻疼痛；必要时可使用背架、紧身衣等限制脊柱的活动度；还可通过按摩、洗热水浴、红外线照射以促进肌肉放松；此外，应用暗示疏导、音乐治疗等方法对缓解疼痛也是很有效的。疼痛严重者可遵医嘱使用止痛剂、肌肉松弛剂等药物，而对骨折者则可通过牵引或手术方法最终缓解疼痛。

（三）安全护理

老年人因生理功能，视、听力，反射保护应变能力减退，平衡感差，加之骨质疏松，常易发生跌倒而导致骨折，因此，护理时应注意以下事项：
（1）更换体位时，动作应缓慢，以防直立性低血压引起跌倒。
（2）居住环境应做到光线充足，地面防滑，必要时过道、厕所及浴室可安装扶手。
（3）避免提重物，下蹲取物时腰背要挺直，衣服、鞋子应合适，以免绊倒。
（4）上、下楼梯，横过马路，乘车、坐船均要小心，可使用手杖以防跌倒。

（四）用药护理

（1）服用钙剂时应注意增加饮水量，与维生素 D 同时服用效果更佳。服药时间应在饭后 1 h 或睡前分次服用。
（2）二磷酸盐应空腹服用，同时饮温开水 200 ~ 300 ml，至少半小时内不要进食或喝饮料，也不宜平卧，应采取立位或坐位，以减轻药物对食管的刺激。

（3）性激素必须在医师指导下服用，并定期做妇科检查，以监测子宫内膜、阴道及乳房有无变化。

### （五）心理护理

指导老年人穿宽松的衣服掩盖形体的变化，也可穿背部有条纹或其他修饰的衣服以改善视觉效果。增强老人的自信，更好地适应形象的变化。

### （六）健康指导

1. 疾病知识指导　给老年人讲解骨质疏松症的疾病的知识及自我护理的方法。

2. 日常生活指导　每日保证适当的运动和户外日光照晒，日常生活中，注意预防跌倒，避免过度用力，必要时可通过辅助工具协助完成各种活动。

3. 饮食指导　指导老年人各种营养素的合理搭配，尤其是含钙及维生素 D 丰富的食物合理搭配。

4. 用药指导　指导老年人选择可咀嚼的片状钙剂，且应在饭前 1 h 及睡前与维生素 D 同服。并教会老年人监测各种药物的不良反应。

5. 心理指导　鼓励老年人做好心理调适，逐渐适应自我形象的改变。

# 第九节　老年人泌尿生殖系统常见疾病的护理

## 一、老年人泌尿生殖系统的老化改变

### （一）泌尿系统

1. 肾脏　随着年龄的增长，肾脏开始萎缩，肾皮质减少，并出现生理性肾小球硬化，肾脏重量减轻；老年人肾血流量及肾小球滤过率分别减少；肾小管和集合管的重吸收和分泌功能也逐渐减退，尿液浓缩功能降低。

（1）老年人的肾脏对感染、血压的变化等应激的代偿能力降低，发生急性肾衰竭的危险性增加。

（2）老年人肾脏的浓缩、稀释功能降低，昼夜排尿规律紊乱，夜尿增多，尿渗透压下降。

（3）老年人的肾脏对代谢产物，特别是药物的代谢产物的清除能力减弱，这是老年人容易发生药物性肾损伤的主要原因。

（4）老年人肾小管重吸收的营养物质随尿排出，如蛋白质和葡萄糖等，这是老年人发生糖尿病等的病理学基础之一。

2. 输尿管　肌层变薄，支配肌肉活动的神经减少，输尿管弛缩力降低，使泵入膀胱的速度变慢，且易反流。

3. 膀胱　肌肉萎缩，纤维组织增生，易发生憩室。膀胱容量减少，括约肌萎缩，易发生尿急、尿频、尿失禁及夜尿增多等现象。

4. 尿道　尿道平滑肌被结缔组织所替代，逐渐纤维化而弹性组织减退使排尿速度减慢、排尿不畅，导致残余尿和尿失禁。

### （二）生殖系统

老年人的生殖系统发生了全面的退行性变化，女性甚于男性。

1. **男性生殖系统老化改变**　①前列腺：萎缩或良性增生，常影响膀胱的排空功能，引起排尿困难；②睾丸：萎缩，生精上皮细胞退化，精子形成能力下降，睾酮分泌减少；③阴囊：松弛，平滑肌的舒缩能力下降，影响精子发育；④阴茎：皮肤松弛，勃起时间延长，坚硬度下降，易出现阳痿。

2. **女性生殖系统老化改变**　①子宫：萎缩，腺体黏液分泌减少，宫口狭窄，子宫韧带松弛，易发生子宫脱垂；②卵巢：萎缩，重量减轻，性激素的分泌减少，周期性变化减退，易导致骨质疏松和围绝经期综合征；③输卵管：黏膜萎缩，管腔狭窄或闭锁，不易受精；④外生殖器：大小阴唇变薄，阴蒂缩小、敏感性下降，阴道萎缩干燥，PH值上升，抵抗力下降，易致萎缩性阴道炎。

## 二、老年良性前列腺增生症患者的护理

案例导入：患者，男，75岁，退休干部，一段时间总是夜尿多，排尿不畅，有尿不尽感觉，近期加重，由其儿子陪同来医院就诊。体格检查：体温 36.1 ℃，脉搏 76 次/min，呼吸 20 次/min，血压 120/80 mmHg，心肺未见明显异常双肾区无叩痛，下腹膨隆，膀胱区叩浊音，尿道外口无畸形，无异常分泌物。直肠指检：前列腺Ⅱ度增大，中央沟变浅，表面光滑，无结节，质韧，无压痛，肛门括约肌肌力正常。辅助检查：B超检查示前列腺大小约 4.5 cm×4.8 cm×6.2 cm，形态正常，包膜完整，内部回声均匀，膀胱残余尿约150ml。临床诊断：良性前列腺增生。

良性前列腺增生症（benign prostatic hyperplasia，BPH）是老年男性的常见疾病之一，其病因是由于前列腺的逐渐增大对尿道及膀胱出口产生压迫作用，临床上表现为尿频、尿急、夜间排尿次数增加和排尿费力，并能导致泌尿系统感染、膀胱结石和血尿等并发症。对老年男性的生活质量产生严重影响，需积极治疗，部分患者甚至需要手术治疗。前列腺增生症的发病率随年龄递增，城镇高于乡村。

【护理评估】

（一）健康史

病因尚未完全明确。目前公认老龄和有功能的睾丸是发病的基础，两者缺一不可。上皮和基质的相互影响，各种生长因子的作用，以及随年龄增长而出现的睾酮、双氢睾酮以及雌激素水平的改变和失去平衡是前列腺增生的重要因素。近年来也注意到吸烟、酗酒、肥胖、性功能、家族、人种及地理环境对前列腺增生的发生有一定关系。

（二）身心状况

1. 躯体表现

（1）膀胱刺激症状：尿频、尿急、夜尿增多及急迫性尿失禁。尿频是前列腺增生的早期信号，尤其夜尿次数增多更有临床意义。一般来说，夜尿次数的多少往往与前列腺增生的程度呈正比。原来不起夜的老年人出现夜间 1~2 次的排尿，常常反映早期梗阻的来临，而从每夜 2 次发展至每夜 4~5 次甚至更多，说明了病变的发展和加重。

（2）排尿困难：进行性排尿困难是前列腺增生症最重要的症状。由于增生前列腺的压迫，患者排尿时需克服更大的阻力，以至排尿费力；增生前列腺将尿道压瘪致尿线变细；随着病情进展，还可能出现排尿中断，排尿后滴沥不尽等症状。

（3）尿潴留：梗阻加重达一定程度，排尿时不能排尽膀胱内全部尿液，则出现膀胱残余尿。梗阻程度越重，残余尿量越大。前列腺增生较重的晚期患者，梗阻严重时可因受凉、饮酒、感染或憋尿时间过长等原因导致尿液无法排出而发生急性尿潴留。

（4）其他：若并发感染或结石，有尿急，尿痛等膀胱刺激症状。前列腺增生时可因局部充血而出现

无痛性血尿。少数患者在晚期可出现肾积水和肾功能不全。长期排尿困难者可并发痔、脱肛或疝等。

2. 心理 – 社会状况　前列腺增生症老年人的尿频，尤其是夜尿次数的增多症状严重影响老人的休息与睡眠；排尿困难，甚至尿潴留、血尿等症状可引起患者极大的痛苦和精神压力，而留置尿管又会给患者带来很多生活的不便；患者都希望能得到及时的治疗及悉心的照顾，帮助其解决各种生理及心理的问题。

（三）辅助检查

1. B 超检查　可测量前列腺体积，内部结构、是否突入膀胱及膀胱残余尿量。经直肠超声检查更为精准。

2. 尿流动力学检查　尿流率测定可初步判断梗阻的程度，若最大尿流率 < 15 ml/s，提示排尿不畅；最大尿流率 < 10 ml/s，提示梗阻严重。评估最大尿流率时，尿量必须超过 150 ml 才有诊断意义。

3. 血清前列腺特异性抗原（PSA）测定　前列腺体积较大，有结节或较硬时，应测定血清 PSA 以排除合并前列腺癌的可能。

【护理诊断】

1. 排尿障碍　与增生前列腺压迫尿道有关。
2. 睡眠形态紊乱　与夜尿次数增多有关。
3. 疼痛　与手术后膀胱痉挛有关。
4. 生活自理能力缺陷　与术后持续膀胱冲洗，不能下床有关。
5. 潜在并发症　感染、出血。

【护理措施】

（一）术前护理

1. 饮食护理　宜摄入粗纤维易消化的食物，以防便秘；忌饮酒及辛辣食物；鼓励患者多饮水，勤排尿。

2. 尿液引流　残余尿量多或出现尿潴留致肾功能不良者，应留置导尿管持续引流，以改善膀胱逼尿肌和肾功能。

（二）术后护理

1. 病情观察　密切观察意识、生命体征、重要器官功能状况、泌尿系统感染的征象及各引流管的引流情况等。

2. 气囊尿管牵引的护理　取平卧位，尿管牵引固定在患者一侧大腿内侧，牵引压迫时间为 8 ~ 10 h。

3. 膀胱冲洗的护理　生理盐水持续冲洗膀胱 3 ~ 7 d。①速度调节，尿色深则快，浅则慢；②确保冲洗管道通畅，不通则高压冲洗抽吸血块；③保持伤口和各引流管的清洁，避免污染；④准确记录尿量、冲洗量、排出量，尿量 = 排出量 – 冲洗量；⑤预防感染：遵医嘱使用抗生素，预防尿路感染和精道感染。

4. 并发症预防与护理

（1）出血：加强观察。指导患者在术后 1 周逐渐离床活动。避免腹压增高及便秘，禁止灌肠或肛管排气，防止前列腺窝出血。

（2）经尿道电切（TUR）综合征护理：TUR 综合征是指术中大量的冲洗液被吸收使血容量急剧增

加，引起稀释性低钠血症，患者可在几小时内出现烦躁、恶心、呕吐、抽搐、昏迷，严重者出现脑水肿、肺水肿、心力衰竭。术后应注意观察患者，一旦出现上述症状，遵医嘱给予利尿剂、脱水剂、减慢输液速度及对症处理。

（3）尿频、尿失禁：为减轻拔管后出现的尿频、尿失禁现象，一般在术后 2~3 d 指导患者练习收缩腹肌、臀肌及肛门括约肌，辅以针灸或理疗。上述现象可在术后 1~2 周内缓解。

（4）便秘：术后 6 h 无恶心、呕吐者，可进流食，1~2 d 后若无腹胀即可恢复正常饮食。鼓励患者多饮水、进食富含纤维的食物，预防便秘。

### （三）心理护理

对患者的心理反应予以充分理解，向患者介绍同种疾病患者的治疗情况，以消除患者的紧张、恐惧心理。指导患者通过多饮水，勤排尿，增加营养等方法配合治疗，当病情出现好转时给予患者充分肯定，使其看到疾病治愈的希望。

### （四）健康指导

1. 生活指导

（1）采用非手术治疗的患者，应避免劳累、受凉、饮酒、便秘而引起的急性尿潴留。

（2）预防出血：术后 1~2 个月内避免剧烈运动，如跑步、骑自行车、性生活等，以免出现继发性出血。

2. 康复指导

（1）排尿功能训练：患者如有溢尿现象，应指导其有意识地经常锻炼提肛肌，以尽快恢复尿道括约肌功能。

（2）术后病情观察：TURP 患者术后有可能发生尿道狭窄，术后若尿线逐渐变细，甚至出现排尿困难，应及时到医院检查及处理；有狭窄者，应定期行尿道扩张。附睾炎常在术后 1~4 周发生，出院后若出现阴囊肿大、疼痛、发热等症状应及时就诊。术后前列腺窝的修复通常需 3~6 个月，因此，术后可能仍会有排尿异常现象，应注意观察。

（3）定期门诊随访。

3. 心理和性生活指导

（1）前列腺经尿道切除术 1 个月后、经膀胱切除术 2 个月后，原则上可以恢复性生活。

（2）前列腺切除术后可出现逆行射精，不影响性交。少数患者可出现阳痿，可先采取心理治疗；同时查明原因，对因处理。

## 三、老年尿路感染患者的护理

案例导入：患者，男，75 岁，退休工人。面容憔悴、倦怠、腰痛、食欲减退、低热、体重下降等 2 d，尿频、尿急、尿痛、腰痛、肾区叩击痛 1 d。查：T39.7 ℃，P102 次/min，R32 次/min，BP100/70 mmHg，尿常规检查：镜下血尿、菌尿及白细胞管型。初步诊断为：急性肾盂肾炎。

尿路感染（urinary tract infection，UTI）是由各种病原微生物在尿路中生长、繁殖而致的尿路感染性疾病。老年人尿路感染发病率可高达 10%，以女性多见，但大多为无症状性细菌尿。

【护理评估】

### （一）健康史

本病多为细菌直接引起尿路炎症，以大肠埃希菌最多见，占 70% 以上，其次为变形杆菌、克雷伯菌、粪链球菌、葡萄球菌等。此外，偶见厌氧菌、真菌、病毒和原虫感染。

细菌进入泌尿系统后是否引起感染与机体的防御功能和细菌本身的致病力有关。老年人发病率高于普通人群，主要与自身免疫能力下降、诱发因素增多及尿路感染菌种复杂等有关。

### （二）身心状况

**1. 躯体表现**

（1）症状不明显：不少老年人仅表现为面容憔悴、倦怠、腰痛、食欲减退、低热、体重下降等，而尿频、尿痛、脓尿等尿路感染症状不明显，有的甚至没有症状，只有经实验室检查才能发现。由于无症状性细菌尿易漏诊，部分老年人直至出现肾功能不全或高血压时才被发现，应予以重视。

（2）病情难以控制：老年人排尿不畅，感染菌种多，又常伴多种慢性疾病，接触抗菌药物多，细菌易出现耐药性，加上免疫机能减弱，因而治愈率低，且容易复发。

**2. 心理社会状况**　由于老年人尿路感染常为慢性，病程长，临床治疗见效慢，多数老年人对治疗缺乏信心，当出现肾功能不全等并发症时往往表现出焦虑、失望、恐惧等心理。

### （三）辅助检查

**1. 尿液检查**

（1）尿常规和细胞计数：镜下血尿或肉眼血尿，WBC 增多、WBC 管型、蛋白阴性或微量。

（2）尿细菌定量培养：取清洁中段尿作细菌培养，如尿细菌数 $\geqslant 10^5/\mathrm{ml}$，表明有泌尿系感染。

**2. 血常规**　急性期白细胞计数（WBC）$> 10 \times 10^9/\mathrm{L}$，中性粒细胞数（N）$> 70\%$；慢性期红细胞及血红蛋白可降低。

**3. 肾功能检查**　慢性期可出现肾功能异常，如夜尿增多，尿渗透压降低、血肌酐、血尿素氮增高等。

【护理诊断】

1. 排尿异常　与尿频、尿急、尿痛　与泌尿系统感染有关。
2. 体温升高　与急性泌尿系统感染有关。
3. 疼痛　与急性泌尿系统感染有关。
4. 焦虑　与泌尿系统感染反复发作有关。

【护理措施】

### （一）一般护理

**1. 休息与活动**　急性发作期应卧床休息，体温正常、症状明显减轻后可起床活动；慢性期根据病情酌情活动，避免劳累。

**2. 饮食护理**　饮食宜清淡，营养丰富，注意多饮水，勤排尿，如无禁忌，每日饮水量应多于 2500 ml，使尿量增加，以冲洗尿路，促进细菌及炎性分泌物排出。

### （二）对症护理

（1）发热　密切观察体温变化，体温超过 38.5 ℃时，可给予冰敷等物理降温措施，并注意观察和记录降温效果。

（2）尿路刺激征　多饮水，勤排尿，减轻理化因素对尿路的刺激，以达到减轻老年患者尿频、尿急、尿痛症状。出现肾区或膀胱区疼痛时，可给予局部热敷或按摩，或使用阿托品、分散老年患者注意力等缓解疼痛。

### （三）病情观察

观察体温的变化，尿路刺激征有无减轻，腰痛程度及变化，有无并发症发生，如出现恶心、呕吐、食欲不振等肾功能衰竭的表现，应及时报告医生。

### （四）用药护理

指导老年人了解药物的作用、用法、疗程的长短，慢性尿路感染治疗的复杂性，使其能遵从医嘱用药。避免使用氨基糖苷类抗生素等对肾功能有损害的药物。

### （五）心理护理

认真做好老年人的心理护理，使其保持良好的心理状态。针对病情，对患者进行充分的宣教，解除患者焦虑、恐惧和失望心理，树立战胜疾病的信心，积极配合治疗。

### （六）健康指导

（1）加强卫生宣传，指导老年人注意个人清洁卫生，尤其是注意会阴部及肛周皮肤的清洁。
（2）多饮水，勤排尿，消除各种易感因素是预防发病的重要措施。
（3）避免过度劳累，坚持体育锻炼，增强机体的抵抗力。
（4）如患有糖尿病、脑血管意外、前列腺疾病、膀胱肿瘤、泌尿系结石等疾病，应积极控制。
（5）严格掌握尿路器械检查的指征。
（6）积极治疗急性尿路感染，防止迁延不愈转为慢性，减少肾功能衰竭的发生。

# 本章小结

本章小结：老年病是老年人发病率明显增高的疾病，为了避免与临床内外科护理的内容重复和进一步突出老年护理的特征，根据老年病的流行特点，本章重点选择了人体系统中老年人的高发疾病进行介绍。通过本章的学习，同学们需熟悉老年常见病的病因和病情观察，掌握老年常见病的躯体表现、护理诊断及护理措施，为老年人提供相关疾病的健康指导。

 **学与思**

1. 老年性白内障的主要症状是（　　）。
A. 无痛性视力障碍　　　B. 眼痛　　　　　　　　C. 眼充血　　　　　　　D. 压痛
E. 眼分泌物
2. 老年性青光眼不会导致（　　）。
A. 视神经萎缩　　　　　B. 视野缩小　　　　　　C. 视力减退　　　　　　D. 失明
E. 晶状体浑浊
3. 下列关于老年性耳聋说法，不妥的是（　　）。
A. 双耳听力对称性下降，　　　　　　　　　　　B. 静音环境中言语识别率下降

C. 噪声环境中言语识别率下降　　　　　D. 听力敏感度下降

E. 高频听力下降

4. 造成老年人极易发生误吸、误咽的原因是(　　　)。

A. 肺弹性降低，回缩力减弱，有效呼吸面积减少

B. 肺与胸廓的顺应性下降

C. 咽喉黏膜、肌肉退行性变

D. 通气与换气功能减弱

E. 气道阻力增加，小气道容易陷闭

5. 关于痰液标本的留取说法，错误的是(　　　)。

A. 在应用抗生素前　　　　　　　　　　B. 留取清晨自然咳出的痰液

C. 留取清晨用力由深部咳出痰液　　　　D. 取标本前应白开水漱口

E. 留取标本后应立即送检

6. 对长期家庭氧疗的老年患者进行指导时，说法错误的是(　　　)。

A. 以鼻导管吸氧为宜　　　　　　　　　B. 持续吸氧，氧流量为 1～2 L/min

C. 每天吸氧在 15 h 以上　　　　　　　 D. 注意防火、防热、防油、防震

E. 间断吸氧，氧流量为 4～6 L/min

7. 老年慢性胃炎最主要的病因是(　　　)。

A. 幽门螺杆菌感染　　　　　　　　　　B. 自身免疫

C. 刺激性食物的摄取　　　　　　　　　D. 幽门括约肌松弛障碍

E. 服用某些药物

8. 服用抗酸药宜在(　　　)。

A. 餐前　　　　　　　　　　　　　　　B. 餐后 1 h 及临睡前

C. 两餐之间　　　　　　　　　　　　　D. 每日清晨一次

E. 进餐时与食物同服

9. 对老年人的消化性溃疡叙述，错误的是(　　　)。

A. 症状不典型　　　　　　　　　　　　B. 复发率高

C. 并发症多　　　　　　　　　　　　　D. 可能伴贫血和体重下降

E. 有典型的节律性上腹疼痛，周期性发作

10. 老年人高血压中最常见的类型是(　　　)。

A. 单纯收缩期高血压　　　　　　　　　B. 舒张期高血压

C. 继发型高血压　　　　　　　　　　　D. 原发性高血压

E. 混合型高血压

11. 老年心肌梗死的护理原则(　　　)。

A. 自发病起 1 周内卧床休息，并取头高位　B. 饮食宜给高脂、高胆固醇饮食

C. 保持大便通畅，勿用力排便　　　　　D. 老年人夜间病情变化慢，一般不要巡视

E. 患者不习惯床上大小便，可以下床大小便

12. 王大爷，男性，65 岁，有高血压病史 20 年，吸烟 30 年，肥胖。目前血压 170/100 mmHg，下列健康教育内容错误的是(　　　)。

A. 适当运动　　　　　　　　　　　　　B. 进食高脂、高糖、低盐饮食

C. 控制高血压　　　　　　　　　　　　D. 保持情绪稳定

E. 戒烟限酒

13. 下列关于老年人骨性关节炎的说法，错误的是(　　　)。

A. 好发于髋、膝、脊椎等负重关节　　　　　B. 表现为关节疼痛、僵硬、肿胀、畸形

C. 绝大部分为原发性　　　　　　　　　　　D. 可出现各种功能受限

E. 高龄女性髋关节受累多于男性

14. 李大爷，67岁，退休前为建筑工人，以膝关节疼痛、僵硬3年，加重1d而就诊。查体膝关节肿胀、畸形、局部皮肤发红，浮髌试验阳性。X线检查膝关节间隙狭窄，软骨下骨质硬化，髌骨关节面退变。针对李大爷的护理措施，下列哪项是错误的(　　　)。

A. 限制关节的活动　　　　　　　　　　　　B. 卧床休息以缓解疼痛

C. 可作不负重的活动　　　　　　　　　　　D. 可作局部理疗和按摩

E. 药物治疗

15. 下列不属于阿尔茨海默病患者常见临床表现的为(　　　)。

A. 记忆障碍　　　　　　　　　　　　　　　B. 肢体功能障碍

C. 定向力障碍　　　　　　　　　　　　　　D. 精神障碍，如幻觉、妄想、行为异常等

E. 人格改变

16. 老年期痴呆患者最早的特征表现是(　　　)。

A. 行为改变　　　　B. 意识改变　　　　C. 记忆力改变　　　　D. 思维改变

E. 抑郁

17. 不属于帕金森病的临床表现特点的为(　　　)。

A. 折刀样强直　　　　B. 慌张步态　　　　C. 面具脸　　　　D. 小写症

E. 静止性震颤

18. 刘奶奶，90岁，文盲，日常生活不能自理，记忆力下降，不知道自己住在哪里；注意力不集中，答非所问；不认识自己的儿女，有时对人漠不关心，有时大吵大闹。根据刘奶奶的情况，下列护理措施中不正确的是(　　　)。

A. 照顾刘奶奶的日常生活起居　　　　　　　B. 辅助药物治疗，观察刘奶奶的反应

C. 加强认知方面的锻炼　　　　　　　　　　D. 提供相应的心理护理

E. 刘奶奶在早期发生认知方面的改变可以不予理睬

19. 老年糖尿病的特点不包括(　　　)。

A. 症状不典型或完全无症状

B. 易为伴随疾病掩盖症状

C. 在某些应激情况下，可突发严重高血糖致高渗性非酮症昏迷

D. 易并发大血管病变，是致残、致死的重要原因

E. 多为Ⅰ型糖尿病

20. 可作为老年人糖尿病首发症状的并发症是(　　　)。

A. 肾脏病变　　　　　　　　　　　　　　　B. 高渗性非酮症糖尿病昏迷

C. 乳酸性酸中毒　　　　　　　　　　　　　D. 感染

E. 视网膜病变

21. 痛风老年人饮食上最需要注意的是(　　　)。

A. 低盐饮食　　　　B. 低糖饮食　　　　C. 低胆固醇饮食　　　　D. 低嘌呤饮食

E. 低碳水化合物饮食

22. 老年人骨质疏松症出现较早的症状是(　　　)。

A. 身长缩短　　　　B. 骨痛和肌无力　　　　C. 胸廓畸形　　　　D. 呼吸困难

E. 驼背

23. 范奶奶，女性，68岁，慢性腰痛7年，今晨洗漱时在卫生间不慎跌倒，跌倒后出现剧烈疼痛。家人将其送往医院，X线显示第四腰椎压缩性骨折。范奶奶目前存在最主要的护理问题是（　　）。

A. 潜在并发症　　　　B. 活动无耐力　　　　C. 营养失调　　　　D. 知识缺乏

E. 疼痛

24. 老年前列腺增生最早出现的症状是（　　）。

A. 尿频　　　　　　　B. 血尿　　　　　　　C. 尿急　　　　　　D. 尿潴留

E. 尿痛

25. 胡大爷，男，65岁。患前列腺增生2年，因饮酒后出现急性尿潴留，已16 h未排尿。目前解除尿潴留的首选方法是（　　）。

A. 按摩腹部　　　　　　　　　　　　B. 留置导尿管

C. 针刺、诱导排尿　　　　　　　　　D. 耻骨上膀胱造口

E. 肌肉注射卡巴胆碱

（26～28题共用题干）

金大爷，82岁，近期受凉后出现低热、咳嗽、咳黄色脓痰，痰多不易咳出，伴精神萎靡、乏力、食欲不振、查体：T 38.1 ℃，P 104 次/min，R 24 次/min　BP 90/50 mmHg，听诊患者肺部可闻及干性啰音，白细胞计数10.5×10⁹/L，中性粒细胞超过80%，可见核左移，X线提示右下肺可见斑片状阴影。

26. 金大爷最可能的诊断是（　　）。

A. 急性肺脓肿　　　　　　　　　　　B. 急性上呼吸道感染

C. 老年性肺炎　　　　　　　　　　　D. 慢性阻塞性肺疾病

E. 老年性肺心病

27. 金大爷目前存在的最主要护理问题是（　　）。

A. 活动无耐力　　　　B. 清理呼吸道无效　　　C. 焦虑　　　　D. 知识缺乏

E. 潜在并发症

28. 金大爷的护理措施不正确的是（　　）。

A. 保持呼吸道通畅　　　　　　　　　B. 加强病情观察

C. 心理护理　　　　　　　　　　　　D. 持续氧气吸入6～8 L/min

E. 遵医嘱及时用药，并注意观察效果及不良反应

参考答案：

1. A　2. E　3. B　4. C　5. B　6. E　7. A　8. B　9. E　10. A　11. C　12. B　13. E　14. C　15. B
16. C　17. A　18. E　19. E　20. D　21. D　22. B　23. E　24. A　25. B　26. C　27. B　28. D

# 第八章 老年护理实训

## 实训一 老年人的评估护理实训

【实训目的】

(1) 熟悉老年人居家环境安全评估内容。

(2) 熟悉老年人躯体、心理、社会健康的内容及常用工具。

【实训材料】

1. 老年人身体评估量表（详见附表 2–1）。

2. Katz 日常生活功能指数评价量表（详见附表 2–2）。

3. Lawton 功能性日常生活能力量表（详见附表 2–3）。

4. 中文版简易智力状态检查（MMSE）（详见附表 2–4）。

5. 简易操作智力状态问卷（SPMSQ）（详见附表 2–5）。

6. 汉密尔顿焦虑量表（HAMA）（详见附表 2–6）。

7. 状态–特质焦虑问卷（详见附表 2–7）。

8. 汉密尔顿抑郁量表（详见附表 2–8）。

9. 老年抑郁量表（详见附表 2–9）。

10. APGAR 家庭功能评估表（HDMA）（详见附表 2–10）。

11. 老年人居家环境安全评估表（GDS）（详见表 8–1–1）。

表 8–1–1　老年人居家环境安全评估表

| 评估部位 | 评估要素 |
|---|---|
| 1. 一般居室 | ①光线：是否充足____；②温度：是否适宜____；③地面：是否平整、干燥、无障碍物_____；④地毯：是否平整、不滑动；_____；⑤家具：放置位置是否稳固、固定有序，有无阻碍通道____；⑥床：高度是否在老年人膝盖下、与其小腿长度基本相等____；⑦电线：安置如何，是否远离火源、热源____ |
| 2. 取暖设备 | 设置是否妥善____ |
| 3. 电话 | 紧急电话号码是否放在易见、易取的地方____ |
| 4. 厨房 | ①地板：有无防滑措施____；②燃气："开""关"的按钮标志是否醒目____ |
| 5. 浴室 | ①浴室门：门锁是否内外均可打开_____；②地板：有无防滑措施_____；③便器：高低是否合适，是否设有扶手____；④浴盆是否垫防滑垫_____ |
| 6. 楼梯 | ①光线：是否充足____；②台阶：是否平整无破损，高度是否合适，台阶之间色彩差异是否明显_____；③扶手：有无扶手 |

【实训内容和方法】

（一）实训内容

1. 老年人躯体健康的评估
（1）健康史的采集。
（2）身体评估。
（3）功能状态的评估。
（4）辅助检查。

2. 老年人心理健康评估
（1）认知状态评估。
（2）情感状态评估。
（3）人格评估。

3. 老年人社会健康评估
（1）角色评估。
（2）家庭评估。
（3）环境评估。
（4）文化评估。

4. 老年人居家环境安全评估

5. 老年人身体的评估

（二）实训方法

参照第二章相关内容及实训材料，由教师编写案例或带领学生到老年人家庭、社区老年护理中心、托老所、老年公寓、养老院，由学生评估老年人的健康状况并填写评估单。

# 实训二　老年人用药指导实训

【实训目的】

（1）指导老年人按医嘱正确服药，减少不良反应的发生。
（2）指导老年人熬制中药的方法。
（3）让老年人理解合理用药的重要性，积极配合药物治疗。

【实训材料】

模拟病房、服药本、服药卡、药杯、温开水、纸巾。

【实训内容和方法】

（一）老年人服药指导

1. 操作准备
（1）评估老年人：①全身情况：神志、意识状态、自理能力、治疗情况、用药史、过敏史等；②局部情况：有无恶心、呕吐，有无口腔、食道疾患、吞咽困难等。

（2）自身准备：工作服、洗手。

2. 操作步骤

（1）核对医嘱，按医嘱摆药，双人核对无误。

（2）将温开水、纸巾和药物携至老年人床边。

（3）礼貌地称呼老年人，向老年人解释服药的时间、药物及服药的目的与方法等。

（4）核对医嘱、药物：若药物在老年人处应与老年人共同核对药物名称、查看有效期及药物的质量；若老年人不在，不能将药物放到老年人床旁，以免老年人不正确服药。

（5）协助老年人取坐位或站位，卧床老年人需扶其坐起，后背垫软枕。

（6）把温开水送到老年人手中，让老年人先饮少量水，再将药杯递给老年人，协助老年人服药后喝水约 100 ml，直至老年人完全将药物咽下，放下水杯协助擦拭口唇。①服用片剂时：如有大药片老年人难以咽下，可将其研成粉状并加水调成糊状再服用；②服用水剂时：应先将药液摇匀，一手将量杯上举使其刻度与视线平齐，另一手持药瓶（将标签面朝掌心），药液倒至所需的刻度处，计量准确后倒入药杯再服用；③服用油剂溶液或按滴数计算的药液时：先将少量凉开水倒入小勺中，再将药液按照服用的剂量滴入凉开水中，一起服用；④服用中药大蜜丸时：可根据老年人的具体情况将药丸搓成小丸或切成小块，以方便老年人服用；⑤服用中药冲剂时：将药粉用温开水冲调后再服用；⑥服药后再次查对所服的药物是否正确，无误后整理物品，将物品放回原处，将药杯（小勺）洗净；⑦协助老年人取舒适的体位；⑧洗净双手。

（二）煎中药的方法

1. 药锅　煎中药需用砂锅、搪瓷锅，不能用铁锅、铝锅。

2. 每次加水量　煎药前先用清水将药物浸泡 30 min 左右再煎煮。第一煎，加水量应以超过药表面约 3 cm 为宜。第二煎，水量酌减，滋补性中药应酌情多加水。

3. 煎药的时间　第一煎，药煮沸后 20 min。第二煎，药煮沸后煎 15 min，药的品质坚硬者可酌情多煎 5～10 min。清热、解表的药煎的时间要更短些。

4. 煎药火候的掌握　一般中药未煮沸时用急火（大火），煮沸后用文火（小火），煮的过程中需经常搅拌。

5. 煎药的次数和量

（1）一般每剂中药应煎两次，每次煎约 150 ml（一茶杯），将两次煎的药量混合在一起，共 300 ml，分成两份，早晚各服一次。

（2）滋补药可煎三次，混合在一起分成两份，早晚各服一次。

（3）如老年人服药困难，药汁可在煎药过程中适量浓缩，便于服用。

（三）使用膏药的方法

（1）使用前先将患处或穴位处的皮肤用热毛巾或鲜姜片擦净。

（2）将膏药在暖气、热水壶或火炉上烤一下，使其变热变软，揭开贴在患处。贴后注意观察局部反应，如果发现局部疼痛、瘙痒或有红肿、起泡等现象，应取下停用。

【注意事项】

（1）老年人用药剂量要小，通常是成人剂量的 1/2、2/3、3/4。

（2）老年人用药种类要少，最多不超过 4～5 种。

（3）有配伍禁忌的药物不宜在短时间内服用，如呋喃坦啶与碳酸氢钠溶液。

（4）根据老年人生物钟特点，确定服药时间，尽量不要打搅老年人睡眠。做到不漏不错。

（5）用温开水送药，忌用茶水、饮料服药。

（6）避免长期服用同一种药，容易产生耐药性、依赖性、成瘾，降低药效。

（7）老年人应在医生的指导下用药，不应擅自用药、乱用、滥用药物。

（8）镇静安眠药应在临睡前、上床后再服用，避免跌倒等意外事件的发生。

（9）指导老年人保管口服药。

（10）护士要加强对药物疗效和不良反应的观察，特别是对易引起过敏反应和毒副作用较大的药物要特别注意，随时做好评估、反馈及记录。

# 实训三　老年人穿脱衣裤的方法

【实训目的】

掌握老年人穿脱衣裤的方法。

【实训材料】

模拟病房、清洁的衣裤，学生相互模拟训练。

【实训内容和方法】

（一）协助老年人穿开襟上衣的方法

1. 方法一　①向老年人解释，拉起对侧床档，掀开盖被；②一手扶住老年人肩部，另一手扶住髋部，协助老年人翻身侧卧（如遇老年人单侧肢体不灵便时，应卧于健侧，患侧在上）；③穿好上侧（患侧）衣服的衣袖，其余部分平整地掖于老年人身下；④协助老年人平卧；⑤从老年人身下拉出衣服，穿好另一侧衣袖（健侧）；⑥整理、拉平衣服，扣好纽扣，取舒适卧位，拉起近侧床档。

2. 方法二　①向老年人解释；②将衣服下摆与衣袖展开横拉呈"一"字形；③掀开盖被；④一手托起老年人腰部，另一手将衣服横穿过老年人腰下；⑤穿好一侧衣袖（遇老年人有单侧肢体不灵活时，先穿患侧，后穿健侧），再穿另一侧衣袖；⑥一手托起老年人肩颈部，另一手捏住衣领轻轻向上提拉至颈部整理拉平衣服；⑦扣好纽扣，取舒适卧位。

（二）协助老年人穿套头上衣的方法

（1）向老年人解释。

（2）辨清衣服前后面。

（3）护士的手臂从衣服袖口处穿入。

（4）握住老年人手腕。

（5）将衣袖轻轻向老年人手臂上拉套（遇老年人有单侧肢体不灵活时，先穿患侧，后穿健侧）。

（6）同法穿好另一侧衣袖。

（7）将衣领开口套入老年人头部。

（8）拉平整理衣服，取舒适卧位。

（三）协助老年人脱上衣的方法

1. 脱开襟上衣　①向老年人解释；②掀开盖被，解开上衣纽扣；③协助老年人脱去一侧衣袖（遇老年人有单侧肢体不灵活时，先脱健侧，后脱患侧）；④其余部分平整地掖于老年人身下；⑤从身体另一侧拉出衣服；⑥脱下另一侧衣袖；⑦整理用物，取舒适卧位。

2. 脱套头上衣　①向老年人解释；②将衣服向上拉至胸部协助老年人手臂上举；③脱出一侧衣袖再脱另一侧衣袖；④一手托起老年人头颈部；⑤另一手将套头衫完全脱下（遇老年人有单侧肢体不灵活时，先脱健侧，再脱头部，最后脱患侧）；⑥整理用物，取舒适卧位。

（四）协助老年人穿脱裤子

1. 穿裤子方法

（1）方法一：①向老年人解释；②护士左手臂从裤管向上套入；③轻握老年人脚踝；④右手将裤管向老年人大腿方向提拉；⑤同法穿好另一裤管；⑥向上提拉裤腰至臀部；⑦协助老年人侧卧将裤腰拉至腰部；⑧平卧；⑨系好裤扣、裤带（老年人裤子选择松紧带的为好），取舒适卧位。

（2）方法二：①向老年人解释；②将两条裤管呈 S 形套入护士一侧手臂；③轻握老年人脚踝；④另一侧手臂向上提拉，分别穿好双裤管；⑤向上提拉裤腰至臀部；⑥协助老年人侧卧；⑦将裤腰拉至腰部；⑧平卧；⑨系好裤扣、裤带（老年人裤子选择松紧带的为好），取舒适卧位。

2. 脱裤子方法：①向老年人解释；②协助老年人松开裤带、裤扣；③一手托起腰骶部；④另一手将裤腰向下褪至臀部以下；⑤双手分别拉住两裤管口向下将裤子完全脱下，取舒适卧位，盖好盖被。

【注意事项】

（1）态度认真，动作轻稳。

（2）调节室温，以 22～26 ℃为宜，以防老年人受凉。

（3）操作中应询问老年人有无不适，避免过多翻动和长时间暴露老年人身体，必要时使用屏风遮挡。

（4）为老年人穿脱衣裤时，应选择柔软、透气性好的合体衣裤，以棉制服装为宜，鼓励自理、半自理的老年人自己穿脱衣裤。

（5）尽量为老年人选择开襟上衣和松紧带的裤子。为了省力，注意衣裤的摆放顺序：先穿的放在上层，后穿的放在下层。

# 实训四　老年人安全保护的护理实训

【实训目的】

掌握老年人常用的手杖、拐杖、步行器、轮椅的使用。

【实训材料】

手杖、拐杖、步行器、轮椅，学生相互模拟训练。

【实训内容和方法】

（一）手杖的使用

1. 手杖的种类及适应对象　手杖的种类有以下四种（实训图 8 - 4 - 1）。

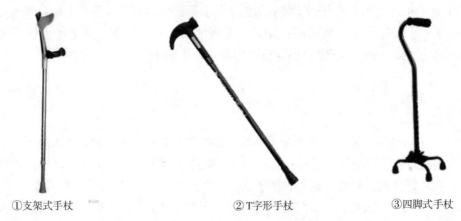

　　①支架式手杖　　　　　　②T字形手杖　　　　　　③四脚式手杖

实训图 8 - 4 - 1　老年人手杖的种类

（1）支架式手杖：特点是上端有支撑于手腕的装置，可固定腕部与前臂。适用于腕部支撑力弱或腕部关节强直的老年人。

（2）T字形手杖：特点是上端呈"T"字形。加大了手杖与手的接触面积，从而增加了行走时的稳定性。

（3）四脚式手杖：特点是手杖下端有四个支点，进一步增加了稳定性。适用于稳定性和平衡能力差的老年人。

（4）普通手杖：特点是整体呈 F 形，轻便简单，携带方便，适用于一般行走不便的老年人。

2. 操作准备

（1）选择适合老年人的手杖类型。

（2）手杖的长度应是手臂下垂时从地面到手腕的高度。

（3）活动肢体，尤其是下肢，做好站立和行走的准备。

（4）拄拐杖时，肘弯曲角度以 150° 为宜，手杖的下端着力点在同侧脚旁 15cm 处。

（5）经常练习步态协调性以及膝部抬起的高度，行走时步调与手杖配合。

（6）老年人有内翻足时，护士要用力把他的脚按在地板上，拉平脚趾。

（7）为老年人选择质地柔软的服装和舒适防滑的鞋，便于老年人行走。

3. 操作内容和步骤

（1）使用手杖自行行走方法：①两脚并拢。重心移到健侧脚上，把手杖向前拄出一步远；②向前迈出患侧脚，放平在地面上；③重心缓慢移到患侧脚上；④手杖支撑，健侧脚前移，两脚并拢，然后开始下一个循环过程。最初训练时可按照"手杖—患侧—健侧"顺序练习，也可按照口令"手杖、左脚、右脚"进行。

（2）上、下台阶的方法：①上台阶时，先把手杖放在上一个台阶上。先上健侧腿，移动重心在健侧腿上，再跟着上患侧腿；②下台阶时，手杖先放在下一台阶；③先下患侧腿，再跟着下健侧腿。

（3）过障碍物的方法：①调整心态，不能着急；②尽可能靠近障碍物；③手杖拄到障碍物前方。先迈患侧腿，调整重心后，再跟迈健侧腿，与患侧腿并拢。

（4）协助老年人行走方法：

方法一：①老年人健侧持手杖；②护士从后方把手伸入老年人腋窝下，拇指放在腋后；③用手支拖老年人腋下；④手背按住胸廓起固定作用。扶助偏瘫的老年人从椅子上坐起时常用此法，一般扶助老年人的患侧上肢，防止老年人向患侧或后方跌倒。

方法二：①老年人健侧持手杖；②护士一手扶住老年人肩部；③另一手提拉老年人腰带，防止老年人身体倒向前侧或两侧；④使老年人的身体保持平衡，缓慢向前移步。

【注意事项】

（1）无论向哪一个方向移动，都需先移动手杖，调整好重心后再移动脚步。

（2）手杖与老年人自行步调需协调，在没有完全适应使用手杖之前，要有护士或家属陪伴。

（3）道路欠平整的情况下，不宜使用手杖。移动距离较长时最好使用轮椅。

（4）养老机构内和有老年人生活的家庭要做到无障碍设施。

（二）腋拐杖的使用（实训图 8 - 4 - 2）

1. 目的

（1）最大限度地支持保护患肢。

（2）保持身体平衡、支持体重、增加肌力、辅助行走。

（3）保证上肢在挂拐时不受额外损伤。

（4）规范康复流程。

2. 准备工作

（1）腋拐杖长度测量方法：（注意：测量时患者应穿常穿的鞋）（实训图 8 - 4 - 3）方法一：身高减去 40cm；方法二：腋下高度减去 5cm（约一拳头）。

（2）腋把手的位置：方法一：肘关节屈曲 30°时的位置；方法二：站立时大转子的高度。

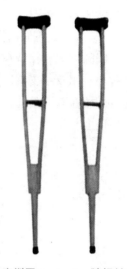

实训图 8 - 4 - 2　腋拐杖

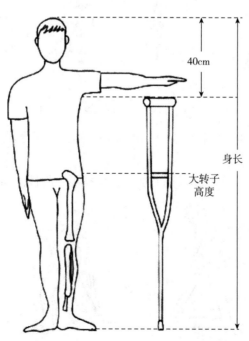

实训图 8 - 4 - 3　腋拐杖长度测量方法

3. 腋拐杖使用方法的分类及适应证

根据患者损伤形式、程度不同，拐杖的使用方法主要分为以下几种：

（1）单拐：适于患者一侧下肢损伤，部分限制负重，采用单拐，连同健患双肢，共"三点"支撑体重，完成步行过程。

（2）双拐：①适于患者一侧下肢损伤，完全限制负重，采用双拐，同健侧肢体，共"三点"支撑体重，患肢悬空，完成步行过程；②适于患者双侧下肢损伤，均部分限制负重，采用双拐，连同双侧患肢，共"四点"支撑体重，完成步行过程（双侧下肢完全不能负重，建议使用轮椅）。

4. 操作内容和步骤

（1）单拐步行法：单拐置于健侧，使身体重心移向健侧，减轻患侧负重，让患侧行使行走功能但又不会过度劳累，以此促进康复。

三点步法：患肢和健侧拐杖同时伸出→健肢伸出。

（2）双拐步行法

1）患者一侧下肢损伤，完全限制负重，采用双拐时方法如下（实训图 8-4-4）：①将双拐支撑在双脚两侧的方向，保持身体平稳；②两个拐杖顶部尽量压在双侧肋骨上，不要用腋窝直接顶在拐杖上，伸直肘部，用双手支撑体重；③双拐同时向前移动；④向前移动患肢于双拐之间同一平面；⑤再向前摆动健肢，放在双拐的前方；⑥不断地重复，即：双拐→患肢→正常腿健肢；⑦注意行走过程中不要依靠在双拐顶上。

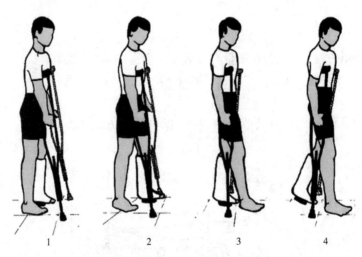

实训图 8-4-4  一侧患肢双拐行走

2）患者双侧下肢损伤，均部分限制负重，采用双拐，连同双侧患肢，共"四点"支撑体重，完成步行过程。

①摇摆法：快速通过时使用，两边拐杖同时前进，双腿再一起摆荡向前（实训图 8-4-5）。

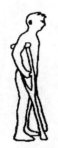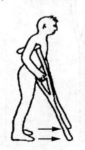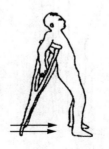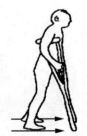

实训图 8-4-5  双拐摇摆法行走

②二点法：适用无法以任何一侧肢体支撑身体全部重量者，但肌肉协调，平衡好，臂力强者（实训图 8 - 4 - 6）。

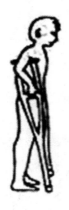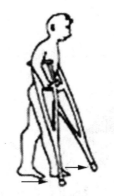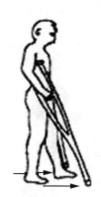

实训图 8 - 4 - 6　双拐二点法行走

a. 一侧腋杖和对侧足同时伸出作为第一着地点。

b. 另一侧腋杖和另一侧对侧足再向前伸出作为第二着地点。

c. 不断地重复，即：左拐杖与右脚一致；右拐杖与左脚一致。

③三点法（最常用，一般用于患肢完全无法负重时）先将两侧拐杖同时伸出，健肢再向前踏出。

④四点法：适用于无法以任何一侧肢体支撑身体全部重量者（实训图 8 - 4 - 7）。一侧拐杖→对侧腿→另一侧拐杖→另一侧腿，此为四点步。

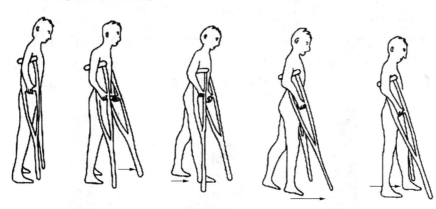

实训图 8 - 4 - 7　双拐四点法行走

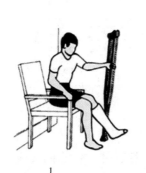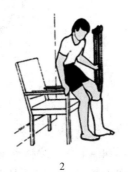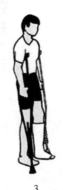

|1|2|3|

实训图 8 - 4 - 8　双拐起身站立

（3）双拐起身站立的用法（实训图8-4-8）：①准备站立时，确定椅子是否牢固；②健肢支撑在地面上，身体向前移动至椅子边缘；③将双拐合并，用患肢侧手握住拐杖，健侧手扶住椅子；④两手同时用力，同时，健肢发力站稳。

（4）双拐坐下椅子时的用法（实训图8-4-9）：①身体慢慢靠近椅子边缘；②健肢支撑在地面上，将双拐合并，用患肢侧手握住拐杖，健侧手扶住椅子；③弯曲膝盖慢慢坐下。

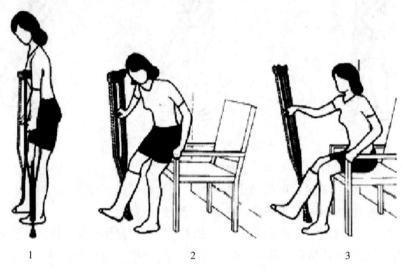

实训图8-4-9　双拐坐下椅子

（5）双拐上下楼梯的用法

1）上楼梯（有扶手）（实训图8-4-10）：①准备上楼时，移动身体靠近最底层的一级楼梯；②合并双拐一手持握，另一侧手扶住楼梯扶手，身体尽量靠近扶手；③两手同时支撑，将健肢向前跨上一级楼梯；④体重保持支撑在正常腿上；⑤再移动双拐和患肢上到同一级楼梯；⑥不断重复以上步骤上楼。

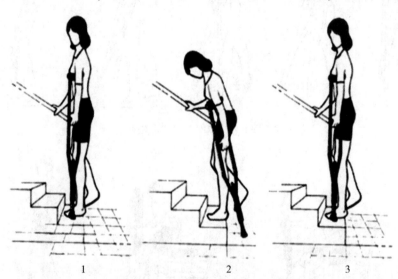

实训图8-4-10　双拐上有扶手的楼梯

2）下楼梯（有扶手）（实训图8-4-11）：①移动身体靠近带下楼梯的边缘；②合并双拐一手持握，另一侧手扶住楼梯扶手身体尽量靠近扶手；③一手扶住扶手沿向下，另一手握住双拐移至下一格楼梯上，同时，移动患腿向下；④双手支撑稳定后，再移动正常腿下一格楼梯；⑤不断重复以上步骤下楼。

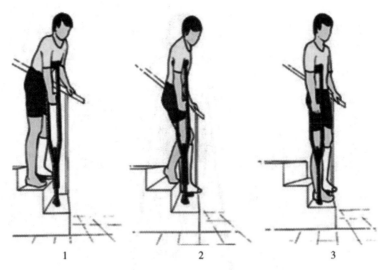

实训图 8 - 4 - 11　双拐下有扶手的楼梯

3）上楼梯（无扶手）（实训图 8 - 4 - 12）：①准备上楼时，移动身体靠近最底层的一格楼梯；②两手各持一拐杖，同时支撑将健肢向前跨上一级楼梯；③体重保持支撑在健肢上；④再移动双拐和患腿上到同一级楼梯；⑤不断重复以上步骤上楼。

4）下楼梯（无扶手）（实训图 8 - 4 - 13）：①移动身体靠近带下楼梯的边缘；②两手各持一拐杖，将双拐移至下一级楼梯上，同时，患肢跟上；③双手支撑稳定后，重心下移，再移动健肢下一级楼梯；④不断重复以上步骤下楼。

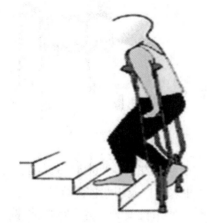 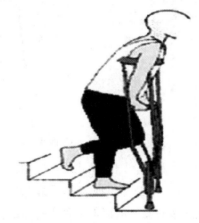

实训图 8 - 4 - 12　双拐上无扶手的楼梯　　　　实训图 8 - 4 - 13　双拐下无扶手的楼梯

【注意事项】

（1）选择适当的拐杖，底部须附有橡皮垫。

（2）持拐站立时使双足与双拐头呈等腰三角形（实训图 8 - 4 - 14）。

（3）行走前检查拐杖螺丝及橡皮垫是否稳固。

（4）穿着适当长度的裤子及合脚防滑的鞋子，不穿拖鞋。

（5）维持地面干燥，走道通畅，无障碍物，以免滑倒或绊倒。

（6）行走时以手臂力量支撑身体，确保不要将腋窝靠压在拐杖顶部。拐杖顶部距腋下 2～3 横指，以避免臂神经丛受压。如果使用方法正确，但仍发现腋窝有受压，可能是拐杖过长，需要调节缩短。

（7）渐进性增加拐杖行走的活动量。

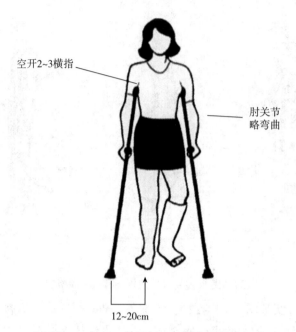

空开2~3横指

肘关节略弯曲

12~20cm

实训图 8 − 4 − 14  双足与双拐头呈等腰三角形

（三）步行器的使用

1. 步行器的种类（实训图 8 − 4 − 15）

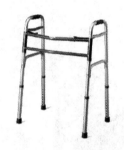 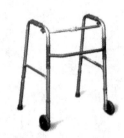 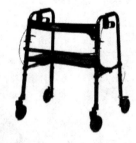

实训图 8 − 4 − 15  老年人步行器的种类

（1）提抬式步行器：与四轮式步行器相比，提抬式步行器稳定性强，行走时需提起步行器放到自己正前方的适宜位置，再向前移动身体。站立时有稳定性的老年人才可应用此种步行器。

（2）两轮式步行器：取以上两种步行器的优点，行走时先使用轮子部分将步行器前移，身体移动时用步行器的支点着地，既具有稳定性，也便于推移。使用时应经护士指导，切换要配合好。

（3）四轮式步行器：适于迈步有困难的老年人。因有轮子，可随时拉动到床旁，让老年人缓慢移至步行器。但由于轮子容易滑动，用力方向不对时，老年人有可能扑出而发生危险，要特别注意。

2. 目的

（1）保持身体平衡。

（2）支持体重。

（3）增加肌力。

（4）辅助行走。

3. 适应证

（1）单侧下肢无力（如偏瘫）或截肢患者。

（2）全身或双下肢肌力降低或协调性差，需要独立、稳定站立者，如多发性硬化症或帕金森病者。

（3）下肢骨与关节病变者（骨性关节炎、下肢骨折或半月板切除术后）。

（4）需要广泛支持，以帮助活动和建立自信心，如用于长期卧床或患病的老年人。

（5）偏盲或全盲等。

4. 操作准备

（1）检查步行器性能，螺丝有无松动，橡皮垫是否完好、适用等。

（2）评估老人的行走能力和肢体活动能力。

（3）根据老年人的身高与需求调节步行器的高度：患者站立，双手握住扶手，手柄高度平腕关节横纹，以双膝微曲为宜。

5. 操作步骤

（1）正确握扶步行器的方法：①放松肩膀；②正确摆放步行器；③紧握架两旁的扶手；④保持正立姿势。

（2）正确的起立方法：①将架放于正前方；②健侧手放在架上；③患侧手按在床面；④臀部向前移；⑤双膝微曲；⑥重心倾向前然后起立。

（3）正确的坐下方法：①慢慢后移，直至双脚接触椅边；②患侧手按着椅边慢慢坐下。

（4）步行器辅助行走法（步行器→患肢→健肢→步行器）：①放步行器于健侧床旁（髋关节置换者最好放于患侧），调节合适的高度：患者站立，双手握住扶手，手柄高度平腕关节横纹，以双膝微屈为宜；②患者尽量抬头挺胸，双眼平视前方，双手将步行器提起，向前移动一步，双手臂伸直支撑身体，先迈出患肢再迈出健肢，步伐不宜太大，以不超过步行器为宜。

【注意事项】

（1）使用步行器的前提是老年人要有判断力和较好的视力，在步行器的支持下能够行走，不会发生危险。

（2）使用步行器需要有较强的臂力。在使用步行器前或使用中要循序渐进，逐步适应。

（3）不在地面不平整的场所使用步行器，以免发生危险。

（4）使用带轮子的步行器时，如果身体重力过度向前推，步行器会向前滑动，失去平衡，使老年人跌倒。因此，要特别注意。

（四）轮椅的使用

1. 轮椅的种类及适应对象（实训图 8 - 4 - 16）

（1）普通型：驱动轮在后，小轮在前，移动方便，老年人坐在轮椅上可用上臂转动手轮圈，自己控制行走，室内外均可使用。

（2）可调型：轮椅的背部有固定头颈部的软槽，轮椅靠背能抬起和放平。适用于身体虚弱无力，难于支撑身体的老年人。

（3）照护型：简单轻便，造价低，护士运送老年人时使用。

2. 操作前准备

（1）确认老年人身体状况是否可以使用轮椅。

（2）检查轮椅是否完好，车胎是否充气。

（3）周围空间要宽敞，将妨碍轮椅移动的杂物进行整理。

（4）老年人如外出应注意保暖，带好必要物品。

3. 操作内容及步骤

（1）扶助老年人坐轮椅的方法：①向老年人解释，征得同意后将轮椅推到床旁，使椅背和床尾平齐，护士站在轮椅一侧，一手扶车把，另一手拉紧同侧车闸，再绕到对侧以同样方法拉紧对侧车闸，固定轮椅；②扶老年人坐至床沿，双腿着地，协助老年人平稳地坐到轮椅上，叮嘱老年人尽量往后靠，身体不要前倾或自行下车，双脚放在踏板上（如老年人下肢有浮肿，可在踏板上垫以软枕）。

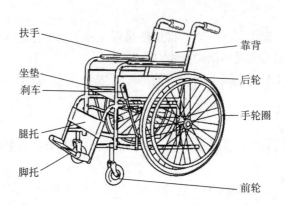

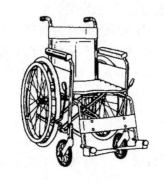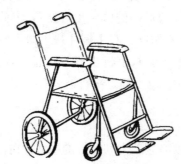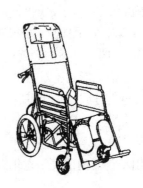

实训图 8 - 4 - 16　老年人轮椅的种类

（2）推轮椅的方法：在平地使用轮椅时，护士站在轮椅车的后面，两手扶住车把前进。

（3）抬起轮椅前轮的方法：行走过程中如果短时间抬起轮椅前轮（首先要告诉老年人）。可用脚踩踏轮椅后侧的杠杆，同时，将车把向后下方压下，使前轮抬起，在轮椅整体平衡状态下后轮着地，向前推动轮椅。

（4）推轮椅上台阶的方法：脚踩踏轮椅后侧的杠杆，抬起前轮，以两后轮为支点，使前轮平稳地移上台阶，再以两前轮为支点，双手抬车把，抬起后轮，平稳地移上台阶。

（5）推轮椅下台阶的方法：①老年人和护士都背向前进方向，护士在前，轮椅在后叮嘱老年人抓紧扶手；②提起车把，轻轻把后轮移至台阶下；③以两后轮为支点，缓慢抬起前轮，轻轻把前轮移至台阶下。

（6）推轮椅下坡的方法：老年人和护士都背向前进方向，护士在前，轮椅在后叮嘱老年人抓紧扶手，缓慢下坡。

（7）推轮椅上、下电梯的方法：老年人和护士都背向前进方向，护士在前，轮椅在后，进入电梯后要及时拉紧车闸，进出电梯经过不平的地方要事先告诉老年人，缓慢进出。

（8）偏瘫老人上下轮椅的方法：

1）协助偏瘫老人从床上坐到轮椅上：①将轮椅置于偏瘫老人患侧，使椅背和床尾平齐；②护士面对患者，双脚站稳挡住患者的脚（防止活动），用膝盖顶住患者的有病一侧的膝盖，防止滑脱或因老人膝无力量跌倒；③双手搂住患者的腰部，帮助她站起来，同时，要保护好老人慢慢地向健侧移动，使老人的重心慢慢地移动到健侧，并且要以健肢为转轴慢慢地旋转，使老人的臀部对准轮椅；④保护好老人，使其慢慢地坐稳到轮椅上；⑤如果老人健侧手能够活动，可以让老人扶住轮椅，这样可以增加稳定性和安全感。

2）偏瘫老人独立从床上坐到轮椅上：①护士将轮椅放在患者健侧斜前方，拉紧车闸，固定轮椅，竖起脚踏板；②老人从床坐起后，用健侧的手扶住轮椅远端的扶手，以健侧的腿为转轴，身体慢慢地旋转，使臀部对准轮椅后慢慢地坐上轮椅。

3）偏瘫老人轮椅至厕所的转移：①轮椅与坐厕成 30～40°角，拉紧车闸，固定轮椅，竖起脚踏板；②健肢站起、弯腰，用健侧的手抓住坐厕对侧的扶手，如果没有扶手则需扶住远端的坐厕圈盖，以健侧的腿为轴转动身体，使臀部对准坐厕，慢慢下坐。

【注意事项】

（1）行走过程中观察道路前后情况，随时注意老年人面色。询问老年人有无不适。

（2）使用轮椅过程中，应力求平稳移动轮椅，避免突然加速、减速或改变方向，避免车体大的震荡，防止老年人发生意外。

（3）使用轮椅过程中，应注意与老年人交流，事先向老年人说明前进方向、注意事项等。

# 实训五　老年人跌倒的护理实训

【实训目的】

（1）为老年人创造安全的治疗或休养环境，增强老年人及家属、医护人员及长期照顾者的防跌倒意识，运用多学科综合知识采取措施防止老年人跌倒所造成伤害。

（2）学会老年人跌倒后的自我处置方法。

【实训材料】

模拟病房、病床、椅子、跌倒危险因素评估表、笔、高危易跌患者警示牌，必要时准备便器、护栏、轮椅，学生相互模拟训练。

【实训内容和方法】

（一）操作准备

（1）评估老年人易跌倒因素，填写跌倒危险因素评估表（表 8 – 5 – 1）。

表 8 – 5 – 1　跌倒危险因素评估表

| 危险因子（可多选） | 分数 |
| --- | --- |
| 最近一年曾有不明原因跌倒 | 1 |
| 意识障碍 | 1 |
| 视力障碍 | 1 |
| 活动障碍、肢体偏瘫 | 3 |
| 年龄≥65 岁 | 1 |
| 体能虚弱 | 3 |
| 头晕、眩晕、直立性低血压 | 2 |

| 危险因子（可多选） | 分数 |
|---|---|
| 散瞳剂 | 1 |
| 镇静安眠药 | 1 |
| 降压利尿剂 | 1 |
| 镇挛抗癫剂 | 1 |
| 麻醉止痛剂 | 1 |
| 住院中无家人或其他人陪伴 | 1 |

总分≥4分，为高危易跌倒。

（2）自身准备：工作服、洗手。

（二）操作步骤

1. 老年人起身方法（实训图8-5-1）

（1）如果是背部先着地，应弯曲双腿，挪动臀部到放有毯子或垫子的椅子或床旁，然后使自己较舒适地平躺，盖好毯子，保持体温，如可能，要向他人寻求帮助。

（2）休息片刻，等体力准备充分后，尽力使自己向椅子的方向翻转身体，使自己变成俯卧位。

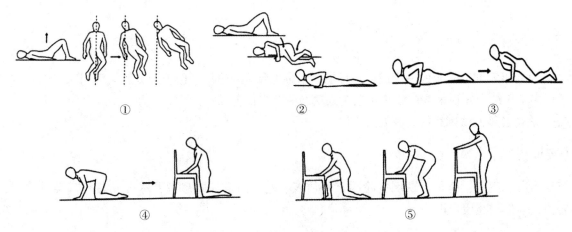

实训图8-5-1　老年人跌倒后起身的五步骤

（3）双手支撑地面，弯曲膝关节，抬起臀部、尽力使自己面向椅子跪立，双手扶住椅面。

（4）以椅子为支撑，尽力站起来。如果仍有头晕的情况，应保持坐位，直到无头晕症状再站起来。

（5）休息片刻，部分恢复体力后，打电话寻求帮助。

2. 老年人跌倒的现场救治流程　发现老年人跌倒时，应首先判断老年人的意识状况、是否骨折及有无外伤、出血，根据情况采取准确有效的救护措施。

（1）判断老年人意识状态：判断老年人在跌倒时是否神志清楚，有无昏迷、晕厥；有无抽搐；有无大小便失禁，是否能回忆跌倒的原因及过程。

1）若老年人意识清楚：①应询问跌倒的原因、跌倒的过程，让老年人自己表述症状，如倒地后有无眩晕、耳鸣；有无心慌、冷汗；有无肢体乏力、发麻；有无剧烈头痛；②判断老人有无口角歪斜，言语不清；③了解该患者有无内科疾病所致的跌倒。比如，脑卒中、低血钙、电解质紊乱；④询问患者有无肢体疼痛。如怀疑有骨折时，若无相关专业知识，切勿移动患者，应拨打求救电话；⑤检查摔伤部位，查看是否有开放性伤口，若有开放性伤口，应用干净的毛巾等变开放伤口为闭合性伤口，若有大出血时，应对局部进行加压止血，并迅速拨打"120"急救电话寻求帮助；⑥若怀疑有脊柱受伤，则先固定身体，使身体保持在一条直线上搬动，如不能判断，暂不要搬动身体；⑦若患者一般情况好，试图自行站立，可协助患者缓慢行动，休息平稳并观察患者无异常后方可允许患者离开；⑧发生跌倒后应对患者跌倒的危险因素进行评估，告知患者注意事项，预防再次跌倒。

2）若老年人意识不清：应立即拨打"120"急救电话，同时，协助患者平卧在平坦安全地面。评估患者的身体状况，首先应判断患者有无呼吸、心跳、大动脉搏动，若没有应立即行心肺复苏；若有呕吐，迅速将患者头部偏向一侧，清理鼻口腔中的呕吐物，保持呼吸道通畅；若有抽搐，应将患者转移至平整柔软的地方，防止意外肢体损伤，牙间垫硬物，防止舌咬伤。

(2) 判断是否骨折：检查摔伤部位是否有明显压痛；肢体是否畸形；有无异常关节活动或骨摩擦音。

1）如有骨折，应对伤肢体加以固定；如有出血，要先止血后固定，尽可能使患者在运送过程中不因出血过多或搬运、颠簸导致骨折断端伤血管、神经，造成二次损伤。若怀疑患者有脊柱的损伤，不要搬动患者，等专业救护人员到场后进行救治。若怀疑头部创伤昏迷者，应尽快通知急救中心及时救治，保持呼吸道通畅。

2）如无骨折，只是局部剧烈疼痛、红肿、皮肤紫、关节不能活动，可能为急性扭伤。应该立即停止活动，局部制动，冷敷 10~20min，2d 以后热敷或局部按摩，抬高患肢。或局部贴伤湿止痛膏，喷云南白药，疼痛剧烈者可口服止痛药物。腰部扭伤的患者应卧硬板床休息，局部冷敷，外贴膏药，疼痛剧烈时口服止痛药物，休息 2~3d 后适当进行按摩或者热敷。如果症状仍不缓解或怀疑有骨折等其他情况时，应及时到医院就诊。

【注意事项】

(1) 增强老年人防跌倒意识。
(2) 老年人酒后、热水澡后、长时间卧床、久蹲后，坐起、行走动作不要太急，应缓慢进行。
(3) 老年人如果感到疲劳、睡眠不足时，也不应多活动。
(4) 对于高龄或体弱多病的老年人外出时，家属应一起陪同，随时观察老年人的面色、表情、说话和动作等，有异常应停止行走，及时坐下休息。

# 实训六　老年人噎呛的急救

【实训目的】

掌握老年人噎呛的紧急救治方法。

【实训材料】

模拟病房、学生相互模拟训练。

【实训内容和方法】

(一) 立位腹部冲击法

(1) 适应证：意识清醒老年人噎呛的急救。
(2) 操作步骤（实训图 8-6-1）。

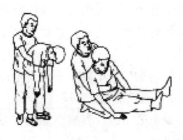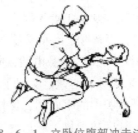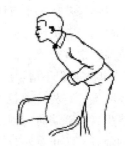

实训图 8 - 6 - 1　立卧位腹部冲击法

（1）护理人员帮助老年人站立并站在其背后，用双手臂由腋下环绕老年人的腰部。

（2）一手握拳头，将拳头大拇指一侧放在老年人的胸廓下段与脐上的腹部部分。

（3）另一只手抓住拳头并将肘部张开，用快速向上的冲击力挤压老年人的腹部，分次向上向后用力冲击挤压，可连续做 6~10 次。

（4）查看口腔有无异物排出，若有异物用手指抠出。

（5）气道通畅后安置老年人休息、漱口。

（6）洗手。

（二）卧位腹部冲击法

1. 适应证　抢救者身材矮小、难以环腰立位冲击者，或者用于已经昏迷的老年人。

2. 操作步骤（实训图 8 - 6 - 1）

（1）立即将老年人翻身取仰卧位。

（2）救护者骑跨其双腿上。

（3）右手掌根压在老年人上腹脐上 2cm（注意不要太靠上压住剑突，防止在冲击压迫时将其压断），左手压在右手上，两手分指扣紧。

（4）两臂伸直，用力向上、向内冲击压迫，反复冲击 6~10 次。

（5）查看口腔，如有异物排出，可用手指抠出（此方法同样适用呼吸道梗阻异物的排除）。

# 实训七　老年人呼吸功能的康复训练

【实训目的】

掌握促进慢性阻塞性肺疾病老年人呼吸康复训练的方法。

【实训材料】

模拟病房、床、椅子、蜡烛、软枕、学生相互模拟训练。

【实训内容和方法】

（一）实训内容及目的

（1）腹式呼吸：扩大膈肌活动范围，增加肺泡内残气的排出。

（2）缩唇呼吸：通过缩唇形成的微弱阻力来延长呼吸时间，增加气道压力，延缓气道塌陷。

（3）吹气球法：帮助胸腔及肺内积液和气体排出，防止肺不张和坠积性肺炎。

（4）有效咳嗽：增加咳嗽排痰的效果。

（5）胸部叩击法：帮助排痰无力的老人排痰。

（二）实训方法

1. 腹式呼吸　①取立位或坐位，全身放松；②左手置于胸前，右手置上腹；③用鼻缓慢吸气腹部凸出；④经口呼气腹部回缩；⑤训练要领：思想集中，全身放松；先呼后吸，吸鼓呼瘪；呼时经嘴，吸时经鼻；细呼深吸，不可用力。每次训练5～7次，每次做5～15 min。

2. 缩唇呼吸　①取立位或坐位；②闭嘴经鼻吸气；③经嘴（呈吹口哨样）呼气，同时，收缩腹部；④吸气与呼气时间比1：2或1：3，以不头晕为度；⑤训练要领：坐椅上，嘴与桌上烛火高度一致，相距20 cm，缩唇缓慢呼气，以能使距离口唇15～20 cm处蜡烛火焰随气流倾斜，不致熄灭为适度。每次训练7～8次，每次10～20 min。

3. 吹气球法　①先深吸一口气，对着气球口慢慢吹，直到吹不动为止；②要领：不在于吹得快，也不在于吹得多，只要尽量把气吹出就可以。

4. 有效咳嗽　①取坐位，双脚着地，身体稍前倾，双手环抱一个枕头；②进行数次深而缓慢的腹式呼吸，深吸气并屏气；③然后缩唇，缓慢呼气；④在深吸一口气后屏气3～5 s，身体前倾，从胸腔进行2～3次短促有力咳嗽，张口咳出痰液，咳嗽时收缩腹肌或用自己的手按压上腹部，帮助咳嗽。

5. 胸部叩击法　①患者侧卧；②叩击者右手的手指指腹并拢，使掌侧呈杯状；③以手腕力量，由肺底自下而上、由外向内迅速而有节律地叩击胸壁，震动呼吸道；④每一肺叶叩击1～3 min，120～180 次/min，叩击时发出一种空而深的拍击音表明手法正确；⑤操作力度、时间和病情观察：力量适中，以患者不感到疼痛为宜，每次叩击时间以5～15 min 为宜，应安排在餐后2 h 至餐前30 min 完成，操作时注意观察患者的反应。

# 实训八　老年人常见疾病的护理

【实训目的】

（1）掌握老年人常见疾病患者的评估。

（2）根据护理评估结果提出护理诊断，制订护理措施。

（3）能对老年人常见疾病的患者进行健康教育。

（4）锻炼护患沟通能力，具有良好的工作作风。

【实训材料】

拟好各种老年常见疾病评估中的提问、模拟病房、学生相互模拟训练或到医院或养老院实地收集。

【实训内容和方法】

（1）临床见习教师带领学生到医院，选择老年常见疾病患者，分组与患者交谈，收集护理评估资料，并现场对患者进行健康指导然后讨论患者的护理诊断，提出护理措施，教师巡回指导，最后总结。

（2）病案讨论：无条件接触患者，可选择老年人常见疾病的病例，分组讨论，教师总结。

（3）作业：①独立完成实训报告；②从病史、身心状况对病例进行全面护理评估，提出护理诊断，制订护理措施。

## 案例一：老年抑郁症病例

李某，女，69岁，大学文化，退休干部，性格内向，闷闷不乐想死3年，入院，既往健康，由其夫提供病史，从2002年4月儿子因车祸死亡后，一直闷闷不乐，经常哭泣，吃饭少，难以入睡，不愿说话，不愿活动，有时心烦易怒摔东西，上吊自杀一次，被及时发现救活，曾在当地医疗过，服过阿米替林，病情稍为减轻，但还是想死，认为"活着不如死了好"，"别人都看不起我"，唉声叹气，故来就诊，体格检查及神经系统检查未见异常，精神检查：面有愁容，双眉紧锁，呆坐，无主动语言。回答简短但切题，语调缓慢。医疗诊断：老年抑郁症。

## 案例二：阿尔茨海默病病例

白某，男，65岁，已婚，汉族，工人，初中文化，因渐进性智能减退4年，于2003年5月入院4年前家人发现患者经常丢三落四，东西放下即忘，夜间不眠，有时说耳旁似有人唱歌，但听不清内容。近2年来忘事更严重，外出买菜忘记将菜带回家，以后在小区散步，竟找不到回家的路，近1年来开始忘记原来很熟练的钳工技术，一年来病情日益加重，已认不出自己的女儿了，指着自己的家说："这不是幼儿园吗？"吵着要上自己的家。经常上完厕所找不到回房之路，在家反复地、无目的地东摸摸、西摸摸，不会穿衣，常将双手插入一个袖子中，或将衣服穿反，或将内衣扣与外衣扣扣在一起，家人纠正，他反而生气。不知主动进食，或只吃饭，或只吃菜。常呆坐呆立，从不主动与人交谈，不关心家人。入院前3d无目的外出走失，被家人找回送入医院。医疗诊断：阿尔茨海默病。

## 案例三：老年高血压病病例

钱某，男，68岁，以"间断性头晕15年，加重3个月"为主诉入院。15年前，因工作劳累、思想经常处于紧张状态，某日突然头晕、呈喷射状，吐出物为食物，头晕严重，视物旋转，被迫卧床，约持续2d，头晕减轻，第3d开始下床，身体逐渐恢复。当时因条件所限，未测血压，亦未进行治疗。此后除偶有头晕外无其他不适，8年前又发作1次，持续7d自愈。3个月前正在工作时，突感头晕，眼前发黑，不能坚持工作，但无恶心呕吐，测血压为180/99 mmHg，经休息、服中药后，头晕稍减但稍活动即头晕加重，故来我院治疗，发病来无心悸、气短、心前区疾病等症状，视力无变化，睡眠尚可，大小便正常。24岁参加工作，思想经常紧张，生活不规律，嗜好吸烟已40余年，每天1包左右。经常饮酒，但量不多。喜食肉食。其父及长兄3年前先后因"心脏病""高血压"去世，此次住院因担心疾病预后、小儿子婚期将近却无人操办而思想压力较大。体格检查：体温36.5 ℃，脉搏70次/min，呼吸18次/min，血压190/100 mmHg，发育正常，神志清晰，咽不充血，扁桃体稍大胸廓对称，心尖冲动在左第5肋间锁骨中线外1 cm，心界向左下扩大，心尖部第一心音增强，可闻及2级收缩期吹风样杂音、主动脉瓣区第一心音亢进，无水冲脉及枪击音。两肺未见异常，肝脾未触及，下肢无水肿，生理反射正常，无病理反射。实验室及其他检查：血常规检查正常。血胆固醇、尿常规检查及肾功能无异常，胸部透视，心影不大，主动脉迂曲延长，两肺未见异常，心电图检查正常。眼底检查，动脉变细，反光稍强，动脉、静脉有压迫现象，未见渗出。医疗诊断：老年高血压病。

# 附录一　老年护理职业标准

1. 老年护理服务的组织　所有的老年护理服务必须是有计划、有组织且由护理人员执行管理。执行者必须具有学士以上学历且有老年护理及老年长期照料或急性救护机构的工作经验。

2. 理论　护理人员参与理论的发展和研究，护理人员以理论的研究及测试作为临床的基础，用以指导有效的老年护理活动。

3. 收集资料　老人的健康状态必须定期完整、详尽、正确且有系统的评估。在健康评估中所获得的资料可以和健康照护小组的成员分享，包括老人和其家属。

4. 护理诊断　护理人员使用健康评估资料以决定其护理诊断。

5. 护理计划及持续护理　护理人员与老人和适当人选共同制订护理计划。计划包括共同的目标、优先顺序、护理方式以及评价方法，以满足老人治疗性、预防性、恢复性和重复性需求。护理计划可协助老人达到及维持最高程度的健康、安宁、生活质量和平静的死亡，并帮助老人得到持续的照顾，即使老人转到不同境地也能获得继续照顾，且在必要时修改。

6. 护理措施　护理人员依据护理计划的指引提供护理措施，以恢复老人的功能性能力，并且预防合并症和残疾的发生。护理措施源自护理诊断且以老人护理理论为基础。

7. 评价　护理人员持续地评价老人和家属对护理措施的反应，以决定目标完成的进度，并根据评价结果修正护理诊断和护理计划。

8. 医疗团队合作　护理人员与健康保健小组成员合作，在各种不同的情况下给予老人照顾服务。小组成员定期开会以评价对老人及家属护理计划的有效性，并依需要的改变调整护理计划。

9. 研究　护理人员参与研究设计以发展有组织的老人护理知识宣传，并在临床运用。

10. 伦理　护理人员依据"护理人员守则"作为伦理选择的指标。

11. 专业成长　护理人员不仅对护理专业的发展负有责任，而且应该对健康保健人员的专业成长做出贡献。

# 附录二　老年人常用评估量表

附表 2-1　老年人身体评估量表

| 评估项目 | 结果 |
|---|---|
| 1. 一般情况 | ①身高____cm；②体重____kg；③体重指数____；④腰围/臀围____；⑤体温____；⑥脉搏____次/min；⑦呼吸____次/min；⑧血压____mmHg；⑨其他____ |
| 2. 皮肤 | ①潮湿；②干燥；③出疹；④指/趾甲问题；⑤瘙痒；⑥发炎/红肿/溃疡部位；⑦黄染；⑧其他____ |
| 3. 头/颈部 | ①头痛；②眩晕；③强直；④压痛；⑤肿块；⑥活动受限；⑦其他____ |
| 4. 眼/视力 | ①疼痛；②溢泪；③发痒；④水肿；⑤视力减退；⑥使用助视器、远视、近视镜；⑦其他____ |
| 5. 耳/听力 | ①听力下降；②使用助听器；③异常分泌物；④耳鸣；⑤眩晕；⑥其他____ |
| 6. 鼻部 | ①流涕；②异常分泌物；③鼻出血；④疼痛；⑤嗅觉异常；⑥鼻塞；⑦其他____ |
| 7. 口/咽喉 | ①疼痛；②溃疡；③嘶哑；④吞咽困难；⑤牙龈出血；⑥味觉迟钝；⑦龋齿；⑧义齿；⑨打鼾；⑩其他 |
| 8. 呼吸系统 | ①咳嗽；②呼吸困难；③咯血；④咳痰；⑤胸痛；⑥其他____ |
| 9. 循环系统 | ①心前区疼痛；②胸闷、憋气；③心律不齐；④发绀；⑤心悸；⑥其他____ |
| 10. 消化系统 | ①食欲不振；②恶心/呕吐/呕血；③鼻/口饲；④腹胀腹痛；⑤便秘；⑥便血；⑦腹泻；⑧其他 |
| 11. 泌尿系统 | ①排尿困难；②尿潴留；③小便混浊/疼痛；④尿失禁；⑤血尿；⑥尿频；⑦多尿⑧夜尿多；⑨尿急；⑩其他____ |
| 12. 血液系统 | ①异常出血；②淋巴结肿大；③贫血；④其他____ |
| 13. 生殖系统 | ①分泌物异常；②疼痛/瘙痒；③男：前列腺增生/睾丸肿痛；④女：性交疼痛/下腹痛；⑤性生活困难；⑥其他____ |
| 14. 神经系统 | ①痴呆；②偏瘫；③四肢/局部麻痹；④震颤/痉挛；⑤感觉异常；⑥协调障碍；⑦记忆障碍；⑧其他____ |
| 15. 运动系统 | ①活动减少；②步态不稳/常跌倒；③关节强硬；④坐姿失衡；⑤肢体震颤；⑥使用助行器；⑦其他____ |

附表 2-2　Katz 日常生活功能指数评价量表

| 生活能力 | 项目 | 分值 |
|---|---|---|
| 进食 | 进食自理无须帮助 | 2 |
| | 需要帮助，能自己进食 | 1 |
| | 进食或静脉给营养时需要帮助 | 0 |
| 更衣（取衣、穿衣、扣纽扣、系带） | 完全独立完成 | 2 |
| | 需要帮助系鞋带 | 1 |
| | 取衣、穿衣需要协助 | 0 |
| 沐浴（擦浴、浴盆或淋浴） | 独立完成 | 2 |
| | 仅需要部分帮助（如背部） | 1 |
| | 需要帮助（不能自行沐浴） | 0 |
| 移动（起床、卧床，从椅子上站起或坐下） | 自如（可以使用手杖等辅助工具） | 2 |
| | 需要帮助 | 1 |
| | 不能起床 | 0 |

续表

| 生活能力 | 项目 | 分值 |
|---|---|---|
| 如厕（大、小便自如，便后能自洁及整理衣裤） | 无须帮助，或能借助辅助器具进出厕所 | 2 |
| | 需帮助进出厕所、便后清洁或整理衣裤 | 1 |
| | 不能自行进出厕所完成排泄过程 | 0 |
| 控制大、小便 | 能完全控制 | 2 |
| | 偶尔大、小便失控 | 1 |
| | 排尿、排便需别人帮助，需用导尿管或失禁 | 0 |

附表 2-3 Lawton 功能性日常生活能力量表

| 生活能力 | 项目 | 分值 |
|---|---|---|
| 你能自己做饭吗 | 无须帮助 | 2 |
| | 需要一些帮助 | 1 |
| | 完全不能自己做饭 | 0 |
| 你能自己做家务或勤杂工作吗 | 无须帮助 | 2 |
| | 需要一些帮助 | 1 |
| | 完全不能自己做家务 | 0 |
| 你能自己服药吗 | 无须帮助（能准时服药，剂量准确） | 2 |
| | 需要一些帮助［别人帮助备药，和（或）提醒服药］ | 1 |
| | 没有帮助完全不能自己服药 | 0 |
| 你能去超过步行距离的地方吗 | 无须帮助 | 2 |
| | 需要一些帮助 | 1 |
| | 除非特别安排，否则完全不能旅行 | 0 |
| 你能去购物吗 | 无须帮助 | 2 |
| | 需要一些帮助 | 1 |
| | 完全不能自己出去购物 | 0 |
| 你能自己理财吗 | 无须帮助 | 2 |
| | 需要一些帮助 | 1 |
| | 完全不能自己理财 | 0 |
| 你能打电话吗 | 无须帮助 | 2 |
| | 需要一些帮助 | 1 |
| | 完全不能自己打电话 | 0 |

附表 2-4 中文版简易智力状态检查（MMSE）

| | 正确 | 错误 |
|---|---|---|
| 1. 今年是哪一年？ | 1 | 5 |
| 2. 现在是什么季节？ | 1 | 5 |
| 3. 今天是几号？ | 1 | 5 |
| 4. 今天是星期几？ | 1 | 5 |
| 5. 现在是几月份？ | 1 | 5 |
| 6. 你能告诉我现在我们在哪里吗？ | 1 | 5 |
| 7. 你住在什么区（县）？ | 1 | 5 |

| | 正确 | 错误 |
|---|---|---|
| 8. 你住在什么街道？ | 1 | 5 |
| 9. 我们现在在几楼？ | 1 | 5 |
| 10. 这是什么地方？ | 1 | 5 |

11. 现在我要说 3 种物品的名称，在我讲完之后，请你复述一遍（请仔细说清楚，每一种物品 1s 钟）

"皮球"　　　　　　　　　　　　"国旗"　　　　　　　　　　　　"树木"

| | 对 | 错 | 拒绝回答 |
|---|---|---|---|
| 皮球—— | 1 | 5 | 9 |
| 国旗—— | 1 | 5 | 9 |
| 树木—— | 1 | 5 | 9 |

12. 现在请你从 100 减去 7，然后将所得的数目再减去 7，如此一直计算，把每个答案告诉我，直到我说"停"为止。（若错了，但下一个答案都是对的，只记一次错误）

| | 对 | 错 | 说不会做 | 其他原因不做 |
|---|---|---|---|---|
| 93—— | 1 | 5 | 7 | 9 |
| 86—— | 1 | 5 | 7 | 9 |
| 79—— | 1 | 5 | 7 | 9 |
| 72—— | 1 | 5 | 7 | 9 |
| 65—— | 1 | 5 | 7 | 9 |
| 停止 | | | | |

13. 现在请你告诉我，刚才我要你记住的 3 种物品是什么？

| | 对 | 错 | 说不会做 | 拒绝回答 |
|---|---|---|---|---|
| 皮球—— | 1 | 5 | 7 | 9 |
| 国旗—— | 1 | 5 | 7 | 9 |
| 树木—— | 1 | 5 | 7 | 9 |

14. 请问这是什么？（评估者手指手表）

| | 对 | 错 | 拒绝回答 |
|---|---|---|---|
| 手表—— | 1 | 5 | 9 |

请问这是什么？（评估者手指铅笔）

| | 对 | 错 | 拒绝回答 |
|---|---|---|---|
| 铅笔—— | 1 | 5 | 9 |

15. 现在我说句话，请你清楚地复核一遍"四十四只石狮子"（只说一遍，咬字清楚计 1 分）

| | 对 | 错 | 说不会做 | 拒绝回答 |
|---|---|---|---|---|
| 四十四只石狮子—— | 1 | 5 | 7 | 9 |

16. 请按照卡片上的要求做（评估者把写有"闭上您的眼睛"的卡片交给被评估者）

| | 有 | 没有 | 说不会做 | 拒绝 | 文盲 |
|---|---|---|---|---|---|
| 闭眼睛—— | 1 | 5 | 7 | 9 | 8 |

17. 请右手拿纸，再用双手把纸对折，然后把纸放在大腿上

| | 对 | 错 | 说不会做 | 拒绝 |
|---|---|---|---|---|
| 用右手拿纸—— | 1 | 5 | 7 | 9 |
| 把纸对折—— | 1 | 5 | 7 | 9 |
| 放在大腿上—— | 1 | 5 | 7 | 9 |

续表

| | | 正确 | 错误 |
|---|---|---|---|
| 18. 请你说一句完整的有意义的句子（句子必须有主语，动词） | | | |
| 记录所述句子的全文—— | | | |

| 句子合乎标准 | 句子不合乎标准 | 不会做 | 拒绝 |
|---|---|---|---|
| 1 | 5 | 7 | 9 |

| 19. 照这张图把它画出来（对：两个五边形的图案，交叉处形成一个小四边形） | | | |
|---|---|---|---|

| 对 | 不对 | 说不会做 | 拒绝 |
|---|---|---|---|
| 1 | 5 | 7 | 9 |

备注：

MMSE 总分范围为 0 ~ 30 分，指回答或操作正确全部答对的项目或小项目数。全部答对总分为 30 分。

回答或操作正确得 "1"，错误得 "5"，拒绝或说不会得 "9" 或 "7"。

根据 MMSE 总分评判被测者的认知功能应结合其受教育情况划分为：未受教育者 17 分，教育年限 ≤6 年者 20 分，教育年限 >6 年者 24 分，低于分界值的为有认知功能缺损。

附表 2 - 5　简易操作智力状态问卷（SPMSQ）

| 问题 | 注意事项 | 对或错 |
|---|---|---|
| 1. 今天是几号? | 年、月、日都对才算正确 | |
| 2. 今天是星期几? | 星期对才算正确 | |
| 3. 这是什么地方? | 对所在地有任何的描述都算正确；说 "我的家" 或正确说出城镇、医院、机构的名称都可以接受 | |
| 4 - 1. 你的电话号码是多少? | 经确认号码后证实无误即算正确；或在会谈时，能在 2 次间隔较长时间内重复相同的号码即算正确 | |
| 4 - 2. 你住在什么地方? | 如没有电话才问此问题 | |
| 5. 你几岁了? | 年龄与出生年月日符合才算正确 | |
| 6. 你的出生年月日? | 年、月、日都对才算正确 | |
| 7. 现任的国家主席是谁? | 姓氏正确即可 | |
| 8. 前任的国家主席是谁? | 姓氏正确即可 | |
| 9. 你的孩子叫什么名字? | 不需要特别证实，只需说出一个与他不同的名字即可 | |
| 10. 从 20 减 3 开始计算，一直减 3 下去 | 期间如有出现任何错误或无法继续进行即算错误 | |

备注：

1. 必须结合被测试者的教育背景做出判断。

2. 错 0 ~ 2 题为心智功能完整，错 3 ~ 4 题为轻度心智功能障碍，错 5 ~ 7 题为中度心智功能障碍，错 8 ~ 10 题为重度心智功能障碍。

附表 2 - 6　汉密尔顿焦虑量表（HAMA）

| 圈出最适合患者情况的分数 | | | | | |
|---|---|---|---|---|---|
| 项目 | 0 | 1 | 2 | 3 | 4 |
| 1. 焦虑心境 | | | | | |
| 2. 紧张 | | | | | |
| 3. 害怕 | | | | | |
| 4. 失眠 | | | | | |
| 5. 认知功能 | | | | | |
| 6. 抑郁心境 | | | | | |

| 圈出最适合患者情况的分数 | | | | |
|---|---|---|---|---|
| 项目 | 0 | 1 | 2 | 3 | 4 |
| 7. 躯体性焦虑（肌肉系统） | | | | | |
| 8. 躯体性焦虑（感觉系统） | | | | | |
| 9. 心血管系统症状 | | | | | |
| 10. 呼吸系统症状 | | | | | |
| 11. 胃肠道症状 | | | | | |
| 12. 生殖泌尿系统症状 | | | | | |
| 13. 自主神经系统症状 | | | | | |
| 14. 会谈时行为表现 | | | | | |

备注：

1. 0 = 无症状，1 = 轻度，2 = 中度，有肯定的症状，但不影响生活和劳动；3 = 重度，症状重，已影响生活和劳动，需要进行处理；4 = 极重，症状重，严重影响生活。

2. 总分 > 29 为严重焦虑；总分 > 21 为明显焦虑；总分 > 14 为有肯定的焦虑；总分 > 7 为可能有焦虑；总分 < 7 为无焦虑。

3. 因子分计算：精神性焦虑因子，第 1 ~ 6 项与第 14 项之和，除以 7；躯体性焦虑因子分，7 ~ 13 项分数之和，除以 7。

附表 2 - 7　状态 - 特质焦虑问卷

指导语：下面列出的是人们常常用来描述自己的陈述，请阅读每一个陈述，然后在右边适当的圈上打钩，来表示你现在最恰当的感觉。没有对或错的回答，不要对任何一个陈述花太多的时间去考虑，但所给的回答应该是你现在最恰当的感觉。

| 项目 | 程度计分 | | | |
|---|---|---|---|---|
| | 完全没有 | 有些 | 中等程度 | 非常明显 |
| *1. 我感到心情平静 | ① | ② | ③ | ④ |
| *2. 我感到安全 | ① | ② | ③ | ④ |
| 3. 我是紧张的 | ① | ② | ③ | ④ |
| 4. 我感到被限制 | ① | ② | ③ | ④ |
| *5. 我感到安逸 | ① | ② | ③ | ④ |
| 6. 我感到烦乱 | ① | ② | ③ | ④ |
| 7. 我现在正在为可能发生的不幸而烦恼 | ① | ② | ③ | ④ |
| *8. 我感到满意 | ① | ② | ③ | ④ |
| 9. 我感到害怕 | ① | ② | ③ | ④ |
| *10. 我感到舒适 | ① | ② | ③ | ④ |
| *11. 我有自信心 | ① | ② | ③ | ④ |
| 12. 我觉得神经过敏 | ① | ② | ③ | ④ |
| 13. 我极度紧张不安 | ① | ② | ③ | ④ |
| 14. 我优柔寡断 | ① | ② | ③ | ④ |
| *15. 我是轻松的 | ① | ② | ③ | ④ |
| *16. 我感到心满意足 | ① | ② | ③ | ④ |
| 17. 我是烦恼的 | ① | ② | ③ | ④ |
| 18. 我感到慌乱 | ① | ② | ③ | ④ |
| *19. 我感到镇定 | ① | ② | ③ | ④ |
| *20. 我感到愉快 | ① | ② | ③ | ④ |

| 项目 | 程度计分 | | | |
|---|---|---|---|---|
| | 完全没有 | 有些 | 中等程度 | 非常明显 |

指导语：下面列出的是人们常常用来描述自己的陈述，请阅读每一个陈述，然后在右边适当的圈上打钩，来表示你经常的感觉。没有对或错的回答，不要对任何一个陈述花太多的时间去考虑，但所给的回答应该是你平常所感觉到的。

| | 完全没有 | 有些 | 经常 | 几乎总是如此 |
|---|---|---|---|---|
| *21. 我感到愉快 | ① | ② | ③ | ④ |
| 22. 我感到神经过敏和不安 | ① | ② | ③ | ④ |
| *23. 我感到自我满足 | ① | ② | ③ | ④ |
| *24. 我希望能像别人那样高兴 | ① | ② | ③ | ④ |
| 25. 我感到我像衰竭一样 | ① | ② | ③ | ④ |
| *26. 我感到很宁静 | ① | ② | ③ | ④ |
| *27. 我是平静、冷静和镇定自若的 | ① | ② | ③ | ④ |
| 28. 我感到困难成堆，无法克服 | ① | ② | ③ | ④ |
| 29. 我过分忧虑那些无关紧要的事情 | ① | ② | ③ | ④ |
| *30. 我是高兴的 | ① | ② | ③ | ④ |
| 31. 我的思想处于混乱状态 | ① | ② | ③ | ④ |
| 32. 我缺乏自信心 | ① | ② | ③ | ④ |
| *33. 我感到安全 | ① | ② | ③ | ④ |
| *34. 我容易做出决断 | ① | ② | ③ | ④ |
| 35. 我感到不合适 | ① | ② | ③ | ④ |
| *36. 我是满足的 | ① | ② | ③ | ④ |
| 37. 一些不重要的想法缠绕着我，并打扰我 | ① | ② | ③ | ④ |
| 38. 我如此沮丧，无法摆脱 | ① | ② | ③ | ④ |
| *39. 我是一个镇定的人 | ① | ② | ③ | ④ |
| 40. 一想到当前的事情和利益，我就陷入紧张状态 | ① | ② | ③ | ④ |

备注：

1. 标"＊"号表示反向计分。即①为4分，②为3分，③为2分，④为1分。1~20项的得分相加计为状态焦虑总分（20~80分）；21~40项的得分相加计为特质焦虑总分（20~80分）。

2. 分数超高，说明焦虑越严重。该量表国内尚无常模，美国常模如下：状态焦虑量表，19~39岁，男性56分，女性57分；40~49岁，男性55分，女性58分；50~69岁，男性52分，女性47分。特质量表，19~39岁，男性53分，女性55分；40~49岁，男性51分，女性53分；50~69岁，男性50分，女性43分。

附表 2－8 汉密尔顿抑郁量表

| 圈出最适合患者情况的分数 | | | | |
|---|---|---|---|---|
| 1. 抑郁情绪 | 0 | 1 | 2 | 3 | 4 |
| 2. 有罪恶感 | 0 | 1 | 2 | 3 | 4 |
| 3. 自杀 | 0 | 1 | 2 | 3 | 4 |
| 4. 入睡困难 | 0 | 1 | 2 | | |
| 5. 睡眠不深 | 0 | 1 | 2 | | |
| 6. 早睡 | 0 | 1 | 2 | | |
| 7. 工作和兴趣 | 0 | 1 | 2 | 3 | 4 |

| 圈出最适合患者情况的分数 | | | | |
|---|---|---|---|---|
| 8. 迟缓 | 0 | 1 | 2 | 3 | 4 |
| 9. 激越 | 0 | 1 | 2 | 3 | 4 |
| 10. 精神性焦虑 | 0 | 1 | 2 | 3 | 4 |
| 11. 躯体性焦虑 | 0 | 1 | 2 | 3 | 4 |
| 12. 胃肠道症状 | 0 | 1 | 2 | | |
| 13. 全身症状 | 0 | 1 | 2 | | |
| 14. 性症状 | 0 | 1 | 2 | | |
| 15. 疑病 | 0 | 1 | 2 | 3 | 4 |
| 16. 体重减轻 | 0 | 1 | 2 | | |
| 17. 自知力 | 0 | 1 | 2 | | |
| 18. 日夜变化<br>A. 早　　B. 晚 | 0 | 1 | 2 | | |
| 19. 人格或现实解体 | 0 | 1 | 2 | 3 | 4 |
| 20. 偏执症状 | 0 | 1 | 2 | 3 | 4 |
| 21. 强迫症状 | 0 | 1 | 2 | | |
| 22. 能力减退感 | 0 | 1 | 2 | 3 | 4 |
| 23. 绝望感 | 0 | 1 | 2 | 3 | 4 |
| 24. 自卑感 | 0 | 1 | 2 | 3 | 4 |

附表 2－9　老年抑郁量表

指导语：请选择最切合您最近 1 周来的感受。

| 项　　目 | 回　　答 | |
|---|---|---|
| 1. 你对生活基本上满意吗 | 是 | 否 |
| 2. 你是否已放弃了许多活动和兴趣 | 是 | 否 |
| 3. 你是否觉得生活空虚 | 是 | 否 |
| 4. 你是否常感到厌倦 | 是 | 否 |
| 5. 你觉得未来有希望吗 | 是 | 否 |
| 6. 你是否因为脑子里有一些想法摆脱不掉而烦恼 | 是 | 否 |
| 7. 你是否大部分时间精力充沛 | 是 | 否 |
| 8. 你是否害怕会有不幸的事落在你的头上 | 是 | 否 |
| 9. 你是否大部分时间感到幸福 | 是 | 否 |
| 10. 你是否常感到孤立无援 | 是 | 否 |
| 11. 你是否经常坐立不安，心烦意乱 | 是 | 否 |
| 12. 你是否希望待在家里而不愿去做些新鲜事 | 是 | 否 |
| 13. 你是否常常担心将来 | 是 | 否 |
| 14. 你是否觉得记忆力比以前差 | 是 | 否 |
| 15. 你觉得现在活得很惬意吗 | 是 | 否 |
| 16. 你是否常感到心情沉重、郁闷 | 是 | 否 |
| 17. 你是否觉得像现在这样活着毫无意义 | 是 | 否 |
| 18. 你是否总为过去的事烦恼 | 是 | 否 |

| 项　目 | 回　答 | |
|---|---|---|
| 19. 你觉得生活很令人兴奋吗 | 是 | 否 |
| 20. 你开始一件新的工作很困难吗 | 是 | 否 |
| 21. 你觉得生活充满活力吗 | 是 | 否 |
| 22. 你是否觉得你的处境已毫无希望 | 是 | 否 |
| 23. 你是否觉得大多数人比你强得多 | 是 | 否 |
| 24. 你是否常为些小事伤心 | 是 | 否 |
| 25. 你是否常觉得想哭 | 是 | 否 |
| 26. 你集中精力有困难吗 | 是 | 否 |
| 27. 你早晨起来很快活吗 | 是 | 否 |
| 28. 你希望避开聚会吗 | 是 | 否 |
| 29. 你做出决定很容易吗 | 是 | 否 |
| 30. 你的头脑像往常一样清晰吗 | 是 | 否 |

附表 2 - 10　APGAR 家庭功能评估表

| | 经常 | 有时 | 很少 |
|---|---|---|---|
| 1. 当我遇到困难时，可以从家人处得到满意的帮助<br>补充说明 | | | |
| 2. 我很满意家人与我讨论各种事情以及分担问题的方式<br>补充说明 | | | |
| 3. 当我希望从事新的活动或发展时，家人能接受并给予支持<br>补充说明 | | | |
| 4. 我很满意家人对我表达情感时的方式以及对我愤怒、悲伤等情绪的反映<br>补充说明 | | | |
| 5. 我很满意家人与我共度美好时光的方式<br>补充说明 | | | |

备注：

1. 经常 = 2 分；有时 = 1 分；很少 = 0 分。

2. 总分在 7 ~ 10 分，表示家庭功能无障碍；4 ~ 6 分，表示家庭功能中度障碍；0 ~ 3 分，表示家庭功能严重障碍。

# 中英文名词对照索引

9. 老年期疑病症（aged hypochondriasis disease）

## 第五章

1. 老年药物代谢动力学（pharmacokinetics in the elderly）
2. 老年人药物效应动力学（pharmacodynamics in the elderly）

## 第六章

1. 跌倒（fall）
2. 噎呛（choke）
3. 尿失禁（urinary incontinence，UI）
4. 便秘（constipation）

## 第七章

1. 老年性白内障（senile cataract）
2. 老年性青光眼（senile giaucoma）
3. 老年性耳聋（presbycusis）
4. 老年瘙痒症（senile pruritus）
5. 老年性肺炎（senile pneumonia）
6. 慢性阻塞性肺疾病（chronic obstructive pulmonary disease，COPD）
7. 慢性肺源性心脏病（chronic pulmonary heart disese）
8. 睡眠呼吸暂停综合征（sleep apnea syndrome，SAS）
9. 原发性高血压（primary hypertension）
10. 冠状动脉粥样硬化心脏病（coronary atherosclerotic heart disease）
11. 老年口腔黏膜干燥症（senile xerostomia）
12. 食管裂孔疝（esophageus hiatus hernia）
13. 反流性食管炎（reflux esophagitis）
14. 老年慢性胃炎（senile chronic gastritis）
15. 幽门螺杆菌（Helicobacter pylori，Hp）
16. 老年消化性溃疡（peptic ulcer in the aged，PUA）
17. 颈椎病（cervical spondylosis）
18. 退行性骨性关节炎（degenerative osteoarthropathy，OA）
19. 帕金森病（Parkinson disease，PD）
20. 阿尔茨海默病（Alzheimer's disease，AD）
21. 糖尿病（diabetes mellitus，DM）
22. 痛风（metabolic arthritis）
23. 骨质疏松症（osteoporosis，OP）
24. 良性前列腺增生症（benign prostatic hyperplasia，BPH）
25. 尿路感染（urinary tract infection，UTI）

# 参考文献

［1］朱源源，廖承红．老年护理学［M］．北京：人民卫生出版社，2015.

［2］化前珍，胡秀英．老年护理学［M］．4版．北京：人民卫生出版社，2017.

［3］张玲娟．实用老年护理全书［M］．上海：上海科学技术出版社，2019.

［4］李玉明，郝静．老年护理学［M］．北京：人民卫生出版社，2016.

［5］周立平，杨雪琴，冷育清．老年护理［M］．武汉：华中科技大学出版社，2015.

［6］周理云，廖承红．老年护理学．北京：科学出版社，2013.

［7］张立力，尹安春．老年护理学［M］．2版．北京：人民军医出版社，2011.

［8］余晓齐．老年护理学．［M］．郑州：河南科学技术出版社，2011.

［9］杨佳芝．老年护理学［M］．北京：人民军医出版社，2007.

［10］张欣悦．我国人口老龄化的现状特点和发展趋势及对策研究．中国管理信息化，2020，23（5）：195.

［11］朴顺子，尚少梅．老年人实用护理技能手册［M］．北京：北京大学医学出版社，2011.

［12］尤黎明，吴瑛．内科护理学［M］．6版．北京：人民卫生出版社，2017.

［13］陈灏珠，钟南山，陆再英等．内科学［M］．北京：人民卫生出版社，2019.

学习重点：------------------------------

------------------------------

------------------------------

------------------------------

学习难点：------------------------------

------------------------------

------------------------------

------------------------------

必考点：------------------------------

------------------------------

------------------------------

------------------------------

记录：------------------------------

------------------------------

------------------------------

学习重点

学习难点

必考点

记录

学习重点：

学习难点：

必考点：

记录：

学习重点

学习难点

必考点